北京工业大学课题"提升基层中医药健康旅游服务能力的机制和模式探索"

（编号：40015003201801）

小儿推拿按摩普及教程

胡广芹　佘延芬　马骏　主编

U0200199

学苑出版社

图书在版编目（CIP）数据

小儿推拿按摩普及教程/胡广芹，佘延芬主编．—北京：学苑出版社，2021.9
ISBN 978 - 7 - 5077 - 6226 - 6

I. ①小… Ⅱ. ①胡… ②佘… Ⅲ. ①小儿疾病 - 按摩疗法(中医) - 教材
Ⅳ. ①R244. 1

中国版本图书馆 CIP 数据核字（2021）第 149203 号

责任编辑：黄小龙
出版发行：学苑出版社
社　　址：北京市丰台区南方庄 2 号院 1 号楼
邮政编码：100079
网　　址：www. book001. com
电子邮箱：xueyuanpress@ 163. com
销售电话：010 - 67601101（销售部）、010 - 67603091（总编室）
印 刷 厂：北京兰星球彩色印刷有限公司
开本尺寸：710mm × 1000mm　1/16
印　　张：18
字　　数：282 千字
版　　次：2021 年 9 月第 1 版
印　　次：2021 年 9 月第 1 次印刷
定　　价：78. 00 元

作者简介

胡广芹，女，国家中医药博物馆研究部负责人，主任医师。曾任北京工业大学生命学院中医药健康工程研究室硕士生导师。中国中医科学院中医临床基础研究所博士后出站，先后师从国医大师路志正，国医大师石学敏院士。现为国家健康科普专家、国家中医药管理局中医药文化科普巡讲团养生巡讲专家、中华中医药学会学术传承导师、教育部学校规划发展建设中心特聘专家、世界中医药学会联合会痧疗罐疗专业委员会会长、中国中医药促进会推拿砭术刮痧专业委员会会长。主编的新世纪创新教材《大学生轻松学养生》获中华中医药学会科技进步二等奖；编著国内第一本《中医健康管理》，还主编了《痧疗与罐疗》《轻松学会体质养生》《护士健康枕边书》《形神兼治，针药并施》等书。主持国家重点研发计划中医现代化研究专项课题，获专利及软著30余项。

佘延芬，女，双医学博士学位，教授，博士生导师。省局共建针灸学学科带头人，第四批全国中医优秀人才，国家第四批名老中医田淑霄教授经验继承人。世界中医药联合会痧疗罐疗专业委员会副会长，中国民族医药学会针灸分会副会长。主持国家自然科学基金2项、科技部重点研发计划课题1项。主编教材1部、学术著作2部，发表论文50余篇，发明专利1项。

马骏，黑龙江富锦人，北京中医药大学中医学博士，高级编辑，入选2019年中宣部"宣传思想文化青年英才"，《中国中医药报》社副总编辑、《中医健康养生》杂志创刊主编，长期从事中医药文化传播与养生科普实践与研究，获全国中医药好新闻特等奖、中华中医药学会科技奖二等奖等，发表学术论文十余篇，论著多部。

编 委 会

内容简介

　　小儿推拿的治疗体系形成于明代，以《保婴神术按摩经》等小儿推拿专著的问世为标志。目前，市场上对于"小儿推拿"的介绍鱼龙混杂，并未详细介绍关于"小儿推拿"相关的问题，及适用的症状。本书主要讲述了小儿推拿相关的渊源、适用症状和推拿手法、以及小儿推拿的益处。同时，根据小儿生理病理特点对应介绍了小儿推拿的治疗疗效，可解答一般公众对于"小儿推拿"中医疗法了解的需求和正确认识，符合一般公众的求知需求，也符合当下促进中医药发展的方向。

目录

绪论 小儿推拿岗位概况

第一节 小儿推拿师岗位认知

一、小儿推拿师岗位描述

小儿推拿是一种非常古老的疾病治疗方法，可以说与人类的文明史共存，在人类抗击病魔中发挥了不可磨灭的作用。然而，到近代，由于西医的传入与发展，特别在儿科领域，抗生素等药物的出现与应用，使人们看到许多急症和感染性疾病能得到有效医治和及时控制，于是对包括推拿在内的中医治疗有所忽视。然而，随着时间的推移，诸如西药的毒副反应、大量耐药菌的出现和非器质性病变的发病率不断升高等，西医的某些不足之处日渐显现，从而使人们对这两种医学体系有了审慎的思辨，在重新认识西医的同时，也重新发现了中医的闪光点。

由于人类疾病谱的变化和健康概念的更新，使人们对健康水平和生活质量提出了更高的要求，因而目前采用天然药物和自然疗法替代部分化学药品，已成为国际医药发展的普遍动向和趋势。近年来，人们开始倡导整体治疗观念，提倡自然疗法和绿色医疗，推拿作为自然疗法的一个主要组成部分，自然受到越来越多的关注。

小儿推拿是建立在祖国医学整体观念的基础上，以阴阳五行、脏腑经络等学说为理论指导，运用各种手法刺激穴位，使经络通畅、气血流通，以达到调整脏腑功能、治病保健目的的一种方法。

小儿推拿师是从事小儿推拿相关工作的人员的统称。参照国家职业标准，该职业可分为初级、中级、高级三个等级。

二、小儿推拿师岗位职责

(一) 服务程序

服务程序是指活动的先后顺序，是服务行为的重要组成要素，也是衡量保健企业管理水平的重要标准之一。服务程序通常被认为是狭义上的服务流程，它表明一项服务活动"先做什么，后做什么"，如时间、地点、设施、人力的配置等，都需要使用科学的方法。服务程序的任务就是运用一定的科学方法来确定这些具体的程序。

小儿推拿服务程序是人们在实践中总结出来的接待小儿宾客的程序、方法和规范。例如，接待与咨询、小儿推拿前的准备、小儿推拿操作、小儿推拿后服务等。小儿推拿服务程序都要严格按次序一项接一项、一环接一环地进行，不可随心所欲，杂乱无章。同时，服务程序具有一定的灵活性，在具体执行中常常因人、因事而异。服务项目不同，各个环节的服务程序，安排小儿推拿的具体步骤也不相同。但小儿推拿行业的服务特点与服务方式又有很多共性。小儿推拿服务程序通常包括准备、迎宾、小儿推拿、小儿推拿后服务四大部分，它们相辅相成，哪个环节出了问题都会影响到整体工作。具体如下：

1. 准备工作

(1) 做好个人卫生，穿好制服。

(2) 在标准位置佩戴胸卡，胸卡上标明小儿推拿师姓名（照片）、号码等。

(3) 不得留长指甲，不得佩戴首饰，如戒指、项链等。

(4) 调整好精神状态，准备精力充沛地为宾客服务。

(5) 准备好签单用的费用单和笔，以备使用。

2. 迎宾服务

小儿宾客入室后，推拿师要笑脸相迎，站在宾客面前，首先要表示欢迎，接着询问宾客要求，最后示意宾客到指定的按摩床前。

3. 小儿推拿服务

(1) 小儿推拿师指导小儿摆正体位，必要时可让孩子父母协助，礼貌地在小儿身上铺好按摩单。

（2）小儿推拿师根据小儿宾客的要求，开始进行推拿。在推拿过程中，对有疾患的小儿宾客，一定要仔细询问身体健康状况。根据具体情况运用恰当的方法解除小儿的不适。

（3）在小儿推拿过程中，应注意适时与小儿宾客交流，随时观察小儿的表情，关心小儿的冷暖等。

（4）小儿推拿师要认真听取小儿及其家长在推拿过程中存在的问题，并耐心给予解答。

4. 小儿推拿后的服务

（1）小儿推拿后，要注意小儿的冷暖，特别是单侧肢体做完，再做另一侧时更需留心。为了表示对小儿宾客的敬重和更好地提高自己的技艺，推拿师还应主动、诚恳地征询小儿宾客意见和建议，并对宾客的支持表示诚挚的感谢。

（2）宾客的消费完毕，准备埋单。通常，各类项目的价格相对固定，公司按统一标准收取费用。同时在某些店面，也有直接让宾客签单的做法。怎么让宾客轻松愉快地签单，推拿师要掌握好时宜。例如，在小儿刚做完推拿，让小儿家长在小儿最舒服、最轻松、心情比较好时签单。又如，技术不太熟练的推拿师则通过亲切友善耐心的态度，一丝不苟的工作精神赢得小儿家长的赞许。小儿推拿师以优良的服务，给小儿及其家长留下深刻印象，临别可送一句热情洋溢的"承蒙关照""欢迎下次光顾"等，为下次服务创造机会。

（3）推拿室整理。推拿师应主动整理按摩床、枕巾、地面，填写费用单，准备下次推拿用品，费用结算单应及时上交。

（4）结账。对宾客享用所有服务项目的费用进行统计，交收银员负责结账。小儿推拿中心一般要求现场结账，不欠账。结账方式有现金结账、支票结账、信用卡结账、微信结账、支付宝结账等，支票和信用卡结账时，应仔细识别真伪与使用期限。

（二）规范要求

服务程序的四个步骤相辅相成。这种服务需要职业道德意识作为其运行的基础。这种职业思想反映在程序中的具体规范要求就是礼貌服务、友好服务、超值服务、耐心服务等。

1. 礼貌服务

小儿推拿师的礼貌服务，表现在服务的语言和行为上，而礼貌服务的基础则是职业道德意识。如果没有良好的职业道德意识，没有体现现代文明发展的文化素质和修养，在服务中就做不到礼貌服务。从迎接宾客的那一刻开始，就应从站姿、行姿、手势、说话等方面注意形象，做到微笑服务，让客人有宾至如归的感觉。

2. 友好服务

友好服务应体现在推拿服务的全过程中，在接待宾客时，要求真诚、热情，平等待人，并且要依据宾客的不同需求提供个性化的服务，真正做到让宾客满意。

3. 超值服务

在推拿服务中，往往会遇到宾客在超过营业时间、客满或未预订的情况下到来的情形。此时，服务程序中一般没有硬性规定推拿师要再尽义务，在这种情况下需要采取的服务形式就是超值服务。

4. 耐心服务

小儿推拿师面对的宾客包括婴儿、幼儿，推拿师在推拿过程中可能会面对婴幼儿哭闹、不能摆出合适操作的体位等各种情况，此时就要求推拿师要有足够的耐心去安抚婴幼儿，直到做完此次推拿保健。

（三）岗位职责

为了提高小儿推拿从业人员的素质，逐步实现小儿推拿业的专业化、社会化，提高小儿推拿行业的服务水平，需要对小儿推拿的岗位职务做出要求。

1. 岗位职责的定义

岗位职责是指劳动岗位的职能与上岗职工所担负的责任，这里"职责"是指职务和责任的意思，也就是在这个岗位要做什么工作并对这项工作负什么样的责任，责任的大小决定了小儿推拿师岗位级别的高低。建立明确的岗位职责体系，有利于人员的优化组合，使企业结构更趋合理化，促进企业的发展。不明确的岗位职责会影响企业的内部公平性。推行岗位责任制，就是通过明确职责范围、落实岗位责任，建立良好的工作秩序，提高办事效率。

2. 小儿推拿师岗位职责的内容

小儿推拿师是依据《劳动法》《职工教育法》而设立的特殊技术工种。小儿推拿师是根据小儿及其家长的要求，运用推拿技术，在小儿体表特定部位用一定的力量施以有目的、有规律的手法的操作人员。小儿推拿师必须严格遵守下列岗位职责：

（1）依法持有《执业资格证书》《健康证》上岗，按规定着装，讲究个人卫生。

（2）遵纪守法，抵制一切违法行为。

（3）熟悉推拿场所的礼仪、礼节，礼貌待客。

（4）遵守职业道德，文明服务，服务要热情周到，有耐心。

（5）保持环境卫生，按摩床具用品应及时消毒。

（6）严格遵守操作规程，认真检查小儿的身体条件。使用手法时要因人而异。

（7）推拿结束后，要虚心接受小儿及家长意见。提醒宾客不要将贵重物品遗忘。

（8）宾客对服务质量不满意或因其他因素与推拿师发生纠纷时，推拿师要态度诚恳，耐心倾听，虚心接受意见或建议。对存在的问题，应向宾客赔礼道歉，不得与宾客发生争吵，并及时将纠纷处理的情况如实向领导汇报。

（9）应区分推拿保健与治疗的界限，小儿推拿师应在其服务范围内进行规范操作。

（10）服从行业主管部门的管理，接受群众的监督。

（11）每日对安全、消防设施进行检查，做好记录，预防盗窃和火灾等事故的发生。

（12）严禁无证照对外服务。

三、服务场所及推拿时间

（一）服务场所

可在小儿推拿保健服务机构、针灸推拿按摩院、母婴服务机构、社区服务中心、社区医疗服务机构、亲子机构、幼儿园、家政公司等机构从业。

给小儿推拿时，应选择避风、避强光、噪音小的地方；室内应保持清静、整洁，空气清新、温度适宜。房间保持空气流通，尽量减少或避免闲杂人员走动。

（二）推拿时间

一般情况下，小儿推拿一次总的时间为 10～20 分钟。但是由于病情和小儿年龄的不同，在推拿次数和时间上也有一定的差别。年龄大、病情重，推拿次数多，时间长，反之，次数少，时间短。一般每日治疗 1 次，高热等急重症每日治疗 2 次。需长时间治疗的慢性病 7 天至 10 天为 1 个疗程，一个疗程结束后，可休息数日，然后进行下一个疗程的治疗。做保健性推拿，针对不同的系统，可以进行每日 1 次或隔日 1 次的规律性推拿。推拿时穴位可以相对治疗时少取，刺激程度略低，时间可以保持在 15 分钟左右。

四、小儿推拿师行业发展前景

（一）绿色消费理念促进小儿推拿的发展

绿色医疗消费是人们随着生活水平的提高、健康概念的更新和对抗生素的担忧，逐步形成的一种新型医疗消费。由于绿色消费才开始兴起，家庭生活水平较高，特别是受过高等教育的人群中，对儿科绿色医疗消费格外关注，他们对抗生素的应用非常慎重，在孩子生病时，首先选择推拿。在医生告之需要抗生素时，也配合推拿而缩短抗生素的应用时间。这说明绿色医疗消费的形成是随着其生活质量与水平的不断提高而逐步形成的，它本质上是经济发展和生活质量提高的产物。绿色医疗消费是一种有益于人类自身健康发展的新思想，也是 21 世纪的主要潮流。

（二）临床疗效确定了小儿推拿的学术地位

对小儿常见病、多发病采用推拿的方法，取得了显著的临床疗效，赢得了家长们的信任。对于反复呼吸道感染的儿童，在急性发作期采用药物控制症状，在临床症状消失后，进行保健推拿以提高患儿自身抗病能力，待 3～4 周后再次进行推拿，以减少感冒次数，效果十分显著，从而起到治病及预防保健作用，扩大了临床治疗范围，提升了小儿推拿的学术地位。

（三）小儿推拿的发展方向

当今较为多见的小儿肥胖症和被世界医学界公认的疑难杂症——小儿脑性瘫痪等将会在未来取得较好的疗效，这是小儿推拿向前发展所追求的新目标；小儿推拿在未来将为世界大多数国家的人们所认识和接受，成为盛况空前的世界性医学，这是小儿推拿学科向前发展的美好前景。

为小儿保健养身、增强体质提供全新的医学途径，这也是时代赋予小儿推拿的历史新使命。小儿推拿疗法并不是以消除原始致病因素及逆转病理变化为特长，而是从总体上对小儿的各种机能状态进行整体性调节，从而起到治病及预防保健作用，消除疾病前的"亚健康"状态，这对增强小儿体质和提高防病能力起着决定作用。

小儿推拿迎合了人们的医疗保健需求，作为一种非药物、无痛苦、易接受且有效的自然疗法，以其简、便、验、廉的特点被人们所认可与接受。

第二节　小儿推拿师岗位要求

一、基本从业条件

（一）身心健康，取得健康证，爱护婴幼儿；

（二）取得小儿保健推拿师资格；

（三）中专以上（含中专）学历；

二、职业道德及职业意识要求

（一）职业道德

1. 内涵

职业道德是从事一定职业的人们在职业活动中应该遵循的，依靠社会舆论、传统习惯和内心信念来维持的行为规范的总和。它揭示了从业人员与服务对象、职业与职工、职业与职业之间最为广阔的一种社会关系。它是职业或行业范围内的特殊要求，是社会道德在职业领域的具体体现。

2. 基本特征

职业道德主要有以下七个方面的特征：

一是职业性。职业道德必须通过从业者在职业活动中体现。职业道德主要体现在从事工作的人群中。如果一个人从 20 岁到 60 岁是工作期，那么一个人最主要的年华和精力都是用于工作；除少数有特殊情况的人之外，绝大多数的人都要从事职业活动。有职业活动，就会有职业道德。

二是普遍性。职业道德的普遍性首先是由其职业性决定的。从事职业的人群众多，范围广大，这就决定了职业道德必然带有普遍性。职业道德有其从业者必须共同遵守的基本行为规范。2001 年 9 月中共中央印发的《公民道德建设实施纲要》明确提出，"爱岗敬业、诚实守信、办事公道、服务群众、奉献社会"是从业人员职业道德规范的主要内容，要求所有从业者都要共同遵守。其次，职业道德的普遍性也表现在每一个职业都明确规定有职业纪律和规章，要求每一个从业者都必须在法律规定的范围内从事工作。因此，遵纪守法也是从业者应该共同执行的职业道德规范。第三，职业道德的普遍性还表现在全世界所有的从业者都有共同遵守的职业道德规范。爱岗敬业、忠于职守、诚实守信、团队合作、遵守职业纪律、遵守所在国法律、勤俭节约、奉献社会等精神，都具有世界职业道德的特征。

三是自律性。即职业道德具有自我约束、控制的特征。从业者通过对职业道德的学习和实践，产生职业道德的意识、觉悟、良心、意志、信念、理想，形成良好的职业道德品质以后，又会在工作中产生行为上的条件反射，形成选择有利于社会、有利于集体的行为的高度自觉，这种自觉就是通过职业道德意识、觉悟、良心、意志、信念的自我约束控制来实现的。这也是职业道德与法律、纪律的区别之所在，因为法律、纪律是通过命令或强制的方式来实现对公民的行为约束的，而自我约束控制职业行为的这种自律性乃是职业道德的显著特征。

四是他律性。即职业道德具有舆论影响的特征。从业人员在职业生涯中，随时都受到所从事职业领域的职业道德舆论的影响。实践证明，创造良好的职业道德社会氛围、职业环境，并通过职业道德舆论的宣传、监督，可以有效地促进人们自觉遵守职业道德，实现互相监督。

五是鲜明的行业性和多样性。职业道德是与社会职业分工紧密联系的，各行各业都有适合自身行业特点的职业道德规范。例如，从事服务业的人员是以其热情周到的服务为其主要职业道德行为规范，教师是以其有教无类、为人师表、教书育人的高度示范性为其主要职业道德行为规范。正因为职业道德具有多行业性，因而就表现出形式的多样性。

六是继承性和相对稳定性。职业道德反映职业关系时往往与社会风俗、民族传统相联系，许多职业道德跨越了国界和历史时代作为人类职业精神文明被传承了下来，如"诚信""敬业乐业""互助与协作""公平"等，这就是它的继承性。从业者通过学习和修养，一经形成良好的职业道德品质，这种"品质"一般就不会轻易改变，它会自觉或不自觉地指导自己的职业行为，并影响他人的职业行为，这就是它的相对稳定性。

七是很强的实践性。一个从业者的职业道德知识、情感、意志、信念、觉悟、良心、行为规范等都必须通过职业的实践活动，在自己的职业行为中表现出来，并且接受行业职业道德的评价和自我评价，是职业道德形成一个理论与实践的紧密结合体。因此，学习职业道德，是为了更好地践行职业道德。

3. 职业道德的基本规范

职业道德反映了一定社会或一定阶级对从事某种职业的人们的道德要求，是一般社会道德在职业活动中的具体体现。一个社会是否和谐，一个国家能否实现长治久安，很大程度上取决于全社会成员的思想道德素质。没有共同的理想信念，没有良好的道德规范，是无法实现社会和谐的。简单地说，没有良好的道德规范，就无法构建社会主义和谐社会。

职业道德行为规范是根据职业特点确定的，它是指导和评价人们职业行为善恶的准则。每一个从业者既有共同遵守的职业道德基本规范，又有自身行业特征的职业道德规范。

社会主义职业道德规范的主要内容是：爱岗敬业、诚实守信、办事公道、服务群众、奉献社会。由于各行业的工作性质、社会责任、服务对象和服务手段不同，各行各业的职业道德规范侧重点也有所不同，例如，服务类：文明服务，诚实无欺；教育类：教书育人，为人师表；医务类：救死扶伤，治病救人。

4. 职业道德的社会作用

职业道德在道德体系中占有重要地位，建立和完善科学的职业道德体系，在全社会从业者中开展职业道德教育，培养良好的职业道德品质，其意义重大、作用明显。其明显表现在以下六个方面：

①规范全社会职业秩序和劳动者的职业行为。

职业道德的主体是职业道德规范，这是协调劳动者之间关系、个人与集体关系、单位与个人关系的准则，也是规范劳动者的职业行为准则，职业道德正是通过这种准则来调节职业活动中各种关系、利益和矛盾，维护职业活动秩序的。因此，职业道德可以起到规范职业秩序和劳动者职业行为的作用。

②提高劳动的质量、效益和确保职业安全卫生。

职业道德规范中明确提出劳动者要讲究产品的服务的质量，注重信誉，文明生产，确保职业安全卫生。如果每一位劳动者都按照这些规范去做，在工作中不断提高这种意识，自觉抵制掺杂使假、玩忽职守、不讲劳动安全、不顾产品服务质量的行为，就可以大大提高劳动生产率，促进生产力更快发展。

③提高劳动者的职业素质。

劳动者的职业素质主要包括德育素质（思想政治素质与职业道德素质）、基本文化素质、专业知识和技术技能素质、身心健康素质。而职业道德素质在德育素质中也是非常重要的，劳动者在职业生涯中要始终把职业道德修养放在首位，培养职业道德的自觉意识，提高觉悟，以形成自觉遵守职业道德行为规范的观念和品质，这样不仅可以净化自己的灵魂，而且有利于专业知识技能的提高和身心的健康，最终达到自身职业素质的全面提高。

④提高党和政府的执政能力。

《中共中央关于加强党的执政能力建设的决定》指出：对全党要"加强理想信念教育，弘扬以爱国主义为核心的民族精神和以改革创新为核心的时代精神，弘扬集体主义、社会主义思想，使全体人民始终保持昂扬向上的精神状态。坚持依法治国与以德治国相结合，实施公民道德建设工程，发扬中华民族传统美德，在全社会倡导爱国守法、明礼诚信、团结友善、勤俭自强、敬业奉献的基本道德规范，反对拜金主义、享乐主义、极端个人主义，消除封建主义残余影响，抵御资本主义腐朽思想文化的侵蚀"。这里的"基本道德规范"，许多方面都体现在职业道德的内容中。因此，加强职业道德教育，也关系到提高党的执政能力的大局。

⑤促进企业文化建设。

职业道德是企业文化的重要组成部分，先进的企业文化是把企业职工的思想和职业道德教育放在首位的，这是因为职工技术技能只是职工干工作的基本条件，而职业道德却是要解决职工充分发挥自身的积极性，主动去提升职业能力、干好本职工作的问题。营造企业良好的职业道德氛围还可以增强企业凝聚力，提高企业的综合竞争力，提高产品质量、服务质量，降低产品成本，提高劳动生产率和经济效益，增强企业的组织纪律性，促进企业技术进步和产品创新，有利于塑造企业的良好形象。因此，职业道德教育在促进企业文化建设方面起到了主导作用。

⑥促进社会良好道德风尚的形成。

良好的社会主义道德风尚离不开职业道德建设，良好的职业道德促进良好的社会道德风尚的形成。如雷锋的全心全意为人民服务的精神，在我国抗"非典"、抗"新冠"、抗冰雪灾害、抗震救灾等重大考验中英勇捐躯的勇士们无私奉献的精神等等，这些高尚的职业道德精神对整个社会形成良好道德风尚起到了极好的示范作用，激励着广大人民群众在自己的工作岗位上为社会做贡献。

（二）职业意识

1. 职业意识的基本内容

（1）职业意识的含义

职业意识既影响个人的就业和择业方向，又影响整个社会的就业情况。职业意识由就业意识和择业意识构成。就业意识指人们对自己从事的工作和任职角色的看法。择业意识指人们希望从事的职业。

职业意识是人们对职业劳动的认识、评价、情感和态度等心理成分的综合反映，是支配和调控全部职业行为和职业活动的调节器，它包括创新意识、竞争意识、协作意识和奉献意识等。

职业意识是职业道德、职业操守、职业行为等职业要素的总和。职业意识是约定俗成、师承父传的。职业意识是通过法律、法规、行业自律、规章制度、企业条文来体现的，职业意识既有社会共性的，也有与行业或企业相通的。它是一个人从事所在工作岗位的最基本，也是必须牢记和自我约束的思想观念。

职业意识是指人们对职业的认知、意向及对职业所持的主要观点。职业意识的形成不是突然的，而是经历了一个由幻想到现实、由模糊到清晰、由摇摆到稳定、由远至近的产生和发展过程。

（2）职业意识的类型

①诚信意识：古人曰，人而无信，不知其可也。市场经济是一种信用经济，企业、职业者和市场信誉都是可以用价值（金钱）来衡量的。

②团队意识：团队与社会既是统一的，又是矛盾对立的，所以要正确处理社会与团体之间的关系。一个企业就是一个独立的社会经营团队，是由所有员工组成的一个利益共同体。它即由大家来维护、创造，又给每个人带来了经济利益与精神生活。所以，企业员工要维护团队的声誉和利益，不说诋毁团队的话，不做损害团队的事。

作为一名企业员工，要努力做到：保守团队的商业秘密；积极主动地做好团队中自己的工作，及时提出有利于企业发展的合理化建议；尊重和服从领导，关心和爱护同事；建立团队内部协作，开展有效、健康的部门及同事之间的合作竞争，做到互为平台、互通商机、共同进步。

③自律意识：分清职业与业余的不同，从而在扮演职业角色时，能够克制自己的偏好，克服自己的弱点并约束自己的行为。

④学习意识：在时代进步、社会发展突飞猛进、新的知识不断出现的今天，每个人要想使自己有所成就，只有具备良好的学习心态、意识，不断充电、吸氧、与时俱进才能跟上时代步伐，才有可能实现人生价值，在职业生涯中取得成功。

（3）提高职业意识的途径

①加强奉献意识的培养

职业意识是作为职业人所应具有的意识，即主人翁意识，具体表现为工作积极认真，有责任感，具有基本的职业道德。要真正领悟"职业"这一真谛，必须增强无尊卑、贵在奉献的意识，进一步激发自己的爱岗敬业的精神，全面提高无私奉献意识。

②加强素质意识的培养

素质之于人，犹如水面上的冰山之于整座冰山，原来真正浮于水面的庞然大物只不过是它的小小的一角而已。决定人成功的不仅仅是技能知识，更重要的是价值观、素质等潜伏在水下的冰山部分。企业全体员工素质意识的总和构成企业文化，而企业文化是指导企业生产和经营活动的基本思想和观念，是企业的共同思想、作风、价值观念和行为准则，是企业成败的关键。因此，企业对自己员工的素质要求远远要比对员工的技能和专业知识的要求高且严格得多。品质的成熟铸就事业的成功，任何一个伟大的成功者首先都是一个伟大的"人"，要成功，首先就要学会做人，要不断地修炼自己。所以我们不仅要提高自己的技能知识，更要培养自己的综合素质。

③加强团队意识的培养

所谓团队，就是格式化，经过格式化的模式，达到一定默契的队伍就叫团队，否则只能叫乌合之众，是不可能有战斗力的，所以必须严格要求，格式化地操作。单打独斗的英雄主义时代早已过时，一个人孤军奋斗的结局总是以失败告终。在这个快节奏的时代，一个人的能力再好也有力所不及的时候。一项工作的完成往往是很多人共同协作的结果。在平时，老师布置的分组作业，学生就应该有意识地极力配合其他同学把作业做得更完善。

④加强培养竞争意识

职业活动不仅需要竞争，还需要主动合作精神，竞争与协作相伴而生，相离而失。实践证明：一个人的职业活动，总是与一定的职业群体相联系，离不开同行业的支持与协作，特别是在生产力高速发展的今天，职业分工越来越细，劳动过程趋于专业化、社会化，更需要加强合作。产业间相互依托、相互制约、相互促进的发展趋势，也要求一个单位内部部门之间、员工之间的团结协作。

⑤加强自律意识的培养

自律是指在社会各集体生活中对法律法规和制度的自我服从。这种服从源自于内心，是一种自愿、自发的，甚至是自然的，不需要外在监督就能实现的行为。这是人格、人品及自身形象的真实反映，同时也是对他人、社会、公益的一种尊重。我们应该增强自律意识，自觉地以"八荣八耻"的要求作为行为准则，做到自律。

⑥加强培养创新意识

创新意识是一个民族进步的灵魂，也是国家兴旺发达的不竭动力。创新能力其实是一种综合能力，它要求具有强烈的创造欲、敏锐的观察力、准确的记忆力和良好的思维能力，要从传统的中庸观念中解脱出来，对新思想持开放态度，积极思考未经检验的假设。创新意识的培养需要深厚的知识积淀，需要用科学的方法进行思考，更需要锲而不舍的毅力。

⑦学习意识

许多知识应该自主学习，只有具备学习的能力，才能不断进行技术的创新，适应时代的要求。学习包括更新自己原有的专业知识，掌握新技能，结合各门学科知识来发展和完善自我。不但要学会，而且要学会掌握正确的学习方法，把有用的知识转化为自身素质的提高，真正成为时代所需要的高素质人才。实践证明，职业教育培养必须与专业教育紧密结合，相互促进。没有正确的职业意识，就不可能有牢固的专业思想，职业意识的培养是前提，思想是行动的先导。

三、职业服务及职业礼仪要求

（一）小儿推拿师的职业守则

小儿推拿师是为人类健康事业服务的天使，是一份高尚的、光荣的职业。小儿推拿师要成为名副其实的新型劳动者，必须努力学习，认真钻研业务技术，不断提高自己的职业道德修养，通过严格的培训与锻炼，形成与本职工作相适应的职业道德素养，做一名文明的职业劳动者。小儿推拿师的职业道德是指小儿推拿师在从事保健工作过程中应遵循的与小儿推拿职业相适应的行为规范。它体现了小儿推拿师与宾客、小儿推拿师与职业、小儿推拿师之间、小儿推拿师自身以及同行业之间的关系。具体规范体现在以下五个方面：

1. 遵纪守法，诚实守信，认真负责

遵守法律是小儿推拿师行业健康发展的保证，也是小儿推拿师职业道德的具体内容。小儿推拿师应遵守国家卫生、劳动、工商、公安、税务等方面的有关法律法规和本行业的管理规定，并依法保护自己正当的工作权益，合法执业。小儿推拿师应熟知和遵守《劳动法》《公共场所卫生管理条例》《未成年人保护法》等。

2. 尊幼爱幼，文明服务，耐心服务。

小儿推拿师面向的是婴幼儿，要热爱婴幼儿，善于发现他们的优点，而且尊重他们，信任他们。婴幼儿依从性相对较差，所以要求我们要有耐心、爱心去服务，切忌暴躁、恐吓、殴打婴幼儿。

坚持文明服务要求小儿推拿师在牢固树立全心全意为婴幼儿健康事业服务思想的基础上，遵守工作纪律和各项规章制度，营造热情服务、耐心服务、礼貌待人、优质高效的工作氛围，以使小儿及家长感到满意。由此可见，文明服务的内涵很广，包括推拿人员自身应该具备的基本素质、文明服务用语、与小儿及家长的沟通技巧以及其他的服务要求等。

小儿推拿师的文明修养程度，直接影响着小儿推拿工作的服务质量，也间接影响着小儿价值观的形成。所以各级小儿推拿师应全力提高服务水平，以文明、优质的服务，树立行业的良好形象。具体有以下四点要求：

（1）尊重宾客、一视同仁。尊重小儿及家长的人格与权利，对待宾客不分民族、性别、职业、地位，都应一视同仁。

（2）热情服务，有问必答。为宾客服务应积极主动，把小儿当成自己的孩子对待，做到尽心尽责，有问必答，热情服务。

（3）语言文明，举止端庄，必须使用"请""对不起""谢谢配合"等文明用语，禁止行业忌语。穿戴整洁、礼貌待人。

（4）服务至上，真诚奉献。提高服务水平，扩展服务领域，努力使自己成为有理想、有道德、有文化、有纪律的一代新人。

3. 忠于职守，爱岗敬业，钻研业务。

忠于职守，是最基本的忠诚。忠于职守有两层含义：一是忠于职责，二是忠于操守。忠于职责，就是要自动自发地担当起岗位职能设定的工作责任，优质高效地履行好各项义务；忠于操守，就是为人处事必须忠诚地遵守一定的社会法则、道德法则和心灵法则。

爱岗敬业是对包括小儿推拿师在内的所有从业人员的基本要求。爱岗，就是热爱自己的工作岗位，热爱本职工作；敬业，就是要用一种恭敬严肃的态度对待自己的工作。敬业是一种美德，乐业是一种境界。要做到敬业，就要求我们有所谓的"三心"，即耐心、恒心和决心。任何事情都不是一蹴而就的，不可只凭一时的热情、三分钟的热度来工作，也不能在情绪低落时就马马虎虎应付了事。特别是在平凡的岗位上要做到长期爱岗敬业，更需要有坚忍不拔的毅力。只有爱岗才能敬业，同时爱岗敬业也是服务第一的具体体现。所以，爱岗敬业不仅是个人生存和发展的前提和需要，也是社会存在和发展的需要。爱岗敬业应是一种普遍的奉献精神，因为它是每个人都能够做到的，而且必须具备的。小儿推拿师是为小儿健康事业服务的事业，是光荣的职业，推拿师应该充分了解本职工作，树立热爱本职工作、努力为宾客服务的思想，将宾客当作亲人，专心致力于事业，尽心尽力将事情办好。要始终弘扬忠于职守、尽职尽责、认真负责、一丝不苟等职业道德风尚，这是爱岗敬业的保证。

一个合格的小儿推拿师，光有敬业精神还不够，还必须努力学习和掌握各种专业知识，熟悉各类推拿保健手法，钻研医学相关理论知识，掌握服务的本领，只有这样，才能做好本职工作。

4. 科学求实，精益求精，开拓创新。

小儿推拿师是为小儿的健康服务，容不得有半点马虎和差错，要求我们必须要有科学求实、严肃认真的工作态度。

从事任何一个行业，都要干一行、爱一行、钻一行、专一行。有了好的思想，还要有好的技术，两者相辅相成才能把为人类健康服务的宗旨落到实处，特别是在现代社会，劳动分工越来越细，技术含量日益增加，这就对劳动者的业务水平、技术素质、工作能力等提出了更高的要求。一个自认为敬业的劳动者若没有精业的本领，就很难让人相信他是真正敬业的。《庄子·养生主》中"庖丁解牛"的故事，告诉我们想要做好本职工作，必须认识和掌握客观规律，必须刻苦钻研和长期实践。世界上各行各业，都是一门学问，都有学不完的知识和技能。一名优秀的小儿推拿师，不仅要了解和掌握本职工作的基本性质、业务内容和工作技巧，而且要更上一层楼，由会到熟再到精通，最终成为行业的里手。

精益求精还体现在我们要在实践中努力追求零缺陷。缺陷是指未满足预期的目标，零缺陷则指满足预期的目标。就服务业来说，零缺陷是一个自始至终提供优质服务的过程，服务的零缺陷更多是靠工作人员个体创造的。一个优秀的小儿推拿师可以独立地实现无可挑剔的零缺陷服务，从专业的推拿，到服务态度、言语，再到对小儿及家长心理的把握等，都能达到预期的目标。当然，长久、持续的零缺陷服务还是离不开群体的因素，如推拿环境的布置、相关服务设施的配套及其他人员的工作质量保证等。

人类从结绳记事到电子计算机，从烽火报信到网络通信，从纪昌学箭到原子弹、导弹，从直立行走到汽车、火车、飞机、宇宙飞船，从活字印刷到激光照排和彩印，无一不是创新的推动，人类的文明史就是一部创新史。"创新是一个民族进步的灵魂，是国家兴亡发达的不竭动力"，也是做好各项工作的重要条件。要把各行各业的事业推向前进，就要在传承文明的基础上开拓创新。我们要树立开拓创新的观念，在工作中善用开拓创新的方法，并养成开拓创新的意志品质，不断向新时期开拓创新的榜样学习。

5. 热爱集体，团结协作，互助友爱。

"人心齐，泰山移""独木难成林"说的都是团结的力量。在小儿推拿师从业过程中，推拿不可能脱离其他服务而独立存在，它涉及安全、环境、卫生等各个方面，只有各方面的协调统一，推拿师与同事、与领导团结协作，才可能创造最佳的服务条件，为宾客提供最好的推拿服务，达到最佳的效果。可见热爱集体，也是小儿推拿师职业道德的重要内容。

团结、和睦、友好是中华民族悠久历史文化的结晶，是我国的优良传统。早在春秋战国时代，孔子的弟子就提出"和为贵"。"和"就是指团结、和睦。一个国家、一个民族、一个政党都要讲团结，不讲团结就会出现分裂。当然，单位、企业也要讲团结。现代企业管理有个术语叫"团队精神"。人人具有团队精神的战斗集体，就能具有无敌的竞争力。20 世纪80 年代初，中国女子排球队就是团结协作、互帮互助、充分发挥团队精神的典范。

要想做到团结协作、互助友爱，那么从业人员应该做到以下几点：

（1）处理好团结与竞争的关系

在社会主义市场经济中，竞争是必然存在的，单位与单位、企业与企业、个人与个人之间都要以竞争促进发展。但是竞争必须制定规则，否则会演变成无序的、不正当的巧取豪夺。竞争必须公平、公正、公开。竞争的组织者必须无偏心、无私心；参与竞争者应该在积极竞争的同时又注意团结友谊，要善于团结同事、联合同行、协调工作，以取得双赢。团结同事首先要坦诚待人、热情忍让、宽厚仁慈，求大同存小异，为了大局而讲团结，为了大局而谦让，这样就能够把团结搞好。

（2）处理好分工与协作的关系

在服务行业中，每个从业人员所处的岗位都有明确的分工和岗位目标责任制，但这不等于个人完成了所分配的工作就算尽职尽责，工作中既有分工又有合作。合作就是协同工作，相互配合，这样才能形成团体的凝聚力，实现集体共同的目标。

（3）处理好团结协作、互助友爱与坚持原则的关系

团结协作、互助友爱，讲的团结是在坚持原则基础上的团结，是从国家利益、集体利益出发的团结，而不是借讲团结搞拉帮结派，搞小团体，搞哥们义气，甚至相互包庇缺点，奉行自由主义，取消批评和自我批评。否则，只能给国家、集体经济带来损失。

在竞争激烈的年代，小儿推拿师也和其他组织中的成员一样，若想把工作做好，获得成功，就要想方设法尽快融入集体中去，了解并熟悉这个集体的文化和规章制度，接受并认同这个集体的价值观念，在集体中找到自己的位置和价值。

（二）职业礼仪要求

随着社会的飞速发展，各行各业对礼仪礼节越来越重视，在这方面的要求也越来越高。好的礼仪礼节不仅展示行为美，还能体现职业特征。礼仪礼节，在个人的求职、工作、晋升和社交中都有着举足轻重的作用。好的礼仪礼节并不是指衣着，还包括言行举止、仪表容貌及礼节礼貌等各个方面。

1. 小儿推拿师的容貌修饰

（1）头发的修饰

①干净整洁

头发应当自觉地做好日常护理，勤洗勤理，使之干净整洁，做到无异味、无异物、梳理整齐。

②长短适中

一个人头发的长短，从礼仪和审美的角度看，应当受到若干因素的制约，因此，不能一味地讲究自由、个性而不讲规范。在工作中，小儿推拿师头发的长度要求前发不超过眉毛，后发不过肩，以齐耳垂下沿为好，发长过肩须用发网束于脑后。

③发型得体

选择发型除了要适当兼顾个人偏爱之外，最重要的是要考虑到个人条件和所处场合，个人条件包括发质、脸型、身高、体型、着装、性格等，

这些都影响到发型的选择。因此，在选择发型时，一定要遵守适合自己的原则。

在社会生活中，人们的职业不同，身份不同，工作环境不同，发型也就有所不同。一般说来，在社交场合，发型可以个性、时尚、艺术一些。而小儿推拿师在工作场合，发型则应当传统、庄重、保守一些。

④美发自然

人们在修饰头发时，往往会有意识地运用某些技术手段对其进行美化，这就是美发。美发要求美观、大方、自然，不宜过于雕琢，不合时宜。

（2）眼、耳的修饰

眼睛是人际交往中被他人注视最多的地方。为了给小儿及家长留下美好的印象，小儿推拿师在修饰面容时应特别注意对眼部的修饰。

保洁，一是要及时清除眼睛的分泌物，二是如果眼睛患有传染病，应及时治疗，情况严重则应自觉请假医治。

修眉，如果感到自己的眉形刻板或不雅观，可进行必要的修饰。

耳朵的修饰要注意两点：一是要注意卫生，及时清除耳垢；第二要注意修剪耳毛。

（3）口鼻部

口是发声的场所，也是进食之处，应当细心照顾。首先要做到牙齿洁白，口内无异味。要达到这个要求，必须做好以下四点：第一，每天定时刷牙。第二，经常用爽口液、牙线、洗牙等方式保护牙齿。第三，在上班之前忌食气味刺鼻的食物，如酒、葱、蒜、韭菜等。第四，要避免异响，口腔及其他相关部位发出的声音，如咳嗽、打哈欠等都是不雅之声，统称为异响，在工作岗位上是不应该出现的。

鼻子的修饰，首先是保持鼻腔清洁；其次，在工作中，要注意检查鼻毛是否长出鼻孔，一旦出现这种情况，应及时进行修剪。

（4）手的修饰和保养

在正常情况下，手是人际交往中使用最多的一个部位，而且其动作往往被附加了多种多样的含义。小儿推拿师在工作中用手的机会很多，对手的修饰和保养有更加重要的意义。

①勤洗

在日常生活中，手是接触他人和物体最多的地方，出于清洁、卫生、健康的考虑，应当勤于洗涤和保护。小儿推拿师面向的大部分是婴幼儿，皮肤娇嫩，如果推拿师双手较粗糙，在进行推拿操作时可能会给小儿带来不适和疼痛。所以对于在工作岗位上的小儿推拿师来说，洗手和护手更为重要。

②修甲

指甲过长，不仅容易滋生细菌，不卫生，而且会影响工作，影响工作的效率和推拿的效果，推拿操作也会大打折扣，甚者还会损伤婴幼儿娇嫩的皮肤，惹来不必要的麻烦。因此，要及时修剪指甲，指甲的长度以不超过手指指尖为宜。指甲外形不美观时，可进行适当的修饰，但不得涂抹指甲油，不得粘贴装饰物。

手是人体表露情感的"第二张面孔"，小儿推拿师如果有一双洁净灵活的手，会给小儿及家长留下良好的印象，还会增加宾客的信任度。要想保持手部皮肤光滑细嫩、洁白秀美，关键就是要做到勤洗手、勤涂霜、勤防护、勤按摩，常对手部皮肤进行护理和保养。

（5）足腿部的修饰和保养

中国人看人的习惯是："远看头，近看脚，不远不近看中腰"。修饰足腿部，重点应当注意以下三点：

①在正式场合不允许光着脚穿鞋子，小儿推拿师上班时应穿规定的工作鞋，并且要求做到清洁、舒适、方便、美观。

②在日常生活中，应保持足部的卫生，鞋子、袜子要勤洗勤换。不要在他人面前脱下鞋子，趿拉着鞋子，更不要脱下袜子抠脚。这类不良习惯，均有损个人形象。

③在正式场合，男士着装不允许暴露腿部，即不宜穿短裤，女士的裤长应超过膝部。小儿推拿师在工作中，不应穿着裙装。

2. 推拿师的着装

（1）小儿推拿师着装基本要求

①整洁

在任何情况之下，小儿推拿师的着装都力求整洁，具体有三个方面的要求：首先是整齐；其次是完好，不应有残缺；再次是干净，不应又脏又臭，令人生厌。对于各类服装，都要勤于换洗，不能存在明显的污渍、汗味和体臭。

②协调

正确的着装，应统筹考虑和精心搭配，其各个部分不仅要"自成一体"，而且要相互呼应、配合，整体上协调和完美，具体要注意两个方面：一是要恪守服装本身约定俗成的搭配；二是要使服装各个部分相互适应，局部服从于整体，力求展现着装的整体之美、全局之美。

③文明

在日常生活里，不仅要做到会穿衣戴帽，而且要努力做到文明着装。着装的文明性，主要体现在着装文明大方，符合社会的道德传统和常规做法，忌穿过露、过透、过短和过紧的服装。

（2）小儿推拿师的着装规范

小儿推拿师工作服穿着要求合体，大小长短适宜，穿着舒适、方便，操作灵活自如；整洁，无污迹；腰带齐整，衣扣要扣齐，内衣不外露。

小儿推拿师面对的是婴幼儿，其工作服也有它的特殊性。职业服装必须达到"三统一"，即式样统一、面料统一和颜色统一。职业服装要充分体现行业的职业特点，做到严肃、庄重、美观、大方、合体。服装颜色要尽量柔和，选用暖色调，给小儿以亲切感，尽量避免使用白色，以减少小儿的恐惧感。

小儿推拿师的鞋要求穿着舒适，软底，坡跟或平跟，能防滑；干净整洁，颜色以黑白色为主，能与整体装束协调。

（3）小儿推拿师的饰物佩戴

小儿推拿师在工作时有很多首饰是禁止佩戴的，如手镯、手链、脚链等，因为饰物会给推拿服务工作带来不便，也有可能会给小儿带来不必要的损伤。但为了工作方便，小儿推拿师可以佩戴手表。

（4）举止礼仪

举止礼仪指人们的动作姿态和由动作姿态表现出来的内在素养。行为举止是心灵的外衣，一个人的举止得体与否，直接反映出他的内在素养，举止规范与否，直接影响着他人对自己的印象和评价。小儿推拿师端庄、文雅、大方的举止能给人们留下温和、善良、仁爱的形象。小儿推拿师良好的举止离不开礼仪的要求。

① 站姿

在人际交往中，站姿是一个人全部仪态的核心，"站有站相"是对一个人礼仪修养的基本要求，良好的站姿能衬托出美好的气质和风度。如果站姿不够标准，其他姿势就谈不上优美。小儿推拿师的站姿应该显示出其礼貌、稳重、端庄、亲切和有教养的风采。

a. 基本要求

挺胸，收颌，目视前方，双手自然下垂，或相握于腹前，双脚脚跟并拢而脚尖稍分开，头、颈、腰成直线。

站立时，可以将重心置于某一脚上，即一腿伸直，另一条腿略前伸或弯曲，也就是说双腿一直一斜。还有一种方法，即双脚脚跟并拢，脚尖分开，张开的脚尖之间大致是相距 10cm，其张角约为 45°，呈现为"V"字形。

b. 不雅的站姿

不论男女，站姿切忌歪头、缩颈、耸肩、含胸、塌腰、撅臀；切忌身躯歪斜、浑身乱抖、弯腰驼背、趴伏依靠、手位失当（如抱在脑后、手托下巴、抱在胸前、插入衣兜、摸来摸去）、腿位不雅（双腿叉开过宽、双腿扭在一起、双腿弯曲、一腿抬高）、脚位欠妥（"人"字式、蹬踩式、独脚式等）。更不要下意识地做小动作，如玩弄衣带、发辫，咬手指甲等。这些不但显得拘谨，给人以缺乏自信和教养的感觉，也有失仪表的庄重。

c. 规范站姿的训练方法

贴墙法：使后脑、双肩、臀部、小腿肚、双脚跟部紧贴墙壁。

贴背法：两人背对背相贴，部位同上，在肩背部放置纸板，纸板不掉下。

顶书法：头顶书本，使颈耿直，收下颌，挺上身至书不掉为宜。

② 坐姿

坐姿是一种静态的身体造型。端庄优美的坐姿不仅给人以文雅、稳重、大方的感觉，而且也是展现自己气质和风度的重要形式。

一种正确的坐姿，一般要兼顾角度、深浅、舒展等三个方面的问题。角度，即坐定后上身与大腿、大腿与小腿形成的角度。这两个角度均有大小之分，坐姿因此而大有不同。深浅，即坐下时臀部与座位所接触面积的多少。以此而论，坐有深坐、浅坐之别。小儿推拿师在与小儿家长交谈时，一般为浅坐；在坐着为小儿推拿时，一般为深坐。舒展，即入座前后手、脚、腿的舒张、活动程度。小儿推拿师在入座时要充分考虑到手的伸展度，以便于工作时的手法操作。小儿推拿师在入座时还要注意以下两点：

a. 讲究方位　　不论是从正面、侧面还是背面走向座位，通常都讲究从左侧一方走向自己的座位，从右侧一方离开自己的座位，简称为"左进右出"。

b. 落座无声在就座的整个过程中，不管是移动座位还是放下身体，都不应发出嘈杂的声音。要做到不慌不忙，悄无声息。同样，调整坐姿也不宜出声。

在正式场合，应避免如下不雅的姿势：一是双腿过度叉开；二是架"二郎腿"或"4"字形腿；三是腿脚抖动摇晃；四是左顾右盼、摇头晃脑；五是上身前倾后仰或弯腰曲背；六是双手端臂，或抱膝盖，或抱小腿，或放于臀部下面；七是双手撑椅。

③ 蹲姿

蹲姿与坐姿是站立姿势变化而来的相对静止的体态。蹲是由站立姿势转变两腿弯曲和身体高度下降的姿势。多用于捡拾物品、帮助别人或照顾自己。例如，小儿推拿师在宾客面前需要捡拾地上某物时，弯腰、俯首、撅臀，就不如采取蹲姿雅观。

蹲的基本方法有两种：其一是单膝点地式，即下蹲后一腿弯曲，另一条腿膝盖点地；其二是双腿高低式，即下蹲后双腿一高一低，互为倚靠。蹲的方位应在宾客一侧。无论采用哪种蹲姿，女士都要注意将两腿靠紧，臀部向下，头、胸、膝关节不在同一个角度上，以塑造典雅优美的蹲姿。

④ 行姿

行姿是人体所呈现出的一种动态，是站姿的延续。

a. 基本要求

上身挺直，头正目平；收腹立腰，摆臂自然；步态优美，步伐稳健；动作协调，走成直线。小儿推拿师在工作岗位上的行姿应轻盈、灵敏，弹足有力，柔步无声，给人以轻巧、美观、柔和之美

b. 注意要点

步度适度：所谓步度（步幅）是指行进时前后两脚之间的距离。在生

活中步度的大小往往与人的身高成正比，身高脚长者步度稍大，身矮脚短者步度稍小。人们行进时，一般的步度与本人一只脚的长度相近，即前脚的脚跟距后脚的脚尖之间的距离。通常情况下，男性的步度约25cm，女性的步度约20cm。

步速适中：行进的速度取决于人的兴奋程度，兴奋程度高，步速快；兴奋程度低，动作则迟缓。要保持步态的优美，行进的速度应保持均匀、平稳，不能过快过慢、忽快忽慢。在自然情况下，应自然舒缓，显得成熟、自信。小儿推拿师走路时节奏应快慢适当，给人以一种矫健、轻快、从容不迫的动态美。在有急事需快走时，注意保持上身平衡，步履快而有序，肌肉放松而自然舒展，宾客感到小儿推拿师工作忙而不乱。

⑤ 手姿

手姿，是运用手指、手掌、拳头和手臂的动作变化，表达思想感情的一种态势语言。美国心理学家詹姆斯认为，在身体的各部分中，手的表达能力仅次于脸。

小儿推拿师主要需要掌握和运用下述五个基本的手势：

a. 垂放

垂放是最基本的手姿。其做法有两种：一是双手自然下垂，掌心向内，或相握于腹前；二是双手伸直下垂，掌心向内，分别贴放于大腿两侧。它多用于站立之时。

b. 持物

持物即用手拿东西，其做法多样，既可用一只手，也可用双手。但最关键的是拿东西时动作应自然，五指并拢，用力均匀。不应竖起无名指与小指，显得十分做作。

c. 鼓掌

鼓掌是用以表示欢迎、祝贺、支持、鼓励的一种手姿。其做法是右手掌心向下，有节奏地拍击掌心向上的左掌。必要时，应起身站立。但是，不应该以此表示反对、拒绝、讽刺驱赶之意，即不允许"鼓倒掌"。

d. 夸奖

这种手姿主要用以表扬他人。其做法是伸出右手，竖起拇指，指尖向上，指腹面向被称道者。但在交谈时，不应将右手拇指竖起来反向指向其他人，因为，这意味着自大或藐视，也不宜自指鼻尖，此有自高自大、不可一世之意。

e. 指示

指示是用以引导宾客或他人、指示反向的手姿。其做法是以右手或左手抬至一定高度，五指并拢，掌心向上，以其肘部为轴，朝一定方向伸出手臂。

（5）常用礼节

小儿推拿师在工作和生活中，与宾客、同事之间，经常相互行礼，如握手礼、点头礼等。这些礼节动作，做好了会给人以友好、愉快的感觉，也会给小儿以模范作用，但是如果使用不当，反而会造成严重失礼，也会给小儿带来不好的影响。

①握手礼

a. 握手的场合

握手是人们日常交际的基本礼节，握手可以体现一个人的情感和意向，在应该握手的场合若拒绝或忽视了别人伸过来的手，就意味着自己失礼。握手礼是小儿推拿师常用也必须掌握的礼节。小儿推拿师在工作中应该握手的场合大体上有如下几种。

当你被介绍与第三者相识时；与久别重逢的老朋友或同事相见时；迎接客人到来时；送别客人时；与有喜事的熟人见面时；别人向自己祝贺、赠礼时；别人为自己提供帮助时；向别人表示歉意时。

b. 握手的方式

握手的标准方式是行至距握手对象1m处，双腿立正，上身略向前倾，伸出右手，四指并拢，拇指张开与对方相握。握手时应用力合适，上下稍许晃动三四次，随后松开手，恢复原状。握手时应注意以下三个问题：

神态。握手时，神态专注，面带笑意，目视对方双眼，并且口道问候，表现热情、友好、自然。切忌三心二意，敷衍了事，漫不经心，傲慢冷淡。迟迟不握他人早已伸出的手，或是一边握手一边东张西望，目中无人，甚至忙于跟其他人打招呼，是极不礼貌的。

姿势。向他人行握手礼时，应起身站立。握手时彼此之间的最佳距离为1m左右，因此，双方均应主动向对方靠拢。如果双方距离过近或过远，显得一方有意讨好或冷落另一方。如果双方握手时距离过近，手臂难以伸直，也不甚雅观。最好是双方将要握的手各向侧下方伸出，手臂伸直相握后形成一个直角。

手位。在握手时，手的位置至关重要，常见的手位有单手相握和双手相握两种。单手相握，以右手与人相握是最常用的握手方式，手以垂直于地面最为适当，称为"平等式握手"。双手相握，用右手握住对方右手后，再以左手握住对方右手的手背，这种方式适用于亲朋故旧之间，用以表达自己的深厚情谊，但此种方式的握手不适用于初识者与异性，因为它有可能被理解为讨好或失态。

c. 握手九大忌

贸然伸手：遇到长者、上级、贵宾、女士时，自己不能抢先伸手，否则属失礼。

目光游移：握手时精神不集中、四处顾盼、心不在焉、面上毫无表情。

久握不放：在人多的情况下，只顾与一人握手，忽视、冷淡别人或影响对方与他人握手。

交叉握手：握手时争先恐后地与正在握手的交叉握手。特别要注意，与基督教信徒交往时，要避免两人握手时与另外两人相握的手形成交叉状，这种形状类似十字架，在基督教信徒眼中是很不吉利的。

敷衍了事：握手时漫不经心的应付。

该先伸手时不伸手：本应先伸手者在需握手的场合不主动伸手，更不可拒绝别人伸出的手。

出手时慢慢吞吞：在对方伸手后，自己犹豫不决、反应迟钝，出手慢慢吞吞。

握手后用手帕揩手：与他人握手后，当众或当着对方的面以手帕揩手。

不要用左手与他人握手：握手应用右手，不用左手（右手残疾者除外），尤其是与阿拉伯人、印度人打交道时要牢记此点，因为，他们认为左手是不洁的。

除上述握手的主要忌讳外，还应注意，非亲朋好友不可以用双手相握；不要戴着墨镜和手套与人握手；不可一手相握，另一手放在衣袋中；手不洁或有疾病，不要与他人握手，可向对方示意敬礼；不可隔着门槛握手；握手时要注意动作、表情、语言的一致性。不要边握手边长篇大论或点头哈腰；非特殊情况下，不能坐着与人握手等。

②点头礼

点头礼，又叫额首礼，头部向下轻轻一点，同时面带笑容，不宜点头不止，点头的幅度不宜过大。它所适用的情况主要有路遇熟人；在会场、剧院、歌厅、舞厅等不宜与人交谈之处；在同一场合碰上已多次见面者；遇上多人而无法一一问候之时。行点头礼时，不宜戴帽子。小儿推拿师在工作场所遇到宾客、领导或同事都应点头示意，体现自己的友好。

③名片礼仪

名片在中国已有2000多年的历史，产生于秦汉时期。在现代，名片早已成为人际交往、建立联系的一个重要工具。没有名片的人，将被视为没有社会地位的人。换言之，国际交往中拿不出名片的人，人家怀疑你是真是假，有没有地位。一个不随身携带名片的人，是不尊重别人的人。名片不仅要有，而且要随身携带，以备不时之需。现在，许多小儿推拿师，为了稳定自己的宾客群，通常会使用到名片，或是向宾客索取名片。当然，很多宾客可能会直接和推拿师交换线上联系方式，这也不影响名片在初次见面时所起的作用。

a. 名片的主要作用

名片是一个人身份的象征，当前已成为人们社交活动的重要工具。在人际交往中，名片的用途有如下几种：

自我介绍：初次会见他人，以名片作辅助性自我介绍，效果最好。它不但可以说明自己的身份，强化效果，使对方难以忘怀，而且还可以节省时间，避免啰里啰唆、含糊不清。

结交朋友：没有必要每逢遇见陌生人，便递上自己的名片。换言之，主动把名片递给别人，便意味着对对方的友好、信任和希望深交之意。也就是说，巧用名片，可以为结交朋友"铺路架桥"。

维持联系：名片犹如"袖珍通讯录"，利用它所提供的资料，即可与名片的提供者保持联系。正因为有了名片上所提供的各种联络方式，人们的"常来常往"才变得更加现实和方便。

业务介绍：公务式名片上列有归属单位等内容，因此利用名片亦可为本人及所在单位进行业务宣传，扩大交际面。

通知变更：利用名片，可以及时地向老朋友通报本人的最新情况。如电话更改之后，可以印有变更的新名片向老朋友打招呼，以使彼此联系畅通无阻，对方对自己的有关情况了解得更充分。

b. 名片礼仪

递送名片：递送名片时，名片从名片盒中抽出，且名片盒最好放在上衣的胸兜里，避免由裤子后方的口袋掏出。递送时应起身站立，上身呈15°鞠躬状，面带微笑，走近对方，正面朝向客人，恭敬地用双手的拇指和食指分别握住名片上端的两角送到对方面前。递送时可以口头表示"我叫×××，这是我的名片，请笑纳""请多关照""今后保持联系"或"我们认识一下吧"之类的话。因各国习惯不同，有的国家习惯右递左接或左递右接，如与外宾交换名片，可先留意对方如何把名片递过来，随后再跟着模仿。应注意，名片不随意涂改，不可递出污旧或皱褶的名片。

接受名片：当他人表示要递名片给自己或交换名片时，应立即放下手中的事情，双手接过来，并点头致谢。接过名片，应当着对方的面用半分钟左右的时间，将其认真读一遍。如果需要当场将自己的名片递过去，一般要在收好对方名片后再进行，最好不要一来一往同时进行。

索要名片：如果没有必要，最好不要强索他人的名片。索取他人名片时，也不宜直言相告，而应采用以下三种方法之一：主动递上本人名片，此所谓"将欲取之，必先予之"；询问对方"今后如何向您请教？"此法适用于向尊长索取名片；询问对方："以后怎样与您联系？"

名片存放：接过别人的名片不可随意摆弄或扔在桌子上，也不要随便地塞在口袋里或丢在包里，更不可放在裤子的后口袋，应郑重其事地将名片放入自己携带的名片盒或名片夹之中，或放在西服左胸的内衣袋。要像尊重主人一样爱惜他的名片，避免在对方的名片上书写不相关的东西，千万不要弄脏或弄破，或反复拿捏。

④称赞与感谢

称赞与感谢，都有一定的技巧，如不遵守，自行其是，不但可能会显得虚伪，而且还可能会词不达意，招致误解。例如，赞美宾客："您今天穿的这件衣服，比前天穿的那件衣服好看多了"，就是用词不当的典型例子。有可能被理解为指责对方前天穿的那件衣服太差劲，不会穿衣服。因此，在称赞时要注意做到以下四点：

a. 实事求是：赞美别人，应有感而发，诚挚中肯。因为它与拍马屁、阿谀奉承，有本质的区别。所以，赞美别人的第一要则就是要实事求是，力戒虚情假意，乱给别人戴高帽。夸奖一位不到 40 岁的女士"显得真年轻"，还说得过去；要用它来恭维一位气色不佳的 80 岁老太太，就显得过于做作了。离开真诚二字，赞美将毫无意义。

b. 因人而异：有位西方学者说过，面对一位真正美丽的姑娘，才能夸她"漂亮"，面对相貌平平的姑娘，称道她"气质好"，方为得体。赞美他人的第二要则是因人而异。男士喜欢别人称道他幽默风趣，很有风度，女士则渴望别人注意自己年轻、漂亮。老年人乐于别人欣赏自己知识丰富，身体保养得好。孩子们喜欢别人表扬自己聪明、懂事。适当地道出他人内心之中渴望获得的赞赏，是最受欢迎的。

c. 自然流露：赞美别人的第三要则是话要说得自自然然、不露痕迹，不要听起来过于生硬，更不能"千篇一律"。

d. 谦和有礼：最后应当指出的是在人际交往中，不要"老王卖瓜，自卖自夸"。应当少夸奖自己，多赞美别人。感谢，也是一种赞美！如果运用得当，可以表示对他人的恩惠领情不忘，知恩图报，而不是忘恩负义、过河拆桥。

在工作中，需要小儿推拿师认认真真地对他人说一声"谢谢"的机会非常多。受到他人夸奖的时候，应当说"谢谢"。这既是礼貌，也是一种自信。旁人称道自己的衣服很漂亮、英语讲得很流利时，说声"谢谢"最是得体。反之，要是答以"瞎说""不怎么地""哪里""谁说的""少来这一套"等，就显得无礼了。得到宾客们的理解与支持时，别忘真诚地说一声"谢谢"。得到领导、同事、朋友明里暗里的关照后，一定要当面说一声"谢谢"。

表示感谢，最重要的是要真心实意，为使被感谢者体验到这一点，务必要做到认真、诚恳、大方。说话要大方，要直截了当，不要连一个"谢"字都讲得含混不清。表情要加以配合，要正视对方双目，面带微笑。

表示感谢时，若所谢的是一个人，自然要予以突出感谢。若所谢的是多人，可统而言之"谢谢大家"，也可一一具体到个人，逐个言谢。

⑤语言的要求

在用语言进行交谈时，对语言的要求是文明、礼貌、准确。语言是交谈的载体，交谈者对它应高度重视、精心斟酌。

a. 语言要文明

作为有文化、有知识、有教养的现代人，在交谈中一定要注意使用文明优雅的语言。粗话、脏话、黑话、荤话、怪话、气话绝对不能在交谈中使用。

b. 语言要有礼貌

在交谈中多使用礼貌用语，是博得他人好感和体谅的最为简易的做法。在社交中，尤其有必要对下述"五句十字"礼貌用语加以恰当应用。

"您好"。这是一句问候的礼貌语。遇到相识与不相识者，不论是深入交谈，还是打招呼，都应主动向对方说一句"您好"。如果对方问候了自己，也要以此来回应。

"请"。这是一句表示请求的礼貌语。在要求他人做某件事时，多用上一个"请"字，就可以得到对方的照应。

"谢谢"。这是一句致谢的礼貌语。每逢获得理解、得到帮助、承蒙关照、接受服务、受到礼遇时，都应当立即向对方说一声"谢谢"。这样既是真诚的感激对方，又是对对方的一种积极地肯定。

"对不起"。这是一句致歉的礼貌语。当打扰、妨碍、影响了别人，或是在人际交往中给他人造成不便，甚至给对方造成某种程度的损失、伤害时，务必要及时向对方说一声"对不起"，这样不仅可以大事化小小事化了，而且有助于修复双方的关系。

"再见"。这是一句道别的礼貌语。在交谈结束、与人作别之际，道上一句"再见"，可以表达惜别之意与恭敬之心。

c. 语言要准确

在交谈中，语言必须准确，主要应注意以下五点：

发音要准确。在交谈中，要求发音标准，其含义有三。一是发音要标准，不能读错字、念错字，让人见笑或误会。二是发音要清晰，让人听得一清二楚，不能含含糊糊。三是音量要适中，音量过大令人震耳欲聋，过小则含混不清。

语速要适当。语速，即讲话的速度。在讲话时，对其应加以控制，保持匀速，快慢适中。在交谈中，语速过快、过慢或忽快忽慢，都会影响交流效果。

口气要谦和。在交谈中，讲话的口气一定要亲切谦和。不要摆架子，要派头，以上压下，以大欺小，官气十足，倚老卖老，盛气凌人，随便教训和指责别人。

内容要简明。在交谈时，应力求言简意赅。不要任意发挥，不着边际，让人听起来不明不白。

土语要少用。交谈对象如果不是自己的家人、乡亲，则最好不用对方有可能听不懂得的方言、土语，否则就是对对方的不尊重。在多方交谈中，即便只有一个人听不懂，也不要采用方言、土语交谈，以免使其产生被排挤、冷落之感。

四、上岗前注意事项

（一）小儿推拿师必知法律与行政法规

1. 概念

法律就是国家按照统治阶级的利益和意志制定或认可，并由国家强制力保证其实施的行为规范的总和。法的目的在于维护有利于统治阶级的社会关系和社会秩序，是统治阶级实现其统治的一项重要工具。所以，法是阶级社会特有的社会现象，它随着阶级、阶级斗争的产生、发展而产生和发展，并将随着阶级、阶级斗争的消灭而自行消亡。

由国家机关制定的法律规范有以下几种：

（1）宪法

《中华人民共和国宪法》（以下简称《宪法》）是我国的根本大法，是国家的总章程。由国家的最高权力机关——全国人民代表大会制定。在所有的法律法规中具有最高的地位和效力。

（2）法律

法律是由全国人民代表大会及其常委会制定的规范性文件，它的法律地位和效力低于宪法，高于其他法律规范，属于二级大法，如《中华人民共和国刑法》《中华人民共和国民法通则》《中华人民共和国刑事诉讼法》《中华人民共和国未成年人保护法》等。

（3）行政法规

行政法规是指国务院制定颁布的规范性文件，其法律地位和效力仅次于宪法和法律，不得同宪法和法律相抵触。全国人大常委会有权撤销国务院制定的同宪法、法律相抵触的行政法规、决定和命令。

（4）地方性法规

地方性法规的制定机关有两类，一是由省、自治区、直辖市的人大和人大常委会制定；二是由省会所在地的市以及国务院批准的较大的市的人大及其常委会制定，但同时应报省一级人大常委会批准，还要报全国人大常委会备案。地方性法规的效力低于宪法、法律和行政法规。

（5）规章、标准

规章、标准是国务院各部、委员会和省、自治区、直辖市人民政府制定的法律规范。按照制定的国家机关不同，规章可分为两种：一种是行政规章，由国务院各部、委员会制定的法律规范；另一种是地方规章，由省、自治区、直辖市人民政府制定的法律规范。

此外，还有组织规章。是指对一个组织或团体的性质、宗旨、任务、组织原则、成员及其权利义务、机构及职权、活动及纪律等做出系统规定的规章。组织规章的常用文种是章程。业务规章，是指对专项业务的性质、内容、范围及其运作规范等做出系统规定的规章。业务规章的常用文种为章程。一般规章是各级各类机关、团体、企事业单位，为实施管理、规范工作和活动，在其职权内制发的规章。这类规章便是通常所说的规章制度。一般规章的常用文种有规定、办法、准则、细则、制度、规程、守则、规则等。

规章、规程、标准的效力虽不及法律、法规的效力，但法律、法规对行业进行规范之后，规章、规程、标准就具有了法律的约束力。

2. 法律、法规、规章、标准之间的联系与区别

（1）联系

①纲目并存，目从于纲

我国以宪法为总纲，其他法律为子纲，依照宪法和法律产生的法规、规章及标准为目。法律、法规、规章、规程、标准构成从属关系。

②同属于法，具有强制约束力

法律、法规、规章、标准都具有法律效力。他们体现了国家的性质，代表着最广大人民群众的根本利益，具有严肃性、权威性，对各行业的发展和管理及人们的生活秩序具有强制性、约束性和保护性。

（2）区别

①法律由人民代表大会及其常委会产生、通过并公布执行。规章、规程则由政府部门依法制定并颁布。法律、规章、规程产生的层次不同，管辖的效力也不同。按照不同立法的效力等级，层次可分为宪法、法律、行政法规、部门规章、地方性法规和规章以及从属于法规的各种标准。

②国家法律具有高度概括性和原则性，部门和地方性法规具有局限性、针对性和具体性，若部门和地方法规与国家法律有抵触便自行失去效力。

3.《劳动和社会保障法》

劳动法（labour law），是调整劳动关系以及与劳动关系密切联系的社会关系的法律规范总称。它是资本主义发展到一定阶段而产生的法律部门；它是从民法中分离出来的法律部门；是一种独立的法律部门。这些法律条文规管工会、雇主及雇员的关系，并保障各方面的权利及义务。

我国的劳动法是《中华人民共和国劳动法》，于1995年1月1日起施行。（至今有多次修改，需配合使用）。

《劳动法》作为维护人权、体现人本关怀的一项基本法律，在西方甚至被称为第二宪法。

其内容主要包括：劳动者的主要权利和义务；劳动就业方针政策及录用职工的规定；劳动合同的订立、变更与解除程序的规定；集体合同的签订与执行办法；工作时间与休息时间制度；劳动报酬制度；劳动卫生和安全技术规程等。

以上内容，在有些国家是以各种单行法规的形式出现的，在有些国家是以劳动法典的形式颁布的。劳动法是整个法律体系中一个重要的、独立的法律部门。

（1）劳动者的权利与义务

《劳动法》对劳动者的权利和义务做了明确的规定。劳动者的权利包括以下权利：

①平等就业的权利。《劳动法》规定，凡具有劳动能力的公民，都有平等就业的权利，即劳动者拥有劳动就业权。劳动就业权是有劳动能力的公民获得参加社会劳动的切实保证按劳取酬的权利。公民的劳动就业权是公民享有其他各项权利的基础。如果公民的劳动就业权不能实现，其他一

切权利也就推动了基础。

②选择职业的权利。《劳动法》规定，劳动者有权根据自己的意愿、自身的素质、能力、志趣和爱好，以及市场信息等选择适合自己才能、爱好的职业，即劳动者拥有自由选择职业的权利。选择职业的权利有利于劳动者充分发挥自己的特长，促进社会生产力的发展。这既是劳动者劳动权利的体现，也是社会进步的一个标志。

③取得劳动薪酬的权利。《劳动法》规定，劳动者有权依照劳动合同及国家有关法律取得劳动薪酬。获取劳动薪酬的权利是劳动者持续行使劳动权不可少的物质保证。

④获得劳动安全卫生保护的权利。《劳动法》规定，劳动者有获得劳动安全卫生保护的权利。这是对劳动者在劳动中的生命安全和身体健康，以及享受劳动权利的最直接的保护。

⑤享有休息的权利。我国宪法规定，劳动者有休息的权利。为此，国家规定了职工的工作时间和休假制度，并发展劳动者休息和休养的设施。

⑥享有社会保险的福利的权利。为了给劳动者患疾病时和年老时提供保障，我国《劳动法》规定，劳动者享有社会保险和福利的权利，即劳动者享有包括养老保险、医疗保险、工伤保险、失业保险、生育保险等在内的劳动保险和福利。社会保险和福利是劳动力再生产的一种客观需要。

⑦接受职业技能培训的权利。我国宪法规定，公民有受教育的权利和义务。所谓受教育既包括受普通教育，也包括受职业教育。接受职业技能培训的权利是劳动者实现劳动权的基础条件，因为劳动者要实现自己的劳动权，必须拥有一定的职业技能，而要获得这些职业技能，就必须接受专门的职业培训。

⑧提请劳动争议处理的权利。《劳动法》规定，当劳动者与用人单位发生劳动争议时，劳动者享有提请劳动争议处理的权利，即劳动者享有依法向劳动争议调解委员会、劳动仲裁委员会和法院申请调解、仲裁、提起诉讼的权利。其中，劳动争议调解委员会由用人单位、工会和职工代表组成，劳动仲裁委员会由劳动行政部门的代表、同级工会、用人单位代表组成。

⑨法律规定的其他权利。法律规定的其他权利包括：依法律规定的其他权利。法律规定的其他权利包括：依法参加和组织工会的权利，依法享

有参与民主管理的权利，劳动者依法享有参加社会义务劳动的权利，从事科学研究、技术革新、发明创造的权利，依法解除劳动合同的权利，对用人单位管理人员违章指挥、强令冒险作业有拒绝执行的权利，对危害生命安全和身体健康的行为有权提出批评、举报和控告的权利，对违反劳动法的行为进行监督的权利等。

劳动者的义务包括完成劳动任务——最基本的义务；提高职业技能；执行劳动安全卫生规程；遵守劳动纪律；遵守职业道德。

（2）劳动就业

关于劳动者就业问题，《劳动法》有明确规定：劳动者就业，不能因民族、种族、性别、宗教信仰不同而受歧视；妇女享有与男子平等的就业权利，在录用职工时，除国家规定的不适合妇女的工种或者岗位外，不得以性别为由拒绝录用妇女或者提高对妇女录用标准；残疾人、少数民族人员、退役现役军人的就业，法律、法规有特别规定的，从其规定；禁止用人单位招用未满十六周岁的未成年人。

（3）劳动合同

劳动合同是劳动者与用人单位确立劳动关系、明确双方权利和义务的协议。建立劳动关系应当订立劳动合同。订立和变更劳动合同，应当遵循平等自愿、协商一致的原则，不得违反法律、行政法规的规定。劳动合同依法订立即具有法律约束力，当事人必须履行劳动合同规定的义务。

①合同的订立

劳动合同应当以书面形式订立，并具备以下条款：劳动合同期限、工作内容、劳动保护和劳动条件、劳动报酬、劳动纪律、劳动合同终止的条件、违反劳动合同的责任。劳动合同除前款规定的必备条款外，当事人可以协商约定其他内容。

劳动合同的期限分为有固定期限、无固定期限和以完成一定的工作为期限。劳动者在同一用人单位连续工作满十年以上，当事人双方同意续延劳动合同的，如果劳动者提出订立无固定期限的劳动合同，应当订立无固定期限的劳动合同。

劳动合同可以约定试用期。试用期最长不得超过六个月。劳动合同当事人可以在劳动合同中约定保守用人单位商业秘密的有关事项。

②合同的解除

解除合同有两方面：一是用人单位解除合同，二是劳动者解除合同，两者都要依法办理。《劳动法》对合同的解除分别做了如下规定：

第二十三条　劳动合同期满或者当事人约定的劳动合同终止条件出现，劳动合同即行终止。

第二十四条　经劳动合同当事人协商一致，劳动合同可以解除。

第二十五条　劳动者有下列情形之一的，用人单位可以解除劳动合同：

（一）在试用期间被证明不符合录用条件的；

（二）严重违反劳动纪律或者用人单位规章制度的；

（三）严重失职，营私舞弊，对用人单位利益造成重大损害的；

（四）被依法追究刑事责任的。

第二十六条　有下列情形之一的，用人单位可以解除劳动合同，但是应当提前三十日以书面形式通知劳动者本人：

（一）劳动者患病或者非因工负伤，医疗期满后，不能从事原工作也不能从事由用人单位另行安排的工作的；

（二）劳动者不能胜任工作，经过培训或者调整工作岗位，仍不能胜任工作的；

（三）劳动合同订立时所依据的客观情况发生重大变化，致使原劳动合同无法履行，经当事人协商不能就变更劳动合同达成协议的。

第二十七条　用人单位濒临破产，进行法定整顿期间或者生产经营状况发生严重困难，确需裁减人员的，应当提前三十日向工会或者全体职工说明情况，听取工会或者职工的意见，经向劳动行政部门报告后，可以裁减人员。用人单位依据本条规定裁减人员，在六个月内录用人员的，应当优先录用被裁减的人员。

第二十八条　用人单位依据本法第二十四条、第二十六条、第二十七条的规定解除劳动合同的，应当依照国家有关规定给予经济补偿。

第二十九条　劳动者有下列情形之一的，用人单位不得依据本法第二十六条、第二十七条的规定解除劳动合同：

（一）患职业病或者因工负伤并被确认丧失或者部分丧失劳动能力的；

（二）患病或者负伤，在规定的医疗期内的；

（三）女职工在孕期、产期、哺乳期内的；

（四）法律、行政法规规定的其他情形。

第三十条　用人单位解除劳动合同，工会认为不适当的，有权提出意见。如果用人单位违反法律、法规或者劳动合同，工会有权要求重新处理；劳动者申请仲裁或者提起诉讼的，工会应当依法给予支持和帮助。

第三十一条　劳动者解除劳动合同，应当提前三十日以书面形式通知用人单位。

第三十二条　有下列情形之一的，劳动者可以随时通知用人单位解除劳动合同：

（一）在试用期内的；

（二）用人单位以暴力、威胁或者非法限制人身自由的手段强迫劳动的；

（三）用人单位未按照劳动合同约定支付劳动报酬或者提供劳动条件的。

（4）工作时间和安全卫生

《劳动法》规定：国家实行劳动者每日工作时间不超过八小时、平均每周工作时间不超过四十四小时的工时制度。

用人单位必须建立、健全劳动安全卫生制度，严格执行国家劳动安全卫生规程和标准，对劳动者进行劳动安全卫生教育，防止劳动过程中的事故，减少职业危害。

劳动安全卫生设施必须符合国家规定的标准。

用人单位必须为劳动者提供符合国家规定的劳动安全卫生条件和必要的劳动防护用品，对从事有职业危害作业的劳动者应当定期进行健康检查。

从事特种作业的劳动者必须经过专门培训并取得特种作业资格。

（5）职业培训

《劳动法》规定：

国家通过各种途径，采取各种措施，发展职业培训事业，开发劳动者的职业技能，提高劳动者素质，增强劳动者的就业能力和工作能力。各级人民政府应当把发展职业培训纳入社会经济发展的规划，鼓励和支持有条件的企业、事业组织、社会团体和个人进行各种形式的职业培训。用人单位应当建立职业培训制度，按照国家规定提取和使用职业培训经费，根据本单位实际，有计划地对劳动者进行职业培训。从事技术工种的劳动者，上岗前必须经过培训。国家确定职业分类，对规定的职业制定职业技能标准，实行职业资格证书制度，由经过政府批准的考核鉴定机构负责对劳动者实施职业技能考核鉴定。

（6）社会保险和福利

《劳动法》规定：国家发展社会保险事业，建立社会保险制度，设立社会保险基金，使劳动者在年老、患病、工伤、失业、生育等情况下获得帮助和补偿。社会保险水平应当与社会经济发展水平和社会承受能力相适应。社会保险基金按照保险类型确定资金来源，逐步实行社会统筹。用人单位和劳动者必须依法参加社会保险，缴纳社会保险费。

4. 治安管理有关法律法规

（1）《中华人民共和国治安管理处罚法》

为维护社会治安秩序，保障公共安全，保护公民、法人和其他组织的合法权益，规范和保障公安机关及其人民警察依法履行治安管理职责，制定本法。

经 2005 年 8 月 28 日十届全国人大常委会第 17 次会议通过，2005 年 8 月 28 日中华人民共和国主席令第 38 号公布，自 2006 年 3 月 1 日起施行。

根据 2012 年 10 月 26 日十一届全国人大常委会第 29 次会议通过、2012 年 10 月 26 日中华人民共和国主席令第 67 号公布的《全国人民代表大会常务委员会关于修改〈中华人民共和国治安管理处罚法〉的决定》修正。

（2）违反治安管理行为的种类

①扰乱公共秩序的行为包括扰乱机关、团体、企业、事业单位秩序，致使工作、生产、营业、医疗、教学、科研不能正常进行，尚未造成严重

损失的；扰乱车站、港口、码头、机场、商场、公园、展览馆或者其他公共场所秩序的；扰乱公共汽车、电车、火车、船舶、航空器或者其他公共交通工具上的秩序的；非法拦截或者强登、扒乘机动车、船舶、航空器以及其他交通工具，影响交通工具正常行驶的；破坏依法进行的选举秩序的。扰乱文化、体育等大型群众性活动秩序的；散布谣言，谎报险情、疫情、警情或者以其他方法故意扰乱公共秩序的；投放虚假的爆炸性、毒害性、放射性、腐蚀性物质或者传染病病原体等危险物质扰乱公共秩序的；扬言实施放火、爆炸、投放危险物质扰乱公共秩序的。结伙斗殴的；追逐、拦截他人的；强拿硬要或者任意损毁、占用公私财物的；其他寻衅滋事行为；组织、教唆、胁迫、诱骗、煽动他人从事邪教、会道门活动或者利用邪教、会道门、迷信活动，扰乱社会秩序、损害他人身体健康的；冒用宗教、气功名义进行扰乱社会秩序、损害他人身体健康活动的；故意干扰无线电业务正常进行的，或者对正常运行的无线电台（站）产生有害干扰，经有关主管部门指出后，拒不采取有效措施消除的。

②妨害公共安全的行为包括制造、买卖、储存、运输、邮寄、携带、使用、提供、处置爆炸性、毒害性、放射性、腐蚀性物质或者传染病病原体等危险物质；爆炸性、毒害性、放射性、腐蚀性物质或者传染病病原体等危险物质被盗、被抢或者丢失，未按规定报告的；非法携带枪支、弹药或者弩、匕首等国家规定的管制器具；盗窃、损毁油气管道设施、电力电信设施、广播电视设施、水利防汛工程设施或者水文监测、测量、气象测报、环境监测、地质监测、地震监测等公共设施的；移动、损毁国家边境的界碑、界桩以及其他边境标志、边境设施或者领土、领海标志设施的；非法进行影响国（边）界线走向的活动或者修建有碍国（边）境管理的设施的；盗窃、损毁或者擅自移动铁路设施、设备、机车车辆配件或者安全标志的；在铁路线路上放置障碍物，或者故意向列车投掷物品的；在铁路线路、桥梁、涵洞处挖掘坑穴、采石取沙的；在铁路线路上私设道口或者平交过道的；未经批准，安装、使用电网的，或者安装、使用电网不符合安全规定的；在车辆、行人通行的地方施工，对沟井坎穴不设覆盖物、防围和警示标志的，或者故意损毁、移动覆盖物、防围和警示标志的；盗窃、损毁路面井盖、照明等公共设施的。

③侵犯人身权利、财产权利的行为包括组织、胁迫、诱骗不满16周岁

的人或者残疾人进行恐怖、残忍表演的；以暴力、威胁或者其他手段强迫他人劳动的；非法限制他人人身自由、非法侵入他人住宅或者非法搜查他人身体的；胁迫、诱骗或者利用他人乞讨的；写恐吓信或者以其他方法威胁他人人身安全的；公然侮辱他人或者捏造事实诽谤他人的；捏造事实诬告陷害他人，企图使他人受到刑事追究或者受到治安管理处罚的；对证人及其近亲属进行威胁、侮辱、殴打或者打击报复的；多次发送淫秽、侮辱、恐吓或者其他信息，干扰他人正常生活的；偷窥、偷拍、窃听、散布他人隐私的；殴打他人的，或者故意伤害他人身体；猥亵他人的，或者在公共场所故意裸露身体，情节恶劣的；强买强卖商品，强迫他人提供服务或者强迫他人接受服务的；煽动民族仇恨、民族歧视，或者在出版物、计算机信息网络中刊载民族歧视、侮辱内容的。

④妨害社会管理的行为包括拒不执行人民政府在紧急状态情况下依法发布的决定、命令的；阻碍国家机关工作人员依法执行职务的；阻碍执行紧急任务的消防车、救护车、工程抢险车、警车等车辆通行的；强行冲闯公安机关设置的警戒带、警戒区的；冒充国家机关工作人员或者以其他虚假身份招摇撞骗；煽动、策划非法集会、游行、示威；不听劝阻，故意破坏、污损他人坟墓或者毁坏、丢弃他人尸骨、骨灰的；在公共场所停放尸体或者因停放尸体影响他人正常生活、工作秩序，不听劝阻的。

（3）处罚的原则和种类

①处罚的原则

违反治安管理有下列情形之一的，减轻处罚或者不予处罚：

a. 情节特别轻微的；

b. 主动消除或者减轻违法后果，并取得被侵害人谅解的；

c. 出于他人胁迫或者诱骗的；

d. 主动投案，向公安机关如实陈述自己的违法行为的；

e. 有立功表现的。

违反治安管理有下列情形之一的，从重处罚：

a. 有较严重后果的；

b. 教唆、胁迫、诱骗他人违反治安管理的；

c. 对报案人、控告人、举报人、证人打击报复的；

d. 6 个月内曾受过治安管理处罚的。

违反治安管理行为人有下列情形之一，依照本法应当给予行政拘留处罚的，不执行行政拘留处罚：

a. 已满 14 周岁不满 16 周岁的；

b. 已满 16 周岁不满 18 周岁，初次违反治安管理的；

c. 70 周岁以上的；

d. 怀孕或者哺乳自己不满 1 周岁婴儿的。

违反治安管理行为在 6 个月内没有被公安机关发现的，不再处罚。

前款规定的期限，从违反治安管理行为发生之日起计算；违反治安管理行为有连续或者继续状态的，从行为终了之日起计算。

②处罚的种类

a. 警告；

b. 罚款；

c. 行政拘留；

d. 吊销公安机关发放的许可证。

对违反治安管理的外国人，可以附加适用限期出境或者驱逐出境。

5. 公共场所卫生管理条例

公共场所是指人群经常聚集、供公众使用或服务于人民大众的活动场所，是为了满足公众对生活文化、人际交流的需要而设立的，供公众所使用的公共设施。它的形成包含了两个主体，即劳动者和消费者。

我国目前法定管理的公共场所有四类，即生活服务类、文化体育设施类、公共福利设施类和公共交通设施类。

公共场所的范围大体有住宿与交际场所宾馆、饭馆、旅馆、招待所、车马店、咖啡馆、酒吧、茶座；洗浴与美容场所；公共浴室、理发馆、美容院；文化娱乐场所；影剧院、录像厅（室）、游艺厅（室）、舞厅、音乐厅；体育与游乐场所；体育场（馆）、游泳场（馆）、公园；文化交流场所；展览馆、博物馆、美术馆、图书馆；购物场所；商场（店）、书店；就诊与交通场所；候诊室、候车（机、船）室、公共交通工具（汽车、火车、飞机和轮船）。

公共场所的卫生管理，直接影响到人民群众的健康。公共场所的卫生状况反映出国家和地区的道德建设、文明程度、卫生标准和管理水平，是展现国民素质的窗口。为了创造公共场所的良好环境，预防疾病、保障群众的健康，就必须依法管理公共场所的卫生。

《公共场所卫生管理条例》（1987年4月1日国务院发布）是为创造良好的公共场所卫生条件，预防疾病，保障人体健康而制定的条例。

《国务院关于修改部分行政法规的决定》已经2016年1月13日国务院第119次常务会议通过，将《公共场所卫生管理条例》第八条修改为："除公园、体育场（馆）、公共交通工具外的公共场所，经营单位应当及时向卫生行政部门申请办理'卫生许可证'。'卫生许可证'两年复核一次。"

（1）公共场所卫生要求

公共场所的下列项目应符合国家卫生标准和要求：

①空气、微小气候（湿度、温度、风速）：公共场所经营者应当保持公共场所空气流通，室内空气质量应当符合国家卫生标准和要求。

②水质：公共场所经营者提供给顾客使用的生活饮用水应当符合国家生活饮用水卫生标准要求。游泳场（馆）和公共浴室水质应当符合国家卫生标准和要求。

③采光、照明：公共场所应当尽量采用自然光。自然采光不足的，公共场所经营者应当配置与其经营场所规模相适应的照明设施。

④噪音：公共场所经营者应当采取措施降低噪声。

⑤顾客用具和卫生设施。公共场所经营者提供给顾客使用的用品用具应当保证卫生安全，可以反复使用的用品用具应当一客一换，按照有关卫生标准和要求清洗、消毒、保洁。禁止重复使用一次性用品用具。公共场所经营者应当根据经营规模、项目设置清洗、消毒、保洁、盥洗等设施设备和公共卫生间。

公共场所的卫生标准和要求，由卫计委负责制定。

（2）公共场所从业人员的卫生要求

公共场所的工作人员必须达到三项卫生标准。

①实行岗前培训，懂得卫生知识

公共场所负责人和从业人员要完成培训大纲规定的学习内容，掌握有关的卫生法规、卫生知识、卫生操作技能，取得卫生知识合格证后方可上岗工作。

②身体无传染病，取得健康证上岗

服务性公共场所从业人员每天都与宾客交往，直接为宾客服务。因此，要求所有从业人员在从业前要进行体检，取得健康证上岗，以后每年检查一次。传染病患者禁止在某些服务性行业（如餐饮、保健按摩行业等）工作，或调离直接与宾客接触的服务场所工作岗位。

③注意养成卫生习惯，搞好个人卫生

公共场所工作人员必须衣着整洁，衣服勤洗勤换，常修指甲，保持个人卫生。

（3）公共场所危害健康导致事故的报告

公共场所的经营单位和个人要预防各类事故的发生，因不符合卫生要求，使消费者产生中毒、污染、传染、发生死亡的应在24小时内报告，卫生监督部门在接到报告24小时内，会同有关人员进行调查，并将结果和处理意见一周内报送卫生部门和事故单位。

（4）公共场所的卫生监督

各级卫生防疫机构，负责管辖范围内的公共场所卫生监督工作。

民航、铁路、交通、厂（场）矿卫生防疫机构对管辖范围内的公共场所，施行卫生监督，并接受当地卫生防疫机构的业务指导。

卫生防疫机构根据需要设立公共场所卫生监督员，执行卫生防疫机构交给的任务。公共场所卫生监督员由同级人民政府发给证书。

民航、铁路、交通、工矿企业卫生防疫机构的公共场所卫生监督员，由其上级主管部门发给证书。

卫生防疫机构对公共场所的卫生监督职责：对公共场所进行卫生监测和卫生技术指导；监督从业人员健康检查，指导有关部门对从业人员进行卫生知识的教育和培训；对新建、扩建、改建的公共场所的选址和设计进行卫生审查，并参加竣工验收。

卫生监督员有权对公共场所进行现场检查，索取有关资料，经营单位不得拒绝或隐瞒。卫生监督员对所提供的技术资料有保密的责任；公共场所卫生监督员在执行任务时，应佩戴证章、出示证件。

6. 消费者权益保护法

根据《中华人民共和国消费者权益保护法》的规定，消费者拥有的权利和经营者承担的义务如下：

（1）消费者的权利

①消费者在购买、使用商品和接受服务时享有人身、财产安全不受损

害的权利。消费者有权要求经营者提供的商品和服务，符合保障人身、财产安全的要求。

②消费者享有知悉其购买、使用的商品或者接受的服务的真实情况的权利。消费者有权根据商品或者服务的不同情况，要求经营者提供商品的价格、产地、生产者、用途、性能、规格、等级、主要成分、生产日期、有效期限、检验合格证明、使用方法说明书、售后服务，或者服务的内容、规格、费用等有关情况。

③消费者享有自主选择商品或者服务的权利。消费者有权自主选择提供商品或者服务的经营者，自主选择商品品种或者服务方式，自主决定购买或者不购买任何一种商品、接受或者不接受任何一项服务。消费者在自主选择商品或者服务时，有权进行比较、鉴别和挑选。

④消费者享有公平交易的权利。消费者在购买商品或者接受服务时，有权获得质量保障、价格合理、计量正确等公平交易条件，有权拒绝经营者的强制交易行为。

⑤消费者在购买、使用商品和接受服务时，享有人格尊严、民族风俗习惯得到尊重的权利，享有个人信息依法得到保护的权利。

（2）经营者的义务

①经营者向消费者提供商品或者服务，应当依照本法和其他有关法律、法规的规定履行义务。经营者和消费者有约定的，应当按照约定履行义务，但双方的约定不得违背法律、法规的规定。经营者向消费者提供商品或者服务，应当恪守社会公德，诚信经营，保障消费者的合法权益；不得设定不公平、不合理的交易条件，不得强制交易。

②经营者应当听取消费者对其提供的商品或者服务的意见，接受消费者的监督。

③经营者应当保证其提供的商品或者服务符合保障人身、财产安全的要求。对可能危及人身、财产安全的商品和服务，应当向消费者做出真实的说明和明确的警示，并说明和标明正确使用商品或者接受服务的方法以及防止危害发生的方法。

宾馆、商场、餐馆、银行、机场、车站、港口、影剧院等经营场所的经营者，应当对消费者尽到安全保障义务。

④经营者提供商品或者服务，应当按照国家有关规定或者商业惯例向

消费者出具发票等购货凭证或者服务单据；消费者索要发票等购货凭证或者服务单据的，经营者必须出具。

⑤经营者不得对消费者进行侮辱、诽谤，不得搜查消费者的身体及其携带的物品，不得侵犯消费者的人身自由。

（二）紧急救护常识

（1）儿童心肺复苏

小儿由于解剖学的特点，气道较成人狭窄，舌在口腔所占体积相对较大，容易发生气道梗阻和缺氧。

①操作步骤

呼叫判断有无意识、呼吸；无意识、无呼吸或异常呼吸，先行 2 分钟的 CPR，再呼救 EMSS，继续 CPR。

②儿童 CPR 操作流程

开放气道采用仰头举颌法打开气道，下颌角与耳垂连线与平卧面呈60°角。观察口腔，如有异物进行清除；心脏按压：按压部位为胸骨下二分之一处，采用单掌或双掌按压，频率 100～120 次/分钟，按压幅度至少为胸廓前后径的三分之一，每次按压后胸廓复位；人工呼吸：可采用口对口或气囊-面罩人工通气，通气频率 12～20 次/分钟，每次通气约 1 秒钟，可见胸廓起伏。

（2）婴儿心肺复苏

婴儿的解剖特点与儿童略有不同，在进行 CPR 时有所区别。

①操作步骤

用手拍打足底或足跟，判断有无意识或反应，判断有无呼吸；无意识、无呼吸或有异常呼吸，先行 2 分钟 CPR，按压/通气为 30∶2，每次按压后胸廓充分复位。行 5 组 CPR 评估一次效果，再呼救 EMSS，继续 CPR。

②婴儿 CPR 操作流程

开放气道采用仰头举颌法打开气道，不要过度后仰头部，宜下颌角与耳垂连线与平卧面呈 30°角。观察口腔，如有异物进行清除；心脏按压部位为紧贴胸部正中乳头连线下方水平，采用双指按压法，频率至少 100 次/分钟，按压幅度至少为胸廓前后径的三分之一，每次按压后胸廓复位。按压/通气比例在新生儿为 3∶1，婴儿为 30∶2；人工呼吸可采用口对口鼻或气囊–面罩人工呼吸，通气频率 12～20 次/分钟，每次通气约 1 秒钟，可见胸廓起伏。行 2 分钟 CPR 评估一次复苏效果。

（3）儿童憋闷窒息

相信大家经常听到或见到 2～5 岁的小孩因果冻或花生等其他异物卡在食道或气道的事，有的憋闷窒息儿童经过正确现场抢救，脱离了危险。

食品、异物卡喉常见于进食或口含异物时嬉笑、打闹或啼哭而发生，尤其多见于儿童。由于食品或异物嵌顿于声门或落进气管，造成病人窒息或严重呼吸困难，表现为忽然呛咳、不能发音、喘叫、呼吸急促、皮肤发紫，严重者可迅速出现意识丧失，甚至呼吸心跳停止。据统计，7 岁以内儿童多见，尤其以刚学会走路到两岁间的儿童发病多，死亡率高。而在这种意外发生时，及时采取一定的急救措施是至关重要的，患者能够得救也许就在这短短的几分钟里。

一旦发生儿童憋闷窒息的情况，应在迅速与医院联系或将病人转送医院的同时，立即对其进行现场急救。

①从背后抱住患儿的腰部，使患儿骑坐在抢救者的两大腿上，背朝抢救者，用两手的中指和食指放在患儿胸廓下和脐上的腹部，快速向上压迫，重复而有节奏进行，直到异物排出。以上方法未奏效，应马上让患儿取右侧卧位，使异物由气管进进较粗短的右支气管内，左支气管保持通畅，维持呼吸，为往医院抢救赢得时间。

②拍背法，让儿童趴在救护者膝盖上，头朝下，托其胸，拍其背部，使儿童咯出异物。留意婴儿异物堵塞千万不能顺着拍背，大多数人以为顺着拍背能把异物拍下往，拍到食管里，事实上这是一个误区，顺着拍背只会把异物拍到气管深处，越堵越严重。

③催吐法，用手指伸进口腔，刺激舌根催吐，适用于较靠近喉部的气管异物。

④立即就地进行心脏及肺的复苏，可以同时进行胸外心脏推拿及口对口人工呼吸。

另外，美国海姆立克教授发明这种手法，曾拯救了数以万计喉气管异物病人的生命。曾经国外有一个 6 岁的小男孩用这个方法拯救了他 2 岁妹妹的命。方法如下：

使患儿平卧，面向上，躺在坚硬的地面或床板上，抢救者跪下或立于其足侧。或取坐位，并使患儿骑在抢救者的两大腿上，面朝前。抢救者以两手的中指或食指，放在患儿胸廓下和脐上的腹部，快速向上重击压迫，但要很轻柔，重复之，直至异物排出。要留意，拍背和抠喉都有可能使被噎的孩子气管中的异物更深进，所以优先使用海姆立克急救法。

五、与客户沟通原则

(一) 沟通的定义

沟通是为达到一定的目的，将信息、思想和情感在个人或群体间进行传递与交流的过程。

从沟通的定义中，可看出它包含了以下四层意思：第一，沟通首先是信息的传递；第二，信息不仅要被传递到，还要被充分理解；第三，有效的沟通并不是沟通双方达成一致的意见，而是准确地理解信息的含义；第四，沟通是一个双向、互动的反馈和理解过程。

(二) 沟通的形式

沟通科分为语言沟通和非语言沟通两大形式。

1. 语言沟通

语言是一定社会约定俗成的符号系统。人们运用语言文字和语言声音为载体，进行信息交流，传递思想、情感、观念和态度，达到沟通目的的过程，叫作语言沟通或言语沟通。我们用得最多的是语言，语言沟通是人际沟通中最重要的一种形式。语言沟通又可分为口头语言、书面语言及电子数据语言三大类。

口头语言沟通是人们最常用的一种沟通形式。口头语言沟通可以直接地、及时地交流信息、沟通意见。这个过程取决于由"说"和"听"构成的语言沟通情境。

在间接沟通过程中，书面语言用得比较多。书面语言沟通又可细分为正式文件、备忘录、信件、公告、留言便条、内部期刊、规章制度、任命书等多种具体形式。书面语言沟通的好处是它不受时空条件的限制，还有机会修正内容，并便于保留，所以沟通的信息不容易造成失误，沟通的准确性和持久性都较高。同时，由于人们通过阅读接收信息的速度通常高于通过听讲接收信息的速度，因而在单位时间里的书面语言沟通的效率会较高。但是，书面语言沟通往往缺乏信息提供者的背景资料，所以对目标靶的影响力不如口头语言沟通高。

在现代社会，随着电子与信息技术的发展，电子数据语言沟通成为重要的语言沟通形式，所谓电子数据语言是指将图表、图像、声音、文字等书面语言性质的信息通过电子信息技术转化为电子数据进行信息传递的一种沟通方式。它的主要特点和优势是可以将大量信息已较低成本快速地进行远距离传送。按照电子数据采用的具体设施和工具、媒介不同，电子数据沟通又可细分为电话沟通、电视沟通、网络沟通、多媒体沟通等形式。

2. 非语言沟通

非语言沟通是指通过某些媒介而非语言文字来传递信息。非语言沟通与语言沟通在效果上是互相补充的。有人认为，在人所获得的信息总量中，词语的只占7%，声音的占38%，而来自身体语言、主要是面部语言的信息大约占55%。

非语言沟通形式主要包括身体语言、副语言和物体操纵（道具沟通）三种。

身体语言沟通：指通过动态的目光、表情、手势等身体运动、姿势、空间距离、衣着打扮等人体形式来传递信息的沟通形式。

副语言沟通：指通过非词语的声音，如重音、声调、哭、笑、停顿、语速等来传递信息的沟通形式。副语言在沟通过程中起着重要作用，它告诉我们在什么背景下什么人在对什么人说什么。例如，与一个小孩子、老人或外国人说话，是缓慢的、细心的；轻声小心地讲话表示我们面前出现了一个高地位的人。

虽然非语言符号在人际沟通中起着很大的作用，但是非语言符号系统在使用时具有较大的不确定性，它往往与沟通情境，与沟通者的地区、身份、年龄、性别、地位等有关。如手势表达的意思不仅有所不同，而且有的大相径庭。所以，非语言沟通符号在使用过程中一定要注意内容、气氛、条件等因素。一般情况下，非语言符号系统的使用总是与语言沟通交织在一起的。

（三）沟通的基本原则

沟通并不是一种本能，而是一种能力。沟通不是一个人永久有效的进程。要达成有效的沟通，就必须遵循一定的原则。只有坚持这些基本原则，沟通才能及时、准确、有效。

1. 诚信

诚信是交往的第一原则。真诚沟通，指的是沟通时要真心实意、态度诚恳、不虚伪做作。诚信是一种崇高的道德情感，是为人处世的根本，是与人沟通的先决条件。

2. 不批评、不责备、不抱怨

卡耐基说："当一个人受到批评、责备时，是一个危险时刻！"

如果在沟通时说了不该说的话，对别人提出了批评、责备、抱怨，往往要花费极大的代价来弥补，正所谓"一言既出，驷马难追""病从口入，祸从口出"，甚至还可能造成无可弥补的终生遗憾！所以沟通不能够信口雌黄、口无遮拦，尤其是批评、责备、抱怨、攻击，这些都是沟通的"刽子手"，只会使事情恶化。下棋讲余味，做人要宽容，要给双方都留有余地，留给别人的余地也是留给自己的。

3. 宽容

宽容是沟通的桥梁。心理学家指出：适度的宽容，对于改变人际关系和身心健康都是有益的，不会宽容别人，亦会殃及自身。过于苛求别人或苛求自己的人，必定处于紧张的心理状态之中。宽容地对待顾客，在非原则的问题上，以大局为重，会得到退一步海阔天空、化干戈为玉帛的喜悦。

4. 尊重

只有给予顾客尊重才能沟通。若对方不尊重你时，也要适当请求对方的尊重，否则很难沟通。你怎样对待别人，别人就会怎样对待你。

5. 赞赏

美国实用主义哲学家威廉．詹姆斯说："人类本质中最殷切的需求是渴望被肯定。"

不懂得欣赏别人，较少合作，较多算计，结果大家谁也不开心。博弈论中著名的"囚徒的困境"推论告诉我们，在多数情况下，双方合作比双方背叛好，做得好的关键不在于征服对方，而在于引导合作。

成功学家安东尼指出：成功的第一步就是先存一颗感激的心，时时对自己的现状心存感激，同时也要对别人为你所做的一切怀有敬意和感激之情。如果你接受了别人的恩惠，不管是礼物、忠告或帮忙，你应该向对方表达谢意。

无数的事实证明，及时回报他人的善意且不嫉妒他人的成功，这不仅会赢得必要而有力的支持，而且还可以避免陷入不必要的麻烦。嫉妒别人不仅难以使自己"见贤思齐"，虚心向善，而且也会影响自己的心情和外在形象，更主要的是，这会使自己失去盟友和潜在的机遇，甚至还会树立强敌——因为一般来说，被别人嫉妒的人应该不会是弱者，心怀妒忌，他也不会对你太客气。

6. 关心

美国著名教育专家内尔．诺丁斯博士撰写过一本书——《学会关心：教育的另一种模式》。这本书的主题是"关心"。作者在引言中说："关心和被关心是人类的基本需要。"关心，是一种问候与帮助别人的表达方式，是一种发自内心的真挚情感。沟通上说的关心就是关注他人的状况，关注他人的需求，关注他人的痛苦。学会了关心就等于学会了做人，学会了生存，沟通就会顺畅。

7. 微笑

艳遇云："伸手不打笑脸。"笑容所以珍贵，因为那是内心的热忱的流露。凯瑟琳·迪佛利在其所著的《黄金服务15秒》中提道：员工和顾客接触的时间至少有15秒，只要把握住这"关键的15秒"，就能留住顾客。

8. 理性

不理性常常无好话，既理不清，也讲不明，只有争执的份，不会有结果，更不可能有好结果，所以这种沟通无济于事。尤其在情绪中，很容易冲动而失去理性。

（四）塑造有效的沟通

沟通是人际交流的重要工具。实际上，工作中所面临的最大挑战就是如何与人沟通以及沟通的效果如何。一个人即使具备丰富的专业知识和较强的管理技能，如果缺乏沟通能力，会给自己带来许多意想不到的困难，是很难取得成功的。

从沟通结果上讲，存在有效沟通与无效沟通两种。所谓有效沟通就是成功的沟通，通过有效沟通与交流可以达到一种和谐，一种境界。有效沟通是正确决策的前提和基础，是统一思想和行动的工具，是建立良好人际关系的关键。

有效沟通的技巧有以下几方面：

1. 有效倾听

倾听可能是人际沟通中最被低估的部分，但实际上，倾听是克敌制胜的法宝，倾听别人说话可以说是有效沟通的第一个技巧。成功的管理者，通常也都是最佳的倾听者。

我们先看看"听"字的繁体写法：聽，反映出听的真谛——

一个"耳"字，听自然要用耳朵听；

一个"心"字，一心一意，很专心地去听；

"四"像横过来的"目"，代表眼睛，倾听时眼睛要看着对方；

"耳"下方还有个"王"字，要把说话的人当成王者对待。

因此，倾听不仅是耳朵听到声音的过程，而且是一种情感活动，需要通过面部表情、肢体语言和话语的回应，向对方传递一种信息：我很想听你说话，我尊重和关怀你。

最有价值的人，不一定是最能说的人。倾听，是取得智慧的第一步；有智慧的人都是先听再说。善于倾听，是成熟的人最基本的素质。

倾听可以更好地去解决问题，去了解和掌握更多的信息，还可以和顾客间建立良好的信任关系，架起沟通的桥梁，促进与顾客之间的和谐与沟通。

倾听也有一定的技巧，具体有以下几方面：一是要消除外在与内在的干扰，把注意力完全放在顾客的身上；二是要鼓励对方先开口；三是要使用并观察肢体语言；四是非必要时，避免打断他人的谈话；五是要注意听取对方话中的关键词；六是要反应式倾听，反应式倾听指的是重述刚刚听到的话，这是一种很重要的沟通技巧；七是要弄明白对方的各种暗示；八是要抓住谈话的重点所在；九是要暗中回顾并总结；十是要尊重说话者的观点。

2. 谈吐不凡

如前所述，在沟通的各种形式中，口头语言沟通是人们最常用的一种沟通形式。拥有好的口才，在沟通中谈吐不凡，必然左右逢源、游刃有余。

积累知识，锻炼口才。学富五车，满腹经纶，掌握驾驭语言的能力，谈起话来自然滔滔不绝、灼见迭出。好口才并不是天生就具有的，而是经过后天的刻苦训练才能得出来的。所以今天的努力程度决定了今后的沟通水平，关系到成功与否。

要做到口齿清晰，很重要的一点是要打破乡音交流的障碍。因为各地错综复杂的方言的影响，使人与人之间的正常交流产生了一些困难。因此，人们在进行语言交流的过程中，乡音太重、口齿不清、语意不明、认知差异等因素，都可能造成语言交流的障碍，甚至造成误解、冲突或笑话。

讲究艺术，谈吐不凡。有效的沟通，不仅要有好的口才，还必须具有相应的内秀品质和高超的语言艺术，即"口若悬河"是不够的，还要做到"妙语连珠"，才能令人心身快乐。无论在什么场合，如果能够表达清晰、中肯、简练，再加上抑扬顿挫的语调，就能够吸引听众、打动别人，能赢得他人真诚的尊重。

修身养性，展示魅力。古人所谓"修身养性"，实际上就是通过自我修炼来达到自我完善的一种途径，就是要把先贤之美德才学化为自身之习性功力。展现语言魅力，也要修身养性，强调内在素质，要有思想，要有条理，要有学识，要生动新颖。

3. 非语言沟通

（1）身体语言

身体语言又称肢体语言，是指经由身体的各种动作，从而代替语言借以达到表达情意的沟通目的。广义言之，肢体语言也包括面部表情在内；狭义言之，肢体语言只包括身体与四肢所表达的意义。

肢体语言是较为普通的沟通方式，我们平时都在自觉不自觉地使用着。它可以增强语言沟通的效果，有时又可以代替语言信息。在某些情况下，它的影响力甚至超过语言的沟通。所以，在沟通过程中，我们既要认识和注意到在不同文化中肢体语言意义的不同，又要善于把握和充分运用。

①头部：因为头部集中了所有表情器官，所以往往是人们关注、观察身体语言的起点。

a. 微微侧向一旁：说明对谈话有兴趣，正集中精神在听。

b. 挺得笔直：说明对对话人持中立态度。

c. 低头：说明对对方的谈话不感兴趣或持否定态度。

d. 身体直立，头部端正：表现的是自信、正派、诚信、精神旺盛。

e. 头部向上：表示希望、谦逊、内疚或沉思。

f. 头部向前：表示倾听、期望或同情、关心。

g. 头部向后：表示惊奇、恐惧、退让或迟疑。

h. 点头：表示答应、同意、理解和赞许。

②目光：眼睛是心灵的窗户。眼行为被认为是表达情感信息的重要方式。眼行为的功能主要有注意、劝说、调节和表达情感。在掌握并正确运用自己目光语言的同时，还应当学会"阅读"对方目光语言的方法，从对方的目光变化中，分析他的内心活动和意向。如对方的目光和表情和谐地统一，表示很感兴趣，思想专注，谈兴正浓；目光长时间地中止接触或游移不定，表示对交谈不感兴趣，交谈应当很快结束；目光乜斜，表示鄙夷；目光紧盯，表示疑虑；偷眼相觑，表示窘迫；瞪大眼睛，表示吃惊；斜视表示轻蔑，俯视表示羞涩，仰视表示思索，正视表示庄重等。目光语言是千变万化的，但都是内心情感的流露。学会阅读分析目光语言，对于正确处理社交活动的进行和发展有着重要意义。

③嘴：嘴不出声也会"说话"，嘴不仅是用来表达有声语言的，也同样可以表达丰富的身体语言。如嘴唇闭拢，表示和谐宁静、端庄自然；嘴唇半开或全开，表示疑问、奇怪、有点惊讶，如果全开就表示惊骇；嘴角向上，表示善意、礼貌、喜悦；嘴角向下，表示痛苦悲伤、无可奈何；嘴唇撅着，表示生气、不满意，会被认为是不尊重对方的表现；嘴唇紧绷，表示愤怒、对抗或者是决心已定；故意发出咳嗽声并借势用手掩住嘴则说明"心里有鬼"、有说谎之嫌，等等。

④表情：人的感情是非常复杂的，表现在面部有"喜、怒、哀、乐"等多种形式。人们通过表情来表达自己的情感、态度，也通过表情理解和判断他人的情感和态度。其中，"微笑"在人际交往中有着特别重要的作用。笑容是走向成功的名片。微笑可使脸部表情缓和，并且将这份效应传达给对方，松弛对方的警戒心。微笑可以表现出温馨、亲切的表情，能有效地缩短沟通双方的距离，给对方留下美好的心理感受，从而形成融洽的交往氛围。

（2）巧用肢体语言

通过对肢体语言的了解，在人际沟通与交往中，应学会巧用下列肢体语言。

①感谢：在一般的场合表示感谢，可用点头来表示。在比较庄重的场合，可用鞠躬来表示感谢。鞠躬的"深度"与致谢的程度有关，感谢的程度越重，躬身的深度越大。表示感谢还可用双手握住对方的手，或者再上下晃几下，晃的程度越大，感谢的程度越重。还有，用双手在胸前抱拳或合十，前后晃动几下表示感谢。

②高兴：成语"捧腹大笑"即表示特别高兴的体态。在正式场合男士乐不可支时会仰身大笑；女士则宜掩口而笑，因为女士以"笑不露齿"为美。

③爱抚：爱抚的方式多种多样，比如成人对小孩常可以拍拍肩膀及抚摩其头顶表示爱抚之意。

④亲热：父母对婴幼儿，可以常常亲吻孩子的脸蛋；对可爱而又调皮的孩子表达亲昵感情时，可以在孩子的鼻子上刮一下。

⑤安慰，鼓励：年长者对年幼者，上级对下级，强者对弱者，常用手拍拍对方的肩膀，用力地握握对方的手，同时伴以有力的晃动。

⑥需要安静：在人多的场合若需安静，往往手掌伸开，掌心向下，由上向下慢慢挥动。在人少的情况下，往往把双手或一只手放在胸前，掌心向下手掌伸开，频频向下压动。也可以有右手食指垂直靠近嘴唇，轻轻发出嘘声来示意大家保持安静。

⑦称赞、夸奖、叫好：用手握拳，跷起大拇指，表示特别赞美。

⑧同意、赞成：最简单的表达方式就是点头。在正式的场合，或进行表决时，则要举手表示。在非正式场合，当表示"特别赞成""完全同意"时，可以双手高高举起。

⑨打招呼：最普通打招呼的方式就是笑一笑，或点点头、扬扬手。

⑩告别：古代常用的告别礼是鞠躬，或拱手告别。如今大多采用握手、挥手、摇手及点头告别。与孩子告别时多用招手；向上级告别时常微微欠身。

⑪道歉：如果是礼节性的道歉可以点点头、欠欠身或招招手。

上篇　基础篇

第一章　概　论

第一节　小儿推拿的源流与发展

推拿是一种古老的医治疾病的方法，在我国历史悠久、源远流长。推拿起源于人类早期的劳动与生活实践，原始人类在劳动及与大自然做斗争的过程中，不可避免地会造成身体的损伤，实践中发现了推拿能使疼痛缓解、减轻或消失，在此基础上便逐渐形成了推拿疗法。小儿推拿学是在中医理论基础和相关临床知识指导之下，根据小儿的生理病理特点，研究在其体表特定的穴位或部位施以手法，以防治疾病、助长益智的一种外治疗法，是一门独具特色的中医临床学科。

小儿推拿学具有自身系统的理论体系和临床经验，是千百年来我国历代医家长期临床实践中不断积累和总结的结果，它对我国小儿的健康以及中华民族的繁衍昌盛做出了不可磨灭的贡献。小儿推拿是中医推拿学科的重要组成部分，随着儿科理论体系的建立和推拿临床的广泛应用而逐步形成。本学科的发展经历了以下几个阶段：

一、小儿推拿的起源萌芽阶段（远古至金元时期）

按摩的历史源远流长. 早在远古时期人类发明和利用火之前，人们就有了摩擦生热，热能暖身镇痛的感性认识，并逐渐积累着按摩治疗疾病的经验。

秦汉时期，是中医学发展史的重要阶段。中医理论的基本框架和临床治疗学的基本原则均是此时期构筑和奠定。小儿推拿在此时期，随着推拿学和儿科学的出现而开始萌芽。首先，此时期出现了最早的儿科医生和儿科病例。例如《史记·扁鹊仓公列传》中记载："扁鹊名闻天下……来人咸阳，闻秦人爱小儿，即为小儿医。""齐王中子诸婴小子病召臣意，诊其脉，告约：'气鬲病，使人烦满，食不下，时呕沫，病得之少忧，数忔食饮'。"其次，在1973年长沙马王堆西汉古墓出土的医学帛书《五十二病方》中有类似后世用钱匕刮法治疗小儿疾病的记载，如"匕周婴儿瘛所"，是现今最早的小儿推拿方法的文字记载，其以汤匙边摩拭病变部位治疗小儿惊风抽搐，该法是一种器具按摩法，后世的刮痧疗法应属于此类，至今仍经常用于小儿感冒、中暑和小儿惊风等疾病。此外，该书还最早记载了安（按）、靡（摩）、揲、蚤挈、中指蚤（搔）、括（刮）、操、捏、抚、循（搯）等10余种按摩疗法，而以摩法运用最多。成书于战国时期的《黄帝内经》，不仅较系统地论述了阴阳、藏象、经络、诊法以及病因等学说，建立起中医独特的理论体系，而且也指导着小儿推拿的发展，如有关按摩工具，就有九针中关于"圆针"和"鍉针"的记载。另外，"按摩"作为学科名称及疗法也开始出现。如《素问·血气形志篇》："形乐志苦，病生于脉，治之以灸刺；形乐志乐，病生于肉，治之以针石；形苦志乐，病生于筋，治之以熨引；形苦志苦，病生于咽嗌，治之以百药；形数惊恐，经络不通，病生于不仁，治之以按摩醪药。"秦汉时期，出现了我国第一部按摩专著《黄帝岐伯按摩十卷》，可惜因战乱而佚。成书于东汉的《金匮要略·脏腑经络先后病脉证》中首次记载了膏摩："若人能养老，不令邪风干忤经络，适中经络，未流传脏腑，即医治之。四肢才觉重滞，即导引、吐纳、针灸、膏摩，勿令九窍闭塞。"该法由于药物和手法的协同作用，不但提高了疗效且保护了皮肤，同时也为小儿推拿使用介质奠定了基础。

晋隋唐时期，按摩疗法已相当盛行，是推拿学发展的重要阶段。推拿按摩在内、外、妇、伤等各科及急症治疗和养生保健中得到了广泛的应用，并取得了巨大的成就，小儿推拿也散见其中。晋代葛洪在《肘后备急方》中首创的指针法、捏脊法、颠簸法等手法如今仍广泛应用于小儿推拿的临床治疗中。其中关于捏脊疗法记载："卒腹痛……拈取其脊骨皮，深取痛行之，从龟尾至项乃止，未愈更为之。"现如今小儿捏脊流派的形成正是得益于此。隋代设有按摩博士的职务，唐代"太医署"专设按摩科，由按摩博士教授按摩。据有关史料记载，隋唐以前推拿无成人和小儿之分。至隋代，巢元方的《诸病源候论》中有小儿病专论 6 卷，共计 255候，详细记载了小儿的保育病证，并在各病证之后均不列方药．却附以详细的"补养宣导"之法，其中就包括了大量按摩法等。唐代孙思邈的《备急千金要方》将妇人、少小婴孺诸病历专篇论述，其中小儿病证分序列为：初生、惊痫、克忤、伤寒、咳嗽、癖结、腹满等九科，并将膏摩应用于小儿的疾病治疗中，如"治少小新生肌肤幼弱，喜为风邪所中，身体壮热，或中大风。手足惊掣。五物甘草生摩膏方。……小儿虽无病，早起常以膏摩囟上及手足心，甚辟寒风。"首次将膏摩法应用于小儿保健推拿，而且系统的记载运用膏摩法治疗小儿"少小心腹热""少小风邪所中、中大风""中客忤""夜啼""腹胀满""不能乳食"等十几种病证。除膏摩法外，该书还介绍了一种用葱白抽打的推拿疗法，如"儿生不作声者，此由难产，少气故也，可取儿脐带向身却捋之，令气入腹，仍呵之至百度，啼声自发。亦可以葱白徐徐鞭之，即啼"。在《外台秘要》书中也有"小儿夜啼至明不安寐，……亦以摩儿头及脊验"等等。隋唐时期，医学教育的开展促进了推拿学的发展和中医儿科学的形成，而且随着对外经济文化的交流，中医推拿也开始传入日本、朝鲜、印度和西欧各国。

宋金元时期，推拿学在理论和临床发展上均遭受了重大挫折。太医局取消了隋唐以来的按摩科，以按摩命名的专著仅见《宋史·艺文志》载有《按摩法》1 卷，惜已亡佚。在小儿推拿发面，出现了运用掐法治疗新生儿破伤风的最早记载，北宋沈括《良方》10 卷，记载了掐法治疗脐风，这也是宋代少有的一项关于小儿推拿疗法的成就。但此时期是中医儿科学发展史上的重要时期，当时的太医局从中央到地方都设有一定数目的人员教习儿科，儿科专业医生遍及全国，儿科专著大量涌现，中医儿科学作为一门独立的学科从理论体系到临床疾病的防治已趋成熟。《颅囟经》作为我国最早的儿科专著，在其影响下北宋儿科名医钱乙结合自己的临床经验著成了自己的传世之作《小儿药证直诀》，此书将小儿的生理病理特点概括为

"脏腑柔弱，易虚易实，易寒易热"，诊断方面创立"面上证""目内证"等等，堪称中医儿科学的精髓。其学术思想不仅为后世儿科医家所推崇，而且对整个中医学的发展产生了重大影响。总之，晋唐时期按摩推拿学的快速发展和宋金元时期中医儿科学的理论体系逐渐完善，使得小儿推拿孕育其中，为其后来成为独立体系奠定了基础，所以，此时期为小儿推拿的奠基时期。

二、小儿推拿的形成发展阶段（明清时期）

明清时期，中医学已经有了显著发展，此时推拿学也日趋成熟，其中最主要的表现是小儿推拿形成了自己的独立学术体系，而这正是基于儿科学理论体系的建立和推拿临床的广泛应用。小儿推拿独特的治疗体系形成于明代，其标志为《小儿按摩经》《小儿推拿秘旨全书》和《小儿推拿秘诀》3 部小儿推拿专著的问世。其中，《小儿按摩经》是我国现存最早的小儿推拿专著，该书又称《保婴神术按摩经》，这本书 1601 年被收集在杨继洲编写的《针灸大成》之内，据查该书由四明陈氏所著，系统介绍了多种小儿推拿手法，如掐、揉、按、摩、运、摇、摘、搓、分、合等 15 种推拿手法（包括小儿按摩八法），还介绍了 20 余种复式推拿手法、主治功效和小儿特定穴位 50 余个，基本上形成了小儿推拿的特有手法和特定穴位。并介绍了形察色法、面部五位歌、命门部位歌、阳掌图各穴手法仙诀、阴掌图各穴手法仙诀、初生调护、内八段锦、外八段锦等内容，书内重视望诊，提出补泻方法"视病之虚实，虚则补其母，实则泻其子"，推拿方法上强调推有定数，不可乱推等，并认为小儿之疾多在肝、脾二脏。总之，该书对小儿推拿从诊法、辨证、穴位、手法、治疗等方面做出了全面的论述，对小儿推拿的发展起到了重要的作用，其学术思想和独有的小儿推拿手法和穴位至今仍应用于临床。明代龚廷贤所著的《小儿推拿秘旨全书》又名《小儿推拿方脉活婴密旨全书》《小儿推拿方脉全书》《小儿推拿全书》《小儿推拿活婴全书》。该书从小儿辨证、病因病机、推拿穴位、推拿手法及治疗均有论述，继承了钱乙的学术思想，对后世影响很大。在推拿手法方面，记载的小儿推拿 8 法为后世历代小儿推拿医家所推崇，新增了滚法、笃法、打拍法、开弹法、拿法 5 种手法，次数并对 12 种复式推拿手法从手法的名称、功效、操作方法和适应证进行了详细的阐述；在小儿推拿适应证方面，该书已经不仅仅局限于明代中期以前的小儿惊风，而是扩展到其他杂病，例如肿胀、腹痛、疟疾、火眼、痢疾等，并且分门别类地加以论述。此书是现存最早的一部小儿推拿单行本，对小儿推拿体系的完善起了重要作用，编著《中国医学大成》的曹炳章先生称此书为"推拿最善之本"。明代周于蕃所著的《小儿推拿秘诀》，该书对小儿各种推拿手法、诸惊证候以及杂症并推治法均有详细记载，并附有手法捷要歌及多种推拿图谱等。该书对拿法、推法、运法论述较为详细，例如"身中十二拿法"中说"拿即揉掐类"，这里所说的拿法，含有按法和掐法，与现在讲的拿法有所差异；此外本书还首次提出一些特定穴，例如耳后、肚角、合骨、奶旁、鱼肚等；注重推拿与病证、时辰的关系。清代重要的推拿专著《厘正按摩要术》就以此为蓝本。另外，据考证，明代徐用萱《袖珍小儿方论》第 10 卷中的"秘传看惊掐筋口授手法论"，是我国最早的小儿推拿专篇文献。该篇首论三关、六腑等小儿推拿特定部位的定位、操作和主治，其中手法以推擦为主而称为掐筋，主治为小儿惊风，并附有手足穴位图谱等。虽内容简单，却反映了小儿推拿的雏形。

　　到了清代，小儿推拿疗法在理论和临床应用上又有了新的发展，小儿推拿专业人员已遍及全国，推拿适用的范围进一步扩大，手法日渐增多，小儿推拿专著也大量涌现，其中有代表性的有《小儿推拿广义》《幼科推拿秘书》《幼科铁镜》《厘正按摩要术》等，其中影响较大的是清代张振鋆所著的《厘正按摩要术》四卷，该书是对光绪十四年前小儿推拿集成的著作，总结既往按、摩、掐、揉、推、运、搓、摇小儿推拿八种基本手法的基础上，将成人按胸腹法引入小儿推拿，并对十四经穴、小儿推拿特定穴、各种复式操作法以及 24 种小儿常见病证的证治推拿一一介绍，各经络、穴位和操作均附有图解，使读者一目了然。《小儿推拿广义》由清代熊应雄编著，全书共分 3 卷，上卷详论手法，对小儿手足 45 个特定推拿穴位的主治一一介绍，并附有图例，提出了手部和头面部推拿操作的常规顺序；中卷论证治，共载胎毒、惊风、诸热等 17 种病证的推拿；下卷附方剂185 首。该书图文并茂，对小儿推拿专业知识的普及，起到了很好的促进作用。另外，该书主要论述推拿治疗小儿惊风的作用，儿科强调诊断望、闻二诊的重要性，详细阐明了囟门、面部、指纹、虎口，以及精神、生息等的变化，结合病证介绍推拿治疗常用穴位、手法、操作顺序等。骆如龙所著的《幼科推拿秘书》五卷，对儿科疾病诊断方法、推拿手法及推拿介质的选用、推拿取穴及推拿病证分类均有详述，并提出"分阴阳"为"诸证之要领，众法之先声"，一切推法，必以分阴阳为"起式"，以掐按肩井、拿食指、无名指为"总收法"，堪为儿科推拿之精要，是小儿推拿的入门书。夏禹铸的《幼科铁镜》六卷，诊病重视望面色、审苗窍以辨脏腑的寒热虚实，治病重视推拿疗法的临床应用，认为"用推拿就是用药味"，可以"推上三关，代却麻黄、肉桂；退下六腑，替来滑石、羚羊"。书中所录小儿推拿法，均为其家传或临床亲验所得，图穴亦经两代考察，而对临床不效者，如"老汉扳缯""猿猴摘果"等，则予删除，切于临床实用。夏云集的《保赤推拿法》，阐释拿、推、掐、搓、摇、捻、扯、揉、运、刮、分、合等 12 种小儿推拿常用手法，言简意赅，并详述开天门、分推太阴太阳、掐天庭至承浆以及揉耳摇头四法，主张小儿推拿皆应以此四法开关窍为起始，继而辨证择法以推之，推出又以掐肩井而收功，可谓见解独到。此外，书中所载述的以中指尖推到横门刮到中指尖、掐中指甲、掐大指甲、捻五指背皮、刮手背、揉手背等法也属特色。徐谦光的《推拿三字经》，强调推拿功用可抵御汤药，如"分阴阳，为水火两治汤。推三关，为参附汤。退六腑，为清凉散。天河水，为安心丹。运八卦，为调中益气汤。内劳宫，为高丽清心丸……"该书取穴少、推拿次数多，将小儿推拿手法进一步扩充至成人病以及外科疮疡病等的治疗，且全书以三字歌诀形式编成，便于初学者诵习，使小儿推拿专业知识进一步得到普及与发展。唐元瑞的《推拿指南》7 卷，集清以前小儿推拿学术成就之大成，参以己见编辑而成。其中记载了 61 种眼科疾病的推拿疗法，是推拿治疗眼科疾病的可贵资料。清朝末期，西医传入我国，中医学受到巨大的冲击和摧残，但同时保持和发展中医学的斗争也在不断地进行。在小儿推拿方面，出现了不少专著，如《推拿须知》《推拿抉微》《增图考释推拿法》《推拿捷径》《幼科推拿术》《幼科推拿法》《幼科百效全书》《保赤推拿秘术》《小儿百病推拿法》《小儿自疗法》《小儿推拿补正》等，都对小儿推拿的适应证以及治疗原则做了系统的论述，在小儿推拿的理论和临床应用发展上具有重要意义。

总之，小儿推拿独立形成体系和快速发展主要在明清时期，尤其是明末清初，小儿推拿流传至今并广泛应用于临床，和这一时期的学术发展水平密不可分。

三、迅速发展阶段（新中国成立后）

新中国成立后，在党的中医政策支持下，中医事业包括小儿推拿，得到了迅速的发展。自50年代起，全国各地相继建立了中医院校，发展了推拿教育，在全国许多中医院开设了小儿推拿科。1956年，在上海首先开办了"推拿培训班"，其后又相继成立了中国第一个推拿专科门诊和推拿学校，随后全国各中医院校陆续开设推拿课程，各地有条件的中医院也陆续增设了推拿科。随着推拿学的发展，小儿推拿在此时期也得到了快速发展，从20世纪60年代初中期起，整理和出版了大批小儿推拿教材及著作，如重印出版了《小儿推拿直录》《小儿推拿广义》《幼科推拿全书》《厘正按摩要术》《小儿推拿方脉活婴密旨全书》等小儿推拿古医籍，出版了《小儿推拿》《小儿推拿学概要》《简易小儿推拿》《小儿推拿疗法新编》《小儿推拿新法》《小儿捏脊》等小儿推拿新著作。在科研方面，开始广泛应用生理、病理、化学等现代技术手段对小儿推拿临床、原理、手法、穴位等方面进行了深入研究，如北京、安徽等地系统的观察了捏脊疗法对患儿胃泌素、肺功能、血压以及免疫系统功能的影响，从而证实了小儿推拿对小儿消化吸收、循环、免疫等系统的功效；青岛医学院利用胃描记和试管对比法观察了推脾土和运内八卦前后胃的运动和胃液对蛋白消化的分解情况，证明了小儿推拿可以促进胃的运动和消化功能。在临床方面，从20世纪50年代起，临床逐步应用推拿治疗小儿蛔虫性肠梗阻、小儿腹泻（婴幼儿轮状病毒性腹泻）、小儿厌食等疾病，并进行了规范的临床疗效观察和研究，对其疗效和作用机制运用现代医学手段加以证实。以上这些均有力地推动了小儿推拿学术的快速发展。

除了实验和临床研究的发展外，小儿推拿学派的发展也取得了很大成果。小儿推拿源远流长，不同地域，不同的小儿推拿医家对《小儿按摩经》的理解不同，对小儿推拿的穴位、手法、理论等的认识不同，逐步形成了不同的小儿推拿流派。目前国内发展比较充分，影响较大的小儿推拿流派，主要有山东的三字经小儿推拿流派、张汉臣小儿推拿流派和孙重三小儿推拿流派、北京的小儿捏脊流派、上海的海派儿科推拿和湖南刘开运儿科推拿流派。但不同学派有其自己的学术特点。三字经小儿推拿学派，继承了徐氏推拿学派精华，以李德修为代表，该派手法简便、取穴精炼，并提倡"独穴"治病，认为小儿"纯阳之体"，生机旺盛，易趋康复，治疗上以清法为主，其代表著作为《李德修小儿推拿技法》。张汉臣小儿推拿学派，以张汉臣为代表，该派取穴甚精，常用穴位仅仅有 10 多个穴位，手法也非常简单，常用手法主要有推、揉、运、分、捏等，认为小儿"稚阴稚阳"，主张扶正为先，时时顾护孩子的正气，代表著作有《小儿推拿概要》。孙重三小儿推拿学派，继承了林氏推拿手法，以孙重三为代表，以"十三大手法""四大手法"著称，提倡整体观念，取穴较灵活，讲究体穴与手穴有机配伍，随证加减，灵活多变，代表著作有《小儿推拿疗法简编》等。冯氏捏脊学派以冯泉福为代表，以"捏脊八法"著称，认为捏脊可以治疗小儿诸病，又称"捏积"，认为捏脊疗法通过捏拿督脉，具有使经络良性感传、恢复受损脏腑、疏通阻滞之气血的功效，在北京地区影响比较广泛，其代表作为《小儿捏脊》等。海派小儿推拿学派，以上海推拿名家金义成为代表，该学派在传统推拿手法的基础上融入了富有地域性特点的一指禅、内功推拿等手法，以"推拿十六法"著称，提出了"通"法的概念，以痛为腧，通过在痛点的治疗，来达到祛除病痛的效果，其代表著作有《小儿推拿》《海派小儿推拿图谱》等。刘开运小儿推拿学派，以湖南推拿名家刘开运为代表，该派以推揉为主，拿按为辅，兼以摩、运、摇、掐、搓、捏，以"刘氏小儿推拿十法"著称，临床以推五经最为多用，将五行生克理论应用于辨证、推拿治疗过程中，其代表著作有《中华医学百科全书·小儿推拿学》。

山东的小儿推拿三大流派和湖南的刘开运小儿推拿流派，学术特点明显，研究者较多；北京的小儿捏脊流派及上海的海派儿科推拿，也有一些研究论文发表。

以上这些均推动了小儿推拿学术的迅速发展。随着中医药走向世界以及世界各地对"绿色"医疗的需求，小儿推拿这一古老而新兴学科，必将得到更为广阔的应用和发展，继续为人类的健康和医疗保健事业做出更大的贡献。

第二节　小儿的生长发育和保育

一、小儿的生长发育

生长发育是小儿不同于成人的重要特点，小儿处于不断生长发育的过程。生长是指整体和器官的长大，主要反应量的变化；发育是指细胞、组织、器官功能上的分化与成熟，主要反应为质的变化，两者密切相关。因此，掌握小儿生长发育的基本规律，了解小儿正常发育标准，对于指导儿童保健、做好儿科疾病防治具有重要意义。

（一）年龄分期

在整个小儿生长发育的过程中，不同年龄的小儿，其形体、生理、病理等各方面有其不同的特点，对其养育、保健、疾病防治等有着不同的要求。古代医家对小儿的年龄分期，最早在《灵枢·卫气失常》中提出："十八已上为少，六岁已上为小"，现代将18岁以内均作为儿科的就诊范围。根据小儿的解剖、生理、心理特点，一般将小儿年龄分为7各阶段，分别为胎儿期、新生儿期、婴儿期、幼儿期、学龄前期、学龄期和青春期，以便于更好地指导儿童养育和疾病防治。

1. 胎儿期

胎儿期是指从卵子和精子结合形成受精卵至胎儿娩出出生这个阶段，在母体子宫内约经过280天（40周），以4周为一个妊娠月，即"怀胎十月"，胎儿的周期即胎龄。胎儿在孕育期间，与其母亲借助胎盘脐带相连接，完全依靠母亲的气血供养，在胞宫内生长发育。在这一时期既受到父母体质强弱、遗传基因的影响，又受到孕母的营养、心理、精神状况、疾病用药等因素的影响。临床上将胎儿期分为3个阶段：妊娠早期，即前12周。最初2周为胚卵期，受精卵细胞不断分裂长大。胎龄2~12周为胚胎期，各系统组织器官处于形成阶段，是小儿生长发育十分重要的时期，此期最易受到各种病理因素如感染、药物、放射线、营养缺乏、劳累等伤害，可以引起各种先天畸形或死胎。妊娠中期，自13周至28周。此期胎儿各器官迅速发育，功能也逐渐成熟。至28周时，胎儿的肺泡发育基本完善，已经具有气体交换功能，在此期以后出生的胎儿存活希望较大。妊娠晚期，自 29 周至 40 周，此期胎儿以肌肉发育和脂肪积累为主，体重迅速增加。后两个阶段若胎儿受到伤害，易发生早产。因此，做好妇女妊娠期保健工作，不仅保护孕妇，更为了保护未曾出生而易受到伤害的胎儿。古代医家为此提倡养胎、护胎和胎教，提出了许多切实可行的措施，这些论述至今对于做好胎儿期保健仍具有指导意义。

目前国内将胎龄满 28 周（体重 ≥1000g）至出生后 7 足天，称为围生期。这一时期小儿的死亡率最高，因而要特别强调围生期的保健。围生期保健包括胎儿及新生儿的生长发育观察和疾病防治，孕母产妇的生理卫生和适当处理，分娩时胎儿监测技术，高危新生儿的生长发育观察和疾病防治，某些先天性疾病的筛查和早治疗等，形成了"围生期医学"。

2. 新生儿期

新生儿期是指自出生后脐带结扎时起至满 28 天。这一时期新生儿脱离母体开始独立生活，内外环境发生巨大变化，肺系开始呼吸，脾胃开始受盛化物、输布精微和排泄糟粕，心主神明、肝主疏泄、肾主生长的功能开始发挥，但新生儿的生理调节和适应能力又不够成熟，易发生体温不稳定、体重下降及各种疾病如产伤、窒息、出血、溶血、感染、先天畸形等，不仅发病率高，死亡率也高。根据这些特点，新生儿时期保健特别强调护理，如保温、喂养、清洁卫生、消毒隔离等。

3. 婴儿期

婴儿期是指出生后 28 天到满 1 周岁，又称乳儿期。这个时期为小儿出生后生长发育最迅速的时期，与出生时相比，小儿体重增至 3 倍，身长增至 1.5 倍，头围增大 1/3 左右，各系统器官继续发育和完善，因此每日需要摄入的总热量和营养素，尤其是蛋白质相对较高，但婴儿脾胃运化能力弱，易发生消化和营养紊乱，出现营养不良，最突出的是营养不良性贫血。婴儿期为什么要强调加辅食，特别是 4~5 个月时要加鸡蛋黄？就是为了增加铁元素的摄入量。婴儿期来自母亲的免疫抗体逐渐消失，自身免疫系统又尚未发育成熟，所以此期抗病能力较弱，易患传染病和感染性疾病。故此期应需注意合理添加辅食，有计划地接受预防接种，并应重视卫生习惯的培养和注意消毒隔离。

4. 幼儿期

幼儿期是指从 1 周岁后到满 3 周岁。此期生长发育较前稍减慢，尤其在体格发育方面。不但学会了走路，活动范围渐广，接触周围事物的机会增多，智能发育也较迅速，语言、思维和感知、应人应物方面的能力增强，是早期教育及培养好习惯的时机，但识别危险的能力尚不足，故应该注意防止发生意外事故和中毒。饮食已经从乳汁转换成饭菜，逐渐过渡到成人饮食，但易发生各种消化系统疾病，防止营养缺乏和消化紊乱。此时接触外界较广，感染病原微生物及各种寄生虫的机会增加，加之孩子的先天免疫力已开始下降，孩子得传染病的发生率达到高峰，计划免疫的各种防疫针都在这个时期接种也就是这个道理。

5. 学龄前期

学龄前期为 3 周岁以后（第 4 年）到入小学前（6～7 岁）。这一时期体格发育速度已经减慢，达到稳步增长，而智能发育更趋完善，确立了很多抽象的概念，例如数字、时间等，求知欲强、好奇、爱问、喜模仿、知识面迅速扩大，是小儿性格形成的关键时期。此期孩子能做较复杂的动作，比如穿衣、吃饭和洗漱等。语言和思维能力进一步发展，学会讲故事、背儿歌、跳舞蹈。根据这个时期具有高度可塑性的特点，要加强思想品德教育，根据该年龄段儿童的智能发育特点开展早期教育。这一时期小儿喜模仿而又无经验，故发生意外事故也多，应多加注意这些特点，做好预防工作。

6. 学龄期

学龄期即 7～13 岁，女孩一般为 12 岁，男孩为 13 岁。该期孩子已经进入接受教育训练的学习阶段，体格发育仍稳步增长，乳牙脱落，换上恒牙，大脑的形态发育基本与成人相同，智力发育日臻成熟，自控、理解分析、综合等能力均进一步增强，已经能够适应学校、社会的环境。此期要因势利导，使他们入学之后在德、智、体、美、劳等方面均衡发展。这一时期的孩子除加强营养外，锻炼身体十分重要。根据骨骼肌肉发育的特点培养良好的姿势，防止脊椎变形，防止近视及保护牙齿。

7. 青春发育期

青春发育期，女孩自 11～12 岁开始到 17～18 岁，男孩自 13～14 岁开始到 18～20 岁。此期是人生体格发育的第二次飞跃。生殖系统发育迅速并趋于成熟，体格生长逐渐停止。

青春期生理成熟而心理不成熟，因此应加强道德品质教育和生理、心理卫生知识的教育，包括性知识的教育和其他卫生指导。儿科医生应继续做好该期好发疾病的防治工作，保障青春期的身心健康。

（二）生理常数

生理常数是对健康小儿生长发育规律的总结，是用来衡量小儿健康状况的标准。

1. 体格生长

关于小儿体格生长，有各项生理常数，这些生理常数，是通过大规模实际测量的数据加以统计得出的，可用于临床来衡量和判断儿童生长发育水平，并为某些疾病诊断和临床治疗用药提供依据。为了实际应用的便利，又按小儿体格生长的规律，列出一些计算公式，临床可以此来推算出各年龄组儿童的生理常数。

（1）体重

体重是小儿各器官、组织和体液的总重量，测量体重，应在清晨空腹、排空大小便、仅穿单衣的状况下进行，是小儿机体的总和。

小儿体重的增长是不匀速的，在青春期之前，年龄越小，增长速率越高。出生时体重约为 3kg，出生后前半年平均每月增长约为 0.7kg，后半年平均每月增长约 0.5kg，1 周岁以后平均每年增长约 2kg。小儿具体的体重计算公式为：

1~6 个月：体重（kg）= 3 + 0.7 × 月龄

7~12 个月：体重（kg）= 7 + 0.5 ×（月龄 − 6）

1 岁以上：体重（kg）= 8 + 2 × 月龄

体重能够反应儿童体格生长，尤其是能够反应营养状况的最易取得的敏感指标，体重增长过快常见于肥胖症，体重低于正常值的 85% 者为营养不良。另外，体重可以反映小儿体格生长状况和衡量小儿营养情况，并且是临床用药量的主要依据。

（2）身高（长）

身高（长）是指从头顶至足底的垂直长度，是反映骨骼发育的重要指标之一。3 岁以下小儿立位测量不易准确，应仰卧位测量，称身长；3 岁以后立位测量，称身高。卧位与立位测量值相差 1～2cm，身高（长）的增长规律与体重增长相似，年龄越小增长越快，也出现婴儿期和青春期两个生长高峰。新生儿出生时身长平均为 50cm。生后第 1 年身长平均增长约 25cm，其中前 3 个月增长 11～12cm，约等于后 9 个月的增长，故 1 岁时身长约 75cm。第 2 年增长速度减慢，平均为 10cm，到 2 岁时身长约 85cm。2 岁后身长（高）稳步增长，平均每年增加 5～7cm，至青春期出现第 2 个身高增长加速期。2～12 岁身长（高）的估算公式为：身高（cm）＝年龄（岁）×7＋70。

身高（长）的增长与遗传、种族、内分泌、营养、运动和疾病等因素有关。明显的身材异常往往由甲状腺功能减低、生长激素缺乏、营养不良、佝偻病等引起。短期的疾病与营养波动不会明显影响身高（长）。

此外，还有上部量和下部量的测定。从头顶至耻骨联合上缘的长度为上部量，从耻骨联合上缘至足底的长度为下部量。上部量与脊柱增长关系密切，下部量与下肢骨的生长关系密切。12 岁前上部量大于下部量，12 岁以后下部量大于上部量。

（3）头围

头围是指经眉弓上方、枕后结节绕头一周的长度，与脑和颅骨的发育密切相关。胎儿时期脑发育居各系统的领先地位，故出生时头围相对较大，平均 32～34cm。头围在 1 岁以内增长较快，前 3 个月和后 9 个月都约增长 6cm，故 1 周岁时约 46cm。1 周岁以后头围增长明显减慢，2 周岁时约 48cm，2～15 岁增长 6～7cm。头围测量在 2 周岁前最有价值。较小的头围常提示脑发育不良，头围增长超长提示可能脑积水。

（4）囟门

囟门分为前囟和后囟。前囟是为顶骨和额骨边缘形成的菱形间隙，后囟是顶骨和枕骨之间的三角形间隙。前囟的大小为囟门对边中点间的连线距离，大小为 1.5～2.0cm。前囟应该在小儿出生后 12～18 个月闭合，后囟在出生时是就已闭合，未闭合者应在生后 2～4 个月内闭合。

前囟检查很重要，对某些疾病具有一定的诊断意义。囟门早闭且头围小于正常者为头小畸形；囟门迟闭及头围大于正常者，常见于佝偻病、脑积水等；囟门凹陷多见于阴伤液竭之脱水者；囟门凸出多见于脑炎、脑膜炎等疾病。

（5）胸围

胸围是指沿乳头下缘水平绕胸一周的长度，能够反应肺和胸廓的发育程度。测量胸围时，3岁以下的小儿可采取卧位或站立位，3岁以上可采取站立位。被测者应处于安静状态，两手自然下垂或平放身体两侧（卧位），两眼平视；测量者应该站在被测量者的右前侧，用软尺由乳头向背后绕肩胛角下缘1周，取其呼气和吸气的平均值。测量时皮尺应当松紧适中，前后左右对称。新生儿的胸围约32cm，1岁时接近头围，约为44cm，2岁以后胸围逐渐大于头围。营养较差、佝偻病等小儿的胸围超过头围的时间可以推迟到1.5岁以后。1岁至青春前期胸围超过头围的厘米数约等于小儿的岁数减1。一般营养不良或缺少锻炼的小儿胸廓发育较差，胸围超过头围的时间较晚；反之，营养状况良好的小儿，胸围超过头围的时间较早。

（6）牙齿

人的一生有两副牙齿，即乳牙（共20颗）和恒牙（共32颗）。牙齿的发育与骨骼发育密切相关，出生时在颌骨中已经有骨化的乳牙芽孢。出生后4~10个月乳牙开始萌出，以先下颌后上颌的顺序依次萌出。乳牙一般在2~2.5岁出齐。影响出牙时间或出牙顺序的疾病主要见于佝偻病、呆小病、营养不良等。2岁以内乳牙颗数的计算公式：乳牙数 = 月龄 − 4（或6）。

6岁左右开始出第一颗恒牙，自7~8岁开始，乳牙开始脱落，恒牙代之，最后一颗恒牙（智齿）一般在20~30岁时萌出，也有始终不出者。

出牙属于生理现象，但有些小儿在出牙时可伴有低热流涎或睡眠不安，烦躁等症状；较严重的营养不良、佝偻病、甲状腺功能减退，可以出现出牙缓慢，牙质差等。

（7）呼吸、脉搏

呼吸、脉搏的检测均应在小儿安静的状态下进行。小儿的呼吸频率可以通过观察放置于小儿鼻孔边缘的棉花纤维的摆动次数。新生儿每分钟约为45~40次，小于等于1岁时每分钟约为40~30次，1~3岁每分钟约为30~25次，3~7岁每分钟约为25~20次，7~14岁每分钟约为20~18次。小儿年龄越小，呼吸越快。小儿的脉搏可通过寸口脉诊查完成。新生儿每分钟约为140~120次，小于等于1岁时每分钟约为130~110次，1~

3 岁每分钟约为 120 ~ 100 次，3 ~ 7 岁每分钟约为 100 ~ 80 次，7 ~ 14 岁每分钟约为 90 ~ 70 次。小儿年龄越小，脉搏越快。

（8）血压

测量血压时根据不同年龄选择大小合适的袖带，过宽过窄都会影响血压值。袖带的宽度应为上臂长度的 2/3，袖带过宽测得的血压值较实际血压值低，过窄测得的血压值较实际血压值高，小儿越小，血压值越低。

小儿血压计算公式：收缩压（mmHg）＝80 ＋2 × 年龄

舒张压（mmHg）＝收缩压×2/3

（二）智能发育

智能发育也是反映小儿发育是否正常的重要指征。智能发育指神经心理发育，包括感知、语言、性格等方面。智能发育主要与遗传因素、后天所处环境及受教育水平相关。

1. 感知发育

（1）视感知

新生儿视觉在 15 ~ 20cm 距离处可短暂地注视和反射地跟随近距离内缓慢移动的物体；3 个月时头眼协调好；6 个月时能转动身体协调视觉；9 个月时出现视深度感觉，可以看到较小的物体；1 岁半时能区别各种形状；2 岁时能区别垂直线和横线，目光可跟踪落地的物体；5 岁时可区别各种颜色；6 岁时视深度已充分发育。

（2）听感知

新生儿出生 3 ~ 7 天听觉已经相当良好；3 个月时可将头转向声源；4 个月听到悦耳的声音会有微笑；5 个月时对母亲的语言有反应；8 个月时能区别语声的意义；9 个月时能寻找来自不同方向的生源；1 岁时能听懂自己的名字；2 岁时听懂简单的吩咐；4 岁时听觉发育完善。

2. 运动发育

运动发育对于孩子来说非常重要，有赖于视感知的参与，与神经、肌肉的发育有着密切联系。发育的顺序为由上到下、由粗到细、有不协调到协调。运动发育与年龄有着密切关系，随着年龄的增长动作变得有力、精细。例如：1 个月小儿常在睡醒后做欠伸动作；2 个月可以扶坐或俯卧时勉强抬头；6 个月可独坐；8 个月会爬；10 个月可扶走；12 个月能独立行走等等。

小儿精细运动的发育主要表现在手的抓握上。新生儿时双手握拳；3~4月可自行玩手，开始有意识的取物；5~7个月出现换手与捏、敲等探索性的动作，能独自摇摆或玩弄小物体；9~10个月可用拇指、食指捡东西；12~15个月学会用匙，乱涂画，能几页、几页地翻书；18个月时能摆放2~3块积木；2岁时可叠6~7块积木，会粗略地翻书，能握杯喝水；3~4岁能穿脱简单的衣服。

口诀：一听二视三抬头，四撑五抓六翻身，七坐八爬九扶梯，一岁娃娃会走路。

3. 语言发育

语言是表达思维、意识的一种方式。小儿语言发育要经过发音、理解、表达三个阶段。新生儿会发哇哇哭声；2个月能发出和谐喉音；3个月发出咿呀之声；4个月可以发出笑声；7~8个月可以发复音，如"爸爸""妈妈"等；1岁时能说简单的话，例如：吃、拿、走等；1岁半能表达自己的要求；2岁能简单的交谈；5岁以后可以用完整的语言表达自己的意愿；7岁以上能较好地掌握语言。

口诀：一哭二笑四发声，五咿六呀七爸妈，一岁懂话会叫人，二岁交谈四唱歌，七讲故事学文章。

4. 性格发育

小儿性格的形成、变化是在社会生活和教育条件影响下，经过不断的积累而发展起来的。

从人的个体性格发展过程来看，小儿性格的形成及变化是社会生活和教育条件的影响下，经过不断的量变和质变而发展起来的。小儿的性格表现在新生儿期就有相应的反映，例如当母亲将婴儿抱在怀里时，小儿会有积极的探寻母乳的表现；在出生后的第二个月，就能对照顾他的人发出特有的"天真快乐反应"，注视照顾人的脸，手脚乱动，甚至表现出微笑的样子。这种最初的性格表现是多变而不稳定的，个体特征也是不鲜明的。随着小儿不断的成长发育，小儿性格的个体特征逐渐鲜明稳定。

在婴儿期由于一切都需要成人的照顾，因而随之建立的是以相依情感为突出表现的性格。2~3个月的小儿以笑、伸手或停止啼哭等来表示见到父母高兴的情感；3~4个月会对自己感觉高兴的事情表现出大笑；9~12

个月会出现许多不同的面部表情；18 个月的小儿逐渐建立自己的控制能力，可以较长时间的独自玩耍。

幼儿时期，孩子已经能够独立行走，并且具备了一定的语言表达能力，性格的依赖性与前面比较减弱。但由于幼儿的行为能力和语言表达能力都非常有限，仍对成人有较大的依赖性，因此，常常表现为相依情感和自主情感或行为交替出现的性格特征。一般小儿在 2 岁左右就表现出对父母及家人的依赖性减弱，不再认生，与父母分开会比较容易；3 岁以后可以和小朋友做游戏，能表现出害羞、自尊心等。

由于每个人的生活环境不同，所以表现出对人、对物、对事的兴趣及适应能力等方面的性格特点也不相同。小儿性格特征的建立，是随着小儿的生长发育逐步完成的。

（三）变蒸学说

变蒸学说是古代医家阐述婴幼儿发育规律的一门学说，最早见于西晋王叔和的《脉经》。变者，变其情智，发其聪明；蒸者，蒸其血脉，长其百骸。婴幼儿处于人一生中生长发育的旺盛阶段，其形体、神智都在较快的变化，蒸蒸日上，所以称为变蒸。

小儿变蒸有一定的规律性，《诸病源候论》等医籍指出：小儿在出生时起，32 日为一变，两变（64 天）为一小蒸，十变为五小蒸，历时 320 日。小蒸完毕后是大蒸，前两个大蒸各为 64 日，第三个大蒸为 128 日，共计为 576 日，变蒸完毕。小儿在变蒸的过程中，不仅形体不断的成长，其脏腑功能也不断地成熟完善，因而形成了小儿形与神之间的协调发展。

变蒸学说总结出婴幼儿生长发育具有这样一些规律：小儿生长发育在婴幼儿时期最快，婴幼儿生长发育是一个连续不断地变化过程，每经过一定的时间周期，显示出显著的生长发育变化。变蒸学说揭示的小儿生长发育规律是符合实际的，对于我们学习认识小儿生长发育的特点、研究现代儿童的生长发育有重要的借鉴价值，但有些古代医籍提出婴幼儿在变蒸时会出现呕吐、发热等症状，属于正常现象，不用治疗，这种说法我们应当扬弃。

二、小儿的保育

小儿的保育是指精心照管幼儿，使其健康成长。主要是为幼儿的生存、发展创建有利的环境和提供物质条件，给予幼儿精心的照顾和养育，帮助其身体和机能得到良好的发育，促进其身心健康地发展。做好小儿保育工作主要有以下几个方面：

（一）"若要小儿安，常受三分饥与寒"

我们对这句话可以理解为"饥，谓节其饮食也；寒，适其寒温也。勿令太饱太暖，非不食不衣之谬说也。"即根据小儿阴阳五脏的特点，对小儿的喂养强调要"乳贵有时，食贵有节"，节制乳食，不可过饥过饱。小儿的健康，需要后天的调养。有些年轻的父母，为自己小儿的健康心切，什么营养高，营养丰富，就让孩子吃什么，而不管孩子是否能够吸收，结果孩子越喂越瘦。这是由于小儿"脾常不足"，对太多高热量的食品消化不良，而被食所伤，伤食则积热，热则伤阴，故体内阴阳失调，病由之而生。所以，小儿在喂养中，特别要注意一些清淡之品的补充，例如蔬菜、水果类。小儿幼稚，不能自控和自调饮食，需要家长来给予掌控，这就要求我们，婴幼儿在添加辅食的过程中应遵循由少到多，由稀到稠，由细到粗，由一种到多种的原则。

衣着要适其寒温，忌过暖，过暖则可助使"纯阳"之体阳气更亢，消耗其阴液，且过暖使儿体易出汗而易患感冒。孩子穿衣的基本原则是"三暖三凉"。

三暖是指背暖、肚暖、足暖。一暖：保持背部的"适当温暖"可以减少感冒的机会。由于背部是督脉和膀胱经经过的地方，阳气最为充盛，不能着凉，但不能过暖，过暖则会导致背部汗出，毛孔张开，反而容易因背部着凉而患感冒。二暖：肚子是脾胃之所，保持肚子温暖就是保护脾胃。小儿常脾胃不足，一着凉就容易肚子疼，脾胃功能受损，影响到消化吸收。所以，"肚暖"是孩子保健的重要环节，以前人带孩子都会给孩子围上小肚兜，这是非常好的保护脾胃的方法。三暖：脚部是阴阳经交会处，皮肤神经末梢丰富，对外界非常敏感，所以不能让孩子的脚受凉，要经常给孩子穿个小袜子。

三凉是指头凉、心胸凉、下身凉。一凉：孩子经由体表散发的热量，有1/3是由头部散发的，头热容易导致心烦头晕而神昏。头部最容易"上火"，孩子患病更是头先热，所以，孩子的头部保养要适当。二凉：穿着过于厚重臃肿，会压迫到胸部，影响孩子的正常呼吸与心肺功能。穿着过于厚重，还容易造成心烦和内热。所以，应该保证孩子的"心胸凉"，胸部不能穿的过多。三凉：孩子在 10 岁之前，阴气相对不足，此时他们下身的衣服宜薄不宜厚，如果下身过于温暖，则有碍于阴气的生长。

（二）根据不同年龄，建立以吃睡为中心的良好生活习惯，创造良好的生活环境

婴幼儿期是人的一生身心发展尤其是大脑结构和机能发展最为旺盛的时期，更是良好生活习惯形成的关键时期，在这个阶段，儿童易接受外界刺激，而且形成的一切都是非常牢固的，并将成为人的第二天性。俗话说："五岁成习，六十岁亦然。"这句话听起来有些夸张，但也说明了幼儿期良好习惯的养成对人的一生影响非常大，这也是由于这个时期孩子的心理特点决定的。好的生活习惯不仅关系到幼儿的身体健康，而且关系到对幼儿的自信心、意志品质、交往能力等方面的培养。例如：有的幼儿晚睡晚起，没有养成良好的作息习惯，所以不能保证按时上幼儿园，影响其与其他小朋友正常的活动与交往，久而久之就会影响到自信心。婴儿睡眠时间的长短，可因年龄而有不同，一昼夜所需睡眠时间新生儿约为 18～20 小时，2～3 个月为 16～18 个小时，5～9 个月为 15～16 个小时，1 岁时为14～15 个小时。1～3 岁小儿每日睡眠时间 12～14 小时，白天安排睡1～2次，晚上开窗睡眠，冬开气窗，夏开门窗，养成习惯可以防止呼吸道感染。提倡在规定的睡眠时间内，要培养孩子主动入睡的习惯，家长尽量不要抱着、拍着、搂着使孩子入睡，要给孩子创造良好的睡眠条件，如室内安静、温度要适宜、睡前要大小便、换干尿布等。睡眠时，要注意孩子的睡姿正确，养成独立安静的睡眠习惯。充足的睡眠是保证小儿健康生长的又一重要方面，一方面，睡觉可使大脑神经、肌肉等得以松弛，解除肌体疲劳；另一方面，孩子睡着后，体内生长激素分泌旺盛，其中促进人体长高的生长激素在睡眠状态下的分泌量是清醒状态下的 3 倍左右，所以充足的睡眠对长高非常有利。因此，给孩子足够的时间，让孩子能有优质的睡眠是非常重要的。

另外，培养良好的饮食习惯。饭前洗手，保持手部清洁，以免出现饮食不洁，造成腹泻等胃肠疾病。吃饭前要收拾好玩具，然后坐好进食，不

要边吃边玩。进餐时要精力集中，情绪愉快，但也不能过度兴奋，说说笑笑，更不能在吃饭的时候责备或训斥孩子，以免影响孩子进食时的情绪。白天孩子吃饱后，应该让孩子玩一会再睡，发现小儿不爱吃饭要寻找原因，以便能够正确及时地解决问题。要培养孩子爱清洁，讲卫生的良好习惯，应该做到个人用个人的生活用品，例如毛巾、手帕、碗勺、水杯等。要经常洗澡，夏天每日至少1~2次，冬天至少每周1次。小儿能自己进食时，要养成饭前便后洗手的良好习惯。

除此之外，加强小儿的户外活动，根据幼儿不同的年龄阶段，选择不同的户外活动，不仅可以充分地吸收阳光并呼吸新鲜空气，还有利于宝宝通过运动和感觉来认识环境，培养孩子的自信心，促进孩子生长发育。

（三）保护视力，保护牙齿

《灵枢》说："目者五脏六腑之精也。"眼能视万物，辨五色，是人体重要的感受器官，孩子的视力正在发育之中，所以应从小加以保护，防止发生近视。保护好孩子的眼睛要从生活中一点一滴的小事做起，注意孩子的眼睛卫生，包括清洁卫生和视力的调节，培养孩子良好的用眼习惯。要保护孩子的视力，首先要注意劳逸结合，当孩子学习四五十分钟左右的时间后或看电视或电脑时间长后，就要适当地让孩子休息一会儿，或做做眼睛保健操，或者远眺。因为孩子眼部调节眼周的肌肉和神经正处于发育阶段，如果眼睛长时间地注视书本或电脑，很容易造成眼疲劳，导致近视的发生；第二，要保护孩子的视力，在孩子读书写字时要保证坐姿端正，身子要离桌子一个拳头的距离，眼睛要距离桌面一尺左右的距离，在孩子生长发育的阶段，尤其要注意孩子脊柱的发育，如果长时间不注意坐姿，不仅能够导致用眼疲劳，也容易导致孩子脊柱发育畸形。另外，在用眼的同时，应该让孩子养成做眼睛保健操的好习惯。做眼睛保健操就是通过按摩眼部周围穴位，起到保护视力的作用。另外，在孩子写作业的时候，房间的灯光对孩子的视力也会造成很大的影响。孩子写作业的房间应装两盏灯，并且这两盏灯的灯光来自不同的方向，这样，在孩子读书写字的时候，孩子的眼睛会感觉到舒服一些。如果孩子迷恋上了电脑，迷恋上了游戏，做家长的一定要想办法转移孩子的注意力，可以带孩子出去旅游、踏青，让孩子和同龄的孩子一起做游戏等，来慢慢分散电脑游戏对孩子的吸引。另外，还要做好和孩子之间的沟通，让孩子逐渐从电脑虚拟的环境中回到现实中来。平时的饮食对保护孩子的视力也可以起到很重要的作用，在饮食中尽量多食用一些富含维生素 A 和维生素 C 的食物，如胡萝卜、猪肝、青椒、猕猴桃一类的食物，这些食物对保护眼角膜上皮的完整性有一定的作用。另外，在日常的饮食中，要尽量少食用甜食，因为经常食用甜食，不利于孩子的视力。

隋代巢元方《诸病源候论》就已指出："食毕当漱口数过，不尔，使人病龋齿。"因此，要让孩子从小养成口腔卫生的习惯。在乳牙期需要家长帮助儿童清洁口腔，并督促儿童养成良好的卫生习惯。儿童爱吃巧克力、糖类、饼干、蛋糕等，家长应控制幼儿进食过多的糖果和甜食，这些食品容易黏附牙面，发酵生酸，极易引起龋齿。要教育孩子早晚刷牙，三餐后均应漱口，纠正孩子睡前吃零食的坏习惯。在儿童能够自己刷牙的时候，家长要教会孩子正确的刷牙方法，否则不但不能有效地清洁口腔，预防牙病的发生，有时反而会损伤牙齿，直接造成牙病。例如，采用横刷法，结果把牙颈部"锯"出一道缺口，口腔科称之为楔状缺损，遇到冷、热、酸、甜会疼痛，日久以后还会损伤牙髓。同时，在饮食方面每天要多给孩子食用天然食品，例如牛奶、蛋类、有色蔬菜、粗纤维多的粮谷类与蔬菜瓜果类、海产动植物等。经常吃一些比较粗糙而富有纤维的食品能加强咀嚼活动，增加唾液分泌，减少牙齿勾缝中的残余食物，使细菌失去繁殖的环境，使牙面保持清洁。儿童保护牙齿还需要父母定期检查孩子的牙齿，发现牙齿变黑或有小孔洞就要看牙医，以便早发现、早治疗，避免龋齿继续发展成为牙髓病或根尖周病，不要等孩子喊牙疼时才做检查，一旦孩子诉说牙疼时，多半已经晚了。《千金要方》还提倡经常"扣齿（上下牙齿碰撞）"的方法，叩齿是用轻微的力量，通过咬肌一紧一闭的作用，使上、下颌做一开一闭的运动，上、下牙齿相互撞击，产生"咯咯"声，叩齿次数不限，最好每天早晚各一次，长期坚持大有裨益。现代医学认为，叩齿过程中产生的唾液含有多种氨基酸，是一种消化液，能够增加牙齿的自洁作用，发挥咀嚼运动所形成的刺激，增加牙体本身的抵抗力，可以预防感染和龋齿。另外，叩齿能够兴奋牙体和牙周组织的神经、血管和细胞，促进了牙体和牙周组织的血液循环，增强其抗病能力。叩齿虽说能起到保健作用，但必须持之以恒，从不间断，方可见效。

（四）按时预防接种

婴儿出生后，可以从母体内获得一定的抵抗传染病的能力，但随着月龄的增长，抵抗力会逐渐减弱和消失，孩子就容易受一些传染病的传染。为了提高孩子抵抗传染病的能力，预防传染病的发生，就需要有计划地按时给儿童进行预防接种，以保护孩子健康地成长。例如在出生24小时以内乙肝疫苗第一剂，0月龄时卡介苗，1月龄时乙肝第二剂等，我们要按照国家规定的预防接种时间给孩子按时接种。但有些情况应暂缓预防接种：患传染病后正处于恢复期或有急性传染病接触史而又未过检疫期的儿童不宜打预防针。若此时打预防针容易发生不良反应，或原有病情加重；正在患感冒或因各种疾病引起发热的小儿，若此时打预防针，会使体温升高，诱发或加重疾病；有湿疹、哮喘、荨麻疹及过敏性体质的小儿，打预防针后易发生过敏反应，特别是打麻疹活疫苗，或白、百、破混合制剂等致敏原较强的预防针，更易产生过敏反应，对有癫痫和惊厥史的患儿打预防针，尤其是打乙脑或白、百、破混合制剂时，易使儿童发生晕厥、抽风和休克等，有严重佝偻病的孩子不宜用小儿麻痹丸疫苗；患有急慢性肾脏病、活动性肺结核、严重心脏病、化脓性皮肤病、化脓性中耳炎的小儿，打预防针后可出现各种不良反应，使原有的病情加重而影响患儿的康复。但需要指出的是，小儿如果患有先天性心脏病，只要心肺功能好，照样可以打预防针；在预防接种期间，若小儿正处于不舒服，有呕吐、腹泻和咳嗽等症状时，需征得医生的同意后，可以暂时不打预防针，待症状好转以后再补打；近一个月内注射丙种球蛋白者也不宜接种，待以上病情恢复正常后，即可进行常规接种。为了保证安全，减少反应，各种预防接种必须在孩子身体健康的时候进行，在打预防针之前，做好孩子的工作，避免孩子出现害怕、哭闹的情绪。孩子在打针后2~3天内应避免剧烈活动，保证注射部位清洁卫生，暂时不要洗澡，以防出现局部感染。

（五）注意早期教育，开发智力

心理学家研究认为，儿童的潜在能力遵循着一种递减的规律。如果5岁开始教育，只能成为有80分能力的人；如果10岁开始教育，只能成为有60分能力的人。驾驭越晚，儿童生来具有的潜在能力就越难以开发。所以，家长应当对孩子进行有针对性的早期教育。例如在1~3个月时，可以训练孩子的感觉官，让孩子听各种声音，看鲜艳的物品；发展孩子的运动能力，练习俯卧抬头等。3 ~ 6 个月重点训练孩子的抓握能力，练习发音等。6 ~ 9 个月训练重点是爬行，发展孩子对语言的理解能力，鼓励孩子模仿行为。9 ~ 12 个月培养语言能力和认识事物的能力。1 ~ 2 岁交孩子说完整的句子，回答问题，说明事物，进一步发展认识能力。2 ~ 3 岁培养孩子的思维、概括能力、培养孩子的独立性。3 ~ 4 岁培养孩子的思维能力，进一步加强语言能力的训练，丰富词汇量。孩子进行早期教育要顺其自然，因势利导、循序渐进。

（六）正确、谨慎地使用药物

在日常生活中，家长和医护人员应根据孩子的个体情况合理用药，以防出现药物滥用给孩子造成的伤害。小儿用药的三个特点主要为药物吸收多，无论是口服还是外用，小儿的吸收量都比成人多，所以在给孩子用药时一定要把握好药的量。血药浓度高，一是由于新生儿细胞外液较多，影响了药物在体内的分布，另一方面是由于婴幼儿体内血清蛋白含量少，造成血中游离的药物浓度增高；代谢排泄能力弱，药物的代谢和排泄有赖于肝脏和肾脏，婴幼儿肝、肾发育尚不完全，所以对药物的排泄和清除较慢。综合以上 3 点我们可以得出，婴幼儿在用药时要合理，正确谨慎的使用药物，保证婴幼儿的用药安全。

（七）定期为孩子进行健康检查

孩子不同年龄段发育特点不同，根据发育特点的不同，在不同时期，选择合理的体检项目。国家卫生部要求 0 ~ 1 岁每年至少检查 4 次，1 ~ 3 岁每年至少检查 2 次，4 ~ 7 岁每年至少检查一次。检查的项目包括体重、身高、头围、胸围、头颅、五官、四肢等进行系统的检查。在 3 个月、6 个月、9 个月、12 个月、18 个月、24 个月、36 个月进行一次 DDST 儿童智力发育检测。选择 6 个月、1 岁、2 岁、3 岁个进行血常规检查。酌情根据孩子情况，酌情进行微量元素、血铅、膳食评价、骨碱性磷酸酶测定。做好孩子每个阶段疾病的筛查，能够对疾病早发现、早诊断、早治疗。

儿童的保育工作是卫生、教育工作的一个重要组成部分，目的是为了保证小儿身心健康成长，为祖国培养德、智、体、美、劳全面发展的优秀建设人才。小儿保育是为了保证小儿健康成长，降低小儿的患病率、死亡率的重要措施，从而能够减轻人民的经济负担和精神负担。小儿的健康成长关系到我们祖国的未来，所以做好小儿的保育工作至关重要。

第三节　小儿的喂养与保健

一、小儿喂养

婴幼儿期小儿生长发育速度最快，对饮食营养物的需求相对要多，而此时小儿"脾常不足""胃小且脆，容物不多"，故喂养不当，可损伤脾胃而发生脾胃病证，进而影响气血化生和正常的生长发育，所以正确喂养方法，十分重要。

（一）婴儿喂养

1. 母乳喂养

母乳喂养是历代医家所推崇的，因为母乳是婴幼儿最理想的天然食品。现代研究已经验证了母乳中不仅含有适合婴儿生长所需要的各种营养物质如蛋白质、矿物质、碳水化合物、脂肪而且还含有丰富的抗体和其他免疫活性物质。除此之外，母乳经济、新鲜、卫生、温度适宜、并且易消化吸收，母乳中含有的抗体，可降低婴儿呼吸道和消化道感染的概率。母乳喂养以按需喂养为原则。一般来说，1~2个月时，可以按婴儿需要随时喂养。此后，可以按照小儿睡眠规律可每2~3个小时一次，时间逐渐延长，至4~5个月时可减少至5次。每次哺乳时间为15~20分钟，在每次哺乳前应用温开水把乳头擦拭干净。哺乳完毕后应将小儿轻轻抱直，头靠到母亲肩上，轻拍其背，使吸乳时吞入胃中的空气排出，可减少溢乳情况的发生。断奶时间一般在小儿10~12个月，若母乳量多也可适当延长。若正值夏季或小儿患病时，应推迟断奶时间。

2. 人工喂养

人工喂养是指4~6个月婴儿由于各种原因不能进行母乳喂养时，完全用配方奶粉或兽乳所代替。我们可以选择鲜牛奶、鲜羊奶以及全脂奶粉等。

（1）乳制品：乳制品当中牛奶最为常用，配方奶粉应用的越来越广泛。牛奶中所含的营养成分与人奶有差别，所含蛋白质较多，在胃中易形成凝块，不易消化。所含乳糖较少，所以，在喂养时最好加入 5%～8% 的糖。婴儿每日约需要加糖牛奶 110 mL/kg，需要水 150 mL/kg，一般幼儿全日鲜牛奶喂养量不宜超过 800ml，能量供给不足时可适当增补辅助食品。小于 5 个月的婴儿喂牛奶适当加水稀释。需要注意的是，人工喂养的数量也要按小儿食欲的好坏、体重的增减以及粪便的形状加以增减。

全脂奶粉是由鲜牛奶灭菌、浓缩、喷雾、干燥制成的。按重量 1∶8 加开水调制成乳汁，其成分与鲜奶相似。使用方法可参照鲜牛奶。

配方奶粉是目前常用的乳制品，在牛奶的基础上改造而成的。配方奶粉降低了酪蛋白、无机盐含量，添加了乳清蛋白、不饱和脂肪酸、乳糖，强化了微量元素如维生素 A 和 D、β 胡萝卜素、微量元素铁和锌等。使用时应按年龄选用。调配时奶粉与水的重量比为 1∶7。

（2）代乳品是大豆类，制备时应补足所缺成分，可用作 3～4 个月以上的婴儿的代乳品。3 个月以下的婴儿因不易消化，最好不用豆类代乳品。豆浆：用 5000g 大豆制成豆浆约 3000ml，每 1000ml 豆浆加食盐 1g，乳酸钙 2g，淀粉 20g，蔗糖 60g，煮沸 20 分钟，待温喂养。米面制品如乳儿糕、糕干粉等，大多含碳水化合物，而蛋白质、脂肪过少，所含必需氨基酸也不完善，一般只宜作为辅助食品。使用时一定要加入定量的豆粉、鱼蛋白粉或奶粉及植物油，以增加其营养价值。

人工喂养我们需注意以下几个方面：首先，婴儿食量有个体差异，应制定相应的喂奶量；第二，应该即配即用，以免出现污染；第三，在人工喂养的过程中需在配置的奶中加入适量的糖，来补充热量和碳水化合物；第四，奶液的温度要与人体温度相似。

3. 混合喂养

母乳不足或不能全部用母乳喂养，部分用牛奶或其他乳品，称为混合喂养，混合喂养分为补授法和代授法，其目的是为了保证婴儿能够获取足够的营养成分。

（1）补授法　每日母乳喂养的次数照常，每次将乳房吸空，然后再补充一定的代乳品，直至婴儿吃饱。这种喂养方法可因经常吮吸刺激而维持母乳的正常分泌，因而较代授法更佳。

（2）代授法　指一天当中有一至数次完全用乳品或代乳品来代替母

乳。在使用代授法时，每天的母乳喂养次数不应少于3次，维持夜间喂养，否则母乳会越来越少。

4. 添加辅食

随着婴儿不断的生长发育，单纯的哺乳已经不能满足机体的需要，所以无论是母乳喂养还是人工喂养到一定时候均需要添加辅助食品。其目的是为了满足婴儿生长发育的需要和为断奶打基础，在辅食添加过程中我们需要坚持由一种到多种，有少量到多量，由稀到稠，由淡到浓的原则。辅助食品添加的过早或过晚，或食品种类选择的和恰当，都会对婴儿的营养状况造成伤害，导致婴儿消化功能紊乱，出现营养不良。添加辅食的顺序可参照下表（表1-1）

表1-1　　　　　　　　　　　　　　　　添加辅食的顺序

月龄	添加的辅食
1~3个月	鲜果汁、青菜汁、鱼肝油制剂、菜汤等
3+~6个月	米糊、稀粥、蛋黄、豆腐、菜泥、水果泥、乳儿糕等
6+~9个月	粥、烂面、饼干、鱼、肝泥、肉末、碎菜等
9+~12个月	软饭、面条、馒头、碎菜、碎肉、豆制品、挂面等

（二）幼儿喂养

随着乳牙的逐渐萌出并有一定的咀嚼功能，1岁以后小儿奶类已不再是主要食物，主食已不再是流质，食物形式发生相应变化。幼儿期的进食特点也发生了改变，主要表现为生长速度减慢，食欲相对下降，消化功能逐渐完善。所以在此期喂养需注意以下几点：第一，在保证正餐主食足量的前提下全面复杂。此期七大营养素（蛋白质、脂肪、碳水化合物、水、维生素、纤维素、矿物质）应合理搭配。而多样化的食物常能发挥蛋白质的互补作用，提高营养的利用率；第二，由于小儿到2岁半20颗乳牙才能出齐，软、碎、烂的食物有利于消化和吸收，同时应尽量避免有刺激性和过于油腻的食物；第三，应定时喂养，不可过饥过饱，不偏食、不挑食，不应任其偏食嗜食，免生疾病，形成良好的饮食习惯；第四、注意食物的色、香、味、形以引起孩子进食的兴趣。1岁以后应逐渐培养自己进食，进食时家长要有耐心，多鼓励、多教导、少打骂等。

二、小儿保健

（一）胎儿期保健

胎儿期保健，我国古代称之为"养胎护胎""胎教胎养"，历来认为这是儿童保健的第一步。先天之本，是一生的根基，胎儿期保健，对于后天体质强项、智力高低、疾病预后，有着深远的影响。胎儿期间，母体与胎儿息息相关，正如《格致余论·慈幼论》所说："儿之在胎，与母同体，得热则俱热，得寒则俱寒，病则俱病，安则俱安。"所以，胎儿的强弱，禀受于父母，胎儿期保健，必须依靠胎前及妊娠期孕妇的保健来实现。在我国汉代《大戴礼记·保博》关于"文王胎教"的记载，表明早在商周时期已经做好养胎胎教能使小儿健康聪慧长寿的实例：《素问·奇病论》对"胎病"的记载，说明当时认识到不注意孕期养护形成小儿先天性疾病。所以，胎儿的强弱禀受于父母，孕母的体质、精神、起居、用药、疾病、环境等，均会影响胎儿的生长发育。

胎儿的保健，首先要从择偶婚配开始。近亲之间以及血缘相近的不可通婚，否则会使后代体弱而且患遗传性疾病的机会增多。另外，男女双方应在适当的年龄结婚生育，在《内经》中说：男子三八，女子三七肾气平均，发育完全成熟。所以，男子 24 ~ 32 岁、女子 21 ~ 28 岁，才是婚育的合适年龄。在结婚之前，应当做婚前检查，查明有无不适宜婚育的因素，有无可能影响后代健康的疾病。男女身体健康，阴阳和谐的情况下婚配受孕，才能为胎儿的健康打下良好的基础。

1. 饮食调养

胎儿的生长发育，完全依赖于母体的气血供养。孕妇脾胃化源充盛，才能保证气血充足，滋养胎儿。孕妇的饮食，应当富于营养，清淡可口，易于消化，进食要按时、按量有规律进食。胎儿正常生长发育所必需的最重要的营养是蛋白质、维生素和矿物质。必须保证供给量。忌食过冷、过热、肥甘厚腻、辛辣炙煿之物，以免酿生胎寒、胎热、胎肥等病证。

对于不同孕期的饮食安排，北齐徐之才提出，在妊娠的第 1 ~ 2 个月，要"饮食精熟，酸美受御，易食大麦，无食腥辛之味"。也就是说，妊娠早期要营养丰富全面，要按照孕妇的口味调配饮食，不要吃一些可能加重妊娠反应的刺激性食品。4个月以后要"食稻麦，羹牛羊，调五味，食甘美"。妊娠中期胎儿迅速增长，必须多进富含各种营养成分的丰富食品。妊娠后期是胎儿生长的高峰期、脑发育的关键时期，同样需要营养丰富，但不能营养过度，以免胎儿过肥，导致难产。

饮食调养还包括嗜好有节。孕妇应该戒烟戒酒。因为酒精对男性精子和女性卵子有伤害，可使受精卵发育障碍，造成流产、先天畸形或者智力低下等等。孕妇吸烟过多，也会造成流产、早产或胎怯、先天性心脏病等畸形。

2. 寒温调摄

妇女怀孕之后，气血聚以养胎，卫气不足，卫外不固，多汗而易于为虚邪贼风所侵袭，怀胎十月，要经历3~4个不同的季节，气候变化很大，孕妇要比常人更应该注意寒温的调摄，顺应气温的变化，天凉则需要添加衣物，天热则需要减少衣物，天气寒冷易取暖，天气热需要降温，大风的时候不宜出门，雨雪勿外出，减少气候突变对人体的伤害。同时，也应注意居室内空气流通，保持空气新鲜，尽量避免去空气污浊，环境污染的场所，避免为其所害。

3. 防感外邪

孕妇在调摄寒温的同时，更需要注意防止感受外邪。在我国隋代《诸病源候论·妇人妊娠病诸侯》列举妊娠时气"重者伤胎也"，妊娠温病"热搏于胎，皆损胎也"，妊娠热病"多致堕胎也"等等，已经明确提出妊娠期间感受外邪会损伤胎儿，造成流产、早产等。现代医学研究表明，各种感染性疾病，尤其是病毒感染，包括风疹病毒、巨细胞病毒、疱疹病毒、水痘病毒、肝炎病毒、流感病毒等，都有可能导致先天畸形、流产或早产。妊娠早期，胚胎形成，器官开始分化，最易受到损害。

4. 劳逸结合

生命在于运动，孕妇也应该保持适度的运动，才能够使全身的气血流畅，胎儿得以长养，生产顺利。古代医家早就告诫过于安逸对母子的危害，《小儿病原方论·小儿胎禀》说："怀妇人，……饱则恣意坐卧，不劳力，不运动，所以腹中之日胎受软弱。"《万人妇人科·胎前》说："妇人受胎之后，常宜行动往来，使气血流通，百脉和畅，自无难产。若好逸恶劳，好静勿动，贪卧养娇，临产多难。"但是，孕妇也不能过劳，不能从事繁重的体力劳动和剧烈的体育运动，以免伤及胎原，引起流产或早产。

孕妇应当劳逸结合，动静相兼，以稳固其胎。4～7个月可增加一些活动量，以促进气血流行，适应此期胎儿迅速生长的需要。妊娠后期只能做较轻的工作，不上夜班，但脑力劳动者要保证每天有一定的活动。待到足月以后，应该转入静为主，等待分娩，每天只安排一定的时间散步。在分娩前2周应该停止工作。可以参照一些适宜孕妇做的保健操，学习之后坚持练习，有助于生产。

5. 避免外伤

在妊娠期间，孕妇应尽量少去人多的公共场所，避免各种有形或无形的外伤，来保护自己的胎儿。孕妇要谨防跌倒损伤，避免攀高涉险、跳跃颠簸、提拿重物等。要时刻注意保护腹部，避免受到挤压和冲撞。进入现代社会，无形的损伤越来越多，例如，噪音的污染会损害胎儿的听觉，放射线造成染色体异常，可能产生流产或胎儿畸形。

在妊娠期间，要控制房事，节欲保胎。房事不节，特别是妊娠的前3个月和后期的1.5个月，应当禁止房事，以免伤肾，从而导致胎原不固，造成流产、早产。

6. 调节情志

孕妇情志过极不仅损害自身的健康，而且因气血逆乱，会影响胎儿的正常发育。《素问·奇病论》已经提出："人生而有病颠者，……病名为胎病。此得之在母腹中时，其母有所大惊，气上而不下，精气并居，故令子发为颠疾也。"所以，孕妇应当精神内守，情绪稳定，喜怒哀乐适可而止，避免强烈的精神刺激，才能安养胎儿。历代医家提出孕妇在妊娠期保持情绪安定，心态平和，可以聆听优美的音乐，不仅可以陶冶自己的情操，更有利于胎儿的健康成长。现代研究表明，胎儿具有听觉、感知和反应的能力，胎儿可以对音乐产生反应。现代已经推广胎教音乐的实际应用。

7. 谨慎用药

孕妇生病固然应当用药治疗，但要适可而止。我国历来主张对孕妇用药要相当谨慎，无病不可妄投药物，有病也要谨慎用药，中病即止。古人提出妊娠禁忌中药分为三大类：①毒性类药物，如水银、乌头、附子、硫黄、蜈蚣、斑蝥等等；②破血药类，如水蛭、麝香、瞿麦等；③攻逐类药物，如巴豆、大戟、芫花、牵牛子等。这些药物用于妊妇，可能引起中毒，损伤胎儿，造成胚胎早期死亡或致残、致畸。

现代各种化学合成药物的大量应用，尤其是多种抗生素如四环素类、卡那霉素，激素如黄体酮、可的松等都有可能损伤胎儿。

（二）新生儿期保健

小儿刚出生，气血未充，脏腑娇嫩，需要悉心照顾。新生儿期的发病率和死亡率均为一生最高峰，因此，新生儿期的保健值得我们高度重视。

1. 出生时的护理

（1）口腔、黏膜护理　小儿出生时，必须立刻做好体表的皮肤黏膜的清洁工作。用消毒纱布轻轻拭去新生儿口中的污物，包括羊水、污血、胎粪等，以免小儿啼哭咽入腹内。另外，我们需将眼睛、耳朵中的污物也轻轻拭去。皮肤褶皱及二阴前后也应用消毒纱布轻轻擦拭干净。

（2）脐带护理　新生儿娩出 1～2 分钟，就要将脐带结扎剪断，处理的过程必须是无菌操作。若在特殊情况下未能保证无菌操作，应该在 24 小时以内进行重新消毒、处理脐带的残端，防止感染及脐风。断脐以后需要护脐。脐部应保持清洁干燥，在此期间切记勿让脐部被污物浸湿，避免脐部污染，预防脐风、脐湿、脐疮等疾病。

（3）生后开乳　产妇分娩以后，提倡母婴同室，给予爱抚。生产后应及早让小儿吸吮乳头，鼓励母亲按需哺乳。早期开乳有利于促进母乳分泌，对哺乳成功可以起到重要作用，同时也可以使新生儿早期得到乳汁滋养。

2. 居家保健

小儿刚出生时，必须注意保暖，室温最好控制在 20℃～22℃，相对湿度 55%，在寒冷季节我们可以采用暖气，热水袋等保暖方法。新生儿衣服应柔软、宽松、易换洗。新生儿尿布的选择也应该柔软、吸水性强，勤换洗，不应在尿布外加用塑料布包裹。新生儿次日洗澡，洗澡水要用开水，待温度将至比小儿体温略高时使用，也可以在浴汤中加入 1 枚胆汁来帮助解毒。洗浴时将小儿托于左前臂，右手用纱布蘸水后轻轻擦拭小儿体表。不要将小儿直接没入水中，以免浸湿脐部。洗完后可在新生儿体表涂少许消毒的鱼肝油。第三天给小儿洗浴，称为"三朝浴儿"，皮肤褶皱潮湿处扑上松花粉或滑石粉。洗浴时动作要轻柔，防止感受风寒。另外，我们要做好新生儿疾病筛查和计划免疫工作，新生儿用药也需非常谨慎。

（三）婴儿期保健

度过新生儿期，婴儿的适应能力大大增强。婴儿期生长发育特别迅速，营养需要量增加，但消化功能尚不成熟，故易发生消化紊乱和营养缺乏性疾病。婴儿期保健，需做好喂养、护养和预防接种等工作。

1. 婴儿喂养

婴儿期我们提倡母乳喂养，并及时添加辅食。喂养方法的详细论述在我们小儿喂养方法中已经阐述，可以参照其进行小儿喂养。

2. 婴儿护养

婴儿期间脏腑气血未充，生长发育迅速，必须根据儿童这一时期的生理特点安排起居作息。在这一时期，要经常带孩子到户外活动，既能沐浴阳光，又能呼吸新鲜空气，才能提高孩子的免疫力，增强体质。婴儿的衣着不可过紧，过紧会妨碍气血流通，影响生长发育。婴儿的衣服不能过暖，《诸病源候论·养小儿候》中记载："小儿始生，肌肤未成，不可暖衣，暖衣则令筋骨软弱。"另外，婴儿要保证充足的睡眠，在哺乳、玩耍等安排上，注意使之养成白天以活动为主，夜间睡眠为主的作息习惯。婴儿期是感知觉发育的重要时期，视听觉及其分辨能力迅速提高，要结合生活的实践，教育、训练他们的感知觉的发展。婴儿也要注意精神调摄，《小儿病源方论·养子十法》中说："勿令忽见非常之物。小儿忽见非常之物，或见未识之人，或鸡鸣犬吠，或见牛马等兽，或嬉戏惊触，或闻大声，因而作搐者，缘心气乘虚而精神中散故也。"

3. 预防接种

婴儿期脏腑娇嫩，抵御外邪的能力较弱，易发生脾胃疾病、肺系疾病及传染病。在这一时期，要定期进行体格检查，早期发现生长发育异常、营养缺铁性贫血等疾病。要调节乳食，培养良好的饮食习惯，注意饮食卫生，降低脾胃疾病的发病率。婴儿时期必须按照我国卫计委制订的全国计划免疫工作条例规定的计划完成免疫程序，为1岁以内的婴儿完成预防接种的基础免疫。

（四）幼儿期保健

进入幼儿期，小儿的活动能力逐步增强，体格生长，智力发育，但仍易于发病，需要做好保健工作。

1. 饮食保健

幼儿期处于以乳食为主转变为普通饮食为主的时期，但此期幼儿的咀嚼功能较差，食物宜选择软、烂、碎，《小儿病源方论·养子调摄》："养子若要无病，在乎摄养调和。吃热、吃软、吃少、则不病；吃冷、吃硬、吃多、则生病。"食物品种要多样化，以谷类为主食，每天还可以配合 1 ~ 2 杯牛奶或豆浆，同时配合鱼、肉、蛋、奶、豆制品、蔬菜、水果等多种食物，要求荤素搭配得当，如《素问·脏气法时论》中论述到："五谷为养，五果为助，五畜为益，五菜为充，气味合而服之，以补精益气。"每天 3 次正餐，外加 1 ~ 2 次小点心。要努力培养孩子良好的饮食习惯，按时进餐，相对定量，少吃零食，不挑食，不偏食，《景岳全书·小儿则》说："小儿饮食有任意偏好者，无不致病。"另外，在这一时期，应训练幼儿正确使用餐具并能独立进餐的技能。这一时期生长发育较快，既能够满足生长发育所需营养的同时也应注意幼儿食积导致的疾病。

2. 起居保健

幼儿这一时期学会走路，学走路时要由成人牵着走，防止跌跤，但也应给孩子保留一定的自主活动的空间，引导孩子的动作发育，与此同时，手的精细活动也逐渐发展起来，学会做游戏玩玩具。在日常生活中，结合幼儿的年龄特点，培养其养成良好的生活习惯。每天保证充足的睡眠时间，从 14 小时减少到 12 小时，夜间睡觉为主，白天午睡时间为 1.5 ~ 2.5 个小时。孩子 1 岁时培养孩子坐盆排尿，1.5 岁去掉尿布，夜间按时叫醒小儿坐盆小便，平时在孩子大小便时观察其表情，使小儿早日能够自己控制大小便，这一时期乳牙出齐，3 岁开始要培养孩子睡前和晨起刷牙漱口的好习惯，逐渐教会孩子自己洗手洗脚，穿脱简单的衣服。在日常交流中，我们通过对话、讲故事等方式促进幼儿语言和大脑运动能力的发育。关于衣着方面，遵循《小儿病源论方·养子十法中》提出的四要原则：一要背暖，二要肚暖，三要足暖，四要头凉。在《小儿卫生总微论方·慎护论》中说："凡儿常令薄衣。……薄衣之法，当从秋习之，若至来春稍暖，须渐减其衣，不可便行卒减。"《活幼口议·小儿常安》说："四时欲得小儿安，常要一分饥与寒。"以上这些都是古代医家总结出的有效的育儿经验。

3. 疾病预防

幼儿生活范围扩大，患病概率增加。在日常生活中家长要耐心教育，养成良好的生活习惯，例如饭前便后要洗手，过期食品不能吃，衣服被褥经常换洗等。此期易患肺系疾病、脾系疾病，要防外感、调饮食、讲卫生等，才能减少发病。还要继续按计划接种疫苗，预防传染病。此期幼儿好奇心加强，但识别危险的能力差，家长应注意在日常生活中要防止异物吸入、触电、烫伤等意外事故的发生。如《育婴家秘·鞠养以慎其疾四》中说道："小儿玩弄嬉戏，……勿使之弄刀剑，含铜铁，近水火。"

（五）学龄前期保健

学龄前期儿童活动能力较强，随着体质的增强发病率明显下降，但我们也要根据这一时期的特点，做好保健工作，保障儿童身心健康成长。

1. 体格保健

在这一时期，小儿一般都进入幼儿园，要加强体格锻炼，来增强小儿体质。在幼儿园中，有各种设备供孩子活动，但此期安排适合该年龄段孩子锻炼的项目，如跳绳、跳舞及小组竞赛等，活动和锻炼轮换安排，要保证每天有一定时间的户外活动，接受阳光照射和呼吸新鲜空气。

2. 早期教育

学龄前期儿童好学好问，家长与保育人员应耐心回答孩子的提问。按照该年龄段智力发育的特点，安排合适的教育方法和内容。培养良好的学习习惯，使之具有良好的心理素质。这一时期孩子进入幼儿园学习，幼儿园有规范的学前教育，包括课堂教学和游戏互动，在教育过程中，我们应家庭和幼儿园教育相结合，家庭可以通过家长给孩子讲故事，看电视节目，以及接触周围的人和物，可以带孩子多外出，去动物园或植物园游览等多种方式，这些让孩子能够多看，多听、多问、多见，更好地促进孩子智力的发育。但需注意的是，不能强迫孩子过早地接受正规的文化学习，违背教育规律，造成不良后果。

3. 预防疾病

这一时期的儿童发病率降低，我们要利用这一时期孩子体质增强的时机，尽可能根治某些疾病，对幼儿期患病未愈的孩子要抓紧时间调治。例如对反复呼吸道感染儿童辨证调补，改善其体质，减少发病次数；哮喘缓解期扶助正气，控制发作；厌食的孩子，调节脾胃，调节饮食，增进食欲；疳证患儿通过饮食和中药或推拿兼施，健脾开胃，促进孩子生长发育。这一时期仍要调节饮食，避免意外、讲究卫生。

（六）学龄期

进入学龄期，孩子已经到了入学的年龄，生活节律和需求都发生了较大的变化。学龄期的保健主要是保障身心健康，促进儿童的全面发展。

1. 全面发展

学龄期儿童处于生长发育的重要阶段，学校和家庭共同承担着教育的任务。家长和老师要言传身教，通过自己的言行举止来引导孩子，实施正确的教育方法，培养孩子良好的学习习惯，既不能娇生惯养，姑息放纵，也不能操之过急、打骂逼迫。在孩子学习之余，要保证孩子自由时间，学习孩子感兴趣的东西，促进其创造性思维的发展。学校要减轻孩子过重的学习负担，加强素质教育，培养儿童成为德、智、体、美、劳全面发展的人才。

2. 疾病预防

对这一时期的好发疾病，加以防治。近些年来，小学生近视，龋齿发病逐年增多，所以有必要加强眼睛和口腔的保健，根治慢性口腔的病灶。在学习时应端正坐姿，保护用眼，配合眼保健操的锻炼；另外，养成饭后漱口，早晚刷牙的良好习惯，保持口腔卫生。一些免疫性疾病例如哮喘、风湿热、过敏性紫癜、肾病综合征等在这一时期发病率较高，要预防和及时治疗各种感染、避开污染环境、避免过敏原，减少发病。这一时期要保证孩子有充足的营养和休息，注意观察情绪和行为的变化，避免思想过度紧张，减少精神行为障碍的发生。注意法制教育，学习交通规则，防范意外事故的发生。

（七）青春期

青春期是孩子的一个特殊时期。青春期肾气充盛，进入第二次生长发育的高峰，在生理和心理发生很大的变化，保健工作也有专门的要求。做好青春期的保健，对于顺利完成从儿童向成人过渡，并能够身心健康地走向社会，有着重要的意义。

1. 生理保健

青春期女孩会出现月经来潮，男孩发生遗精，家长应教会孩子如何正确处理。生长发育出现的第二次高峰，要保证充足的营养、足够的休息和必要的锻炼。在这一时期既要好好学习文化知识，也要提高自己的动手能力，手脑并用，劳逸结合，才会得到全面的发展。对于这一时期好发的疾病，如甲状腺肿、痛经、月经不调等，要及时检查、发现和治疗。

2. 心理保健

青春期神经内分泌调节不够稳定，常引起心理、精神、行为等方面的不稳定。要根据其生理、心理特点，加强教育，给予心理疏导，普及青春期保健知识，包括生理知识，使之能够认识自我，正确对待和处理青春期出现的变化；认识社会，适应社会，正确处理好人际关系；培养良好的思想素质，学好文化知识，使自己能够很好地融入社会，成为社会的有用之才。

第四节　小儿生理病理特点

小儿自出生到成人，始终处于不断生长发育过程中，年龄越小生长发育越快。小儿无论在形体、生理方面，还是在病因、病理及其他方面，都与成人有着显著的不同，历代医家对此论述非常多，归纳起来生理方面主要表现为脏腑娇嫩，形气未充；生机勃勃，发育迅速。病理方面主要表现为发病容易，传变迅速；脏气清灵，易趋康复。因此，了解和掌握小儿的生理病理特点，对于指导儿童保健和疾病预防，有着重要意义。

一、生理特点

（一）脏腑娇嫩，形气未充

脏腑，即五脏六腑；娇嫩，指小儿脏腑组织发育尚不完全，柔弱脆薄，对外界环境适应能力弱，易受到外邪的侵袭；形，指形体结构、四肢百骸、气血津液等；气，指脏腑的生理功能；充，充实旺盛。脏腑娇嫩，形气未充具体概括为机体脏腑的形态结构都未成熟、各种生理功能尚未健全，五脏六腑之气都相对不足。脏腑柔弱，对病邪侵袭、药物攻伐的抵抗和耐受能力都较低。例如，小儿与成人相比易于感受风寒或风热邪气，出现发热、咳嗽、鼻塞流涕等症状；又如小儿使用攻伐之品，与成人相比用量小、禁忌较多。小儿形、气均未充盛，人体的各种生命现象还不能完全表达出来，例如，小儿语言能力的发育、行为能力的发育等都比成人差一些，生殖能力到青春期才会逐步完善等。

脏腑功能成熟完善的根本动力在于肾气的生发，肾气的生发能够推动小儿的生长发育。在《素问·上古天真论》中有这样的描述："女子七岁，肾气盛，齿更发长；二七而天癸至，任脉通，太冲脉盛，月事以时下，故有子；……丈夫八岁，肾气实，发长齿更；二八，肾气盛，天癸至，精气溢泻，阴阳和，故能有子。"小儿的脏腑功能处于"娇嫩""未充"的阶段，这种脏腑功能的"娇嫩"与"未充"，都需要在肾气的生发、推动下，随着小儿年龄的不断增长，到女子"二七"（14 岁左右）、男子"二八"（16 岁左右）才能逐渐成熟和完善起来。肾气包括寓于肾中的元阴和元阳，禀赋与先天并赖于后天水谷精微物质之气的不断充养，因而，孩子自身就必须在小儿成长过程中逐渐得到充盛。

小儿的脏腑娇嫩，虽然是指小儿五脏六腑的形与气皆属不足，但尤其以肺、脾、肾三脏不足最为突出。这一方面是由于小儿出生后肺、脾、肾三脏成而未全，全而未壮所导致的；另外一方面小儿为了维持正常的生理活动，并且处于生长发育阶段，必须满足这一特殊的需求。所以，小儿对肾气的生发、肺气的宣发、脾气的运化功能状况要求得更高。因此，相对于小儿生长发育的需求来说，肺、脾、肾会出现不足，表现出肺脏娇嫩、脾常不足、肾常虚的特点。

小儿形气未充，常常表现为五脏六腑的功能状况不稳定。例如，肺主气，司呼吸，小儿肺脏娇嫩，会表现为呼吸频率快，呼吸不均匀或容易出现感冒、咳嗽等病证；脾主运化，小儿脾常不足，表现为消化吸收能力较弱，所以要摄入软而易消化的食物，要饮食有节、有常，否则会出现食积、呕吐、泄泻；肾藏精，主水液代谢，小儿常肾虚，表现为肾气未充，青春期以前的女孩没有月经，男孩没有遗精，婴幼儿则表现为二便不能自控或自控能力较弱。心主血脉，主神明，小儿心气未充、心神未定，表现为脉数，易受到惊吓，思维和行为的约束能力较差；肝主疏泄、主风，小儿肝气未实，经筋刚柔未济，表现为好动、易发生抽风、惊惕等病。

清代医家吴鞠通将小儿的生理特点概括为"稚阳未充，稚阴未长"。这里的"阳"是指脏腑的各种生理功能；"阴"是指机体的精、血、津液及脏腑、筋骨、血脉、肌肤等有形之质。稚阴稚阳理论进一步阐述了小儿时期的机体无论在形体上，还是生理功能方面，都处于相对不足的状态，是处在不断的生长发育过程中的，逐渐趋向成熟和完善。

（二）生机蓬勃，发育迅速

虽然小儿脏腑娇嫩，行气未充，但小儿的机体无论在形态结构上，还是在生理功能上，都在迅猛地向成熟方面发展。例如小儿身长、头围、胸围会随着年龄的增加而增长，小儿的语言、思维、动作随着年龄的增长而迅速地提高。小儿的年龄越小，这种蓬勃的生机就越明显。我国现存最早的儿科专著《颅囟经·脉法》中说道："凡孩子三岁以下，呼为纯阳"，将小儿这种生机勃勃、发育迅速的生理特点概括为"纯阳"。这里的"纯"指小儿先天禀赋的元阴元阳未曾消耗，"阳"指小儿的生命活力，犹如旭日之初生，草木之方萌，蒸蒸日上，欣欣向荣。对于小儿为"纯阳"之体的理解，历代医家不尽一致。《宣明论方·小儿门》中论述："大概小儿病者纯阳，热多冷少也。"在《医学正传·小儿科》中说："夫小儿八岁以前曰纯阳，盖其真水未旺，心火已炎。"《幼科要略·总论》中论述到："襁褓小儿，体属纯阳，所患热病最多。"上述医家多从小儿病理角度对"纯阳"进行了阐述。但是，从《颅囟经·脉法》的原文，结合小儿的生长发育过程来看，我们应当从小儿的生理方面去认识，理解为生机蓬勃、发育迅速。若将小儿的"纯阳"之体理解为病理上的阳亢阴亏或有阳无阴则是不恰当或不准确的。

二、病理特点

（一）发病容易，传变迅速

小儿脏腑娇嫩，形气未充和稚阴稚阳的生理特点决定了小儿体质虚弱，抵御外邪的能力差，抗病能力差，容易被外邪所伤，会出现病情多变而传变迅速的特点。

小儿发病容易，主要表现在肺脾肾系疾病及传染病等方面。由于小儿寒暖不能自调，乳食不能自节，一旦护养失宜，在外易为六淫所侵，在内易为饮食所伤，故临床上多以肺、脾、肾系疾病为主。

肺本为娇脏，主皮毛，而小儿肺脏娇嫩、卫外不固，易受到邪气的侵犯。肺主宣发，主一身之表，小儿肺气宣发的功能还不完善，腠理的开阖、固表抗邪的能力较弱；肺主呼吸，主一身之气，小儿肺气肃降的功能尚不完全，"治节"一身之气的功能还不健全；小儿自己调节冷暖的功能差，或因家长护养不当，致使小儿易受到外邪的侵袭。因此，六淫之邪，无论是从口鼻而入，还是从皮毛而入，均易先侵犯于肺，易引起感冒、咳嗽、哮喘、肺炎喘咳等肺系疾病，使肺系疾患成为儿科发病率最高的一类疾病。

脾常不足，脾为后天之本，气血生化之源。小儿脾常不足，包括脾之体成而未全，脾之气全而未壮，因此由于家长喂养不当、小儿饮食不节，出现受纳、腐熟、转化精微物质等方面的异常。脾为后天之本，气血生化之源，小儿处于快速生长发育的阶段，需要为小儿迅速生长发育提供物质基础。小儿的脾胃功能状态常常与小儿的生长发育的需求不相适应，所以，由于乳食失节、食物不洁、脾运失健等因素造成小儿出现腹痛、泄泻、积滞、呕吐、厌食等脾胃系统的疾病，加之小儿肝常有余，脾受到肝的抑制，所以容易发生消化系统的疾病，其发病率在儿科仅次于肺系疾患而居第二位。

小儿"肾常虚"，主要针对小儿"气血未充，肾气未固"而言。肾为先天之本，元阴元阳之府，肾藏精，主骨，生髓。肾的功能对身形尚未长大，多种生理功能尚未成熟的小儿更为重要，直接关系到小儿脑髓、骨骼、耳、发、齿等的形成与发育，关乎小儿的生长发育和后期性功能成熟。因此，临床中多能见到肾精失充的疾病，例如小儿的五迟、五软、解颅、遗尿、水肿等疾病。

小儿抗邪御邪能力较弱，易受各种时邪疫毒的侵袭。邪从口入，脾胃受到邪气侵袭，会出现痢疾、霍乱、肝炎等传染病；邪从鼻入，肺受侵袭，会出现流行性腮腺炎、麻疹、水痘等传染病。传染病一旦发生，在儿童中极易流传。

小儿的另外一方面的病理特点表现为"心常有余"，小儿阴常不足，木火同气，心肝之后易亢。肾阴之水不足，水不制火，心少克制，心火易炎，因此小儿心气旺盛有余，预示着小儿容易出现心火亢盛，心火上炎的证候，例如心惊。除此之外，小儿还表现为"肝常有余"，肝主人体生发之气，肝气生发制五脏俱荣。小儿生机蓬勃，精气未充，肝阳易旺，肝风易动，小儿在生理上肝气未充，病理上易感外邪、外邪极易火化，因此，易见伤肝引动肝风的病证。

传变迅速，指小儿在疾病的过程中容易发生寒热虚实的转化，即易虚易实，易寒易热。虚实是指小儿机体正气的强弱与导致疾病的邪气盛衰状况。小儿患病，病之初常见邪气呈盛势的实证，但是由于小儿正气已受到伤害而出现虚证，可以迅速出现正气受损的虚证和虚实夹杂之证。例如小儿的腹泻，起病大多由于乳食不节或湿热邪气所致，小儿可出现腹胀、腹痛、发热吐泻、舌苔厚腻等，属于实热之证；如果治疗不及时或不恰当，邪毒枭张，正不敌邪，则易迅速出现气阴两伤或阴竭阳脱之证。又如小儿不慎感受风寒之邪而出现感冒，感冒会迅速发展为肺炎喘嗽，皆属于实证；如果此时邪热炽盛，正气不支，可以产生正虚邪陷、心阳虚衰的虚证，或夹有气滞血瘀的虚实夹杂之证。例如面色苍白、紫绀，四肢不温或厥冷等症状，出现本证病情危重，应予中西医结合抢救治疗。寒热是指两种不同性质的证候属性。由于小儿"稚阴未长"，故易出现阴伤阳亢，表现为热证；又由于小儿"稚阳未充"，故易出现阳气虚衰，表现为寒证。小儿的易寒易热常常和易虚易实交错出现，形成寒证、热证迅速或转化为兼夹。例如小儿风寒外束的寒实证，易转化为外寒里热，甚至邪热入里化热的实热证，也易于转化成阳气虚衰的虚寒证，或阴伤内热的虚热证等。

（二）脏气清灵，易趋康复

与成人相比，小儿的机体生机勃勃，脏气清灵，随拨随应，对各种治疗反应灵敏；并且小儿宿疾较少，病情单一，不受七情影响，所以在患病后较易恢复。正如张景岳在《景岳全书·小儿则》中阐述："其脏器清灵，随拨随应，但能确其得本而撮取之，则一药可愈，非若男妇损伤，积痼痴者之比。"对于儿科的轻症，我们要有信心治愈，即使出现危重症候，只要积极治疗，抢救及时，预后往往较好。

第五节　小儿推拿治疗概要

小儿推拿是建立在祖国医学整体观念基础上，以阴阳五行、脏腑经络为指导，通过运用特定手法作用于小儿特定部位，来调整小儿脏腑、气血、经络功能，达到防病治病目的的一种外治法。

一、小儿推拿的特点

（一）整体调理，注重辨证

小儿推拿疗法是把小儿机体看作是一个有机的整体，在诊疗疾病过程中十分重视整体的调理。在《小儿推拿广义》中的"五经"理论认为，小儿是一个对立统一的整体，"小儿百脉汇于两掌"，手掌也可以看成是一个整体的缩影，全身各个脏腑组织间受滞的气血得以流畅，人体的各种机能得以恢复与增强。另外，小儿推拿尤为重视辨证论治。小儿推拿辨证是在四诊和八纲辨证指导下进行的。在四诊中，小儿不会说话，较大患儿虽能言语但往往不能将病情确切的讲清楚，因此问诊是间接的；婴儿气血未充，经脉未盛，脉象难凭；闻诊虽能反应一些情况，但不够全面；而望诊不受条件的限制，反映的病情比较客观，特别是小儿指纹的望诊，有较高的临床诊断价值。例如《小儿推拿广义》中将腹痛辨证为：热腹痛、寒腹痛、气滞食积腹痛、冷气心痛等，分别记载了不同类型腹痛的推拿治疗取穴以及操作方法。

（二）特定穴位，讲究配伍

小儿在临床上以阳证、热证、实证为多见，所以在推拿治疗上常以解表（推坎宫、拿风池、推攒竹、推太阳等）、清热（推脊、清天河水、退六腑等）、消导（清大肠、推脾经、揉中脘、揉扳门、揉天枢等）为主。小儿推拿的穴位多数为小儿特定穴，这些穴位大多集中在头面部和上肢部，且穴位不仅是点状的，而且还有线状的和面状的。点状的穴位如精宁、小天心、威灵等；线状的如前臂的三关穴和六腑穴；面状的穴位如指面部的脾土、肺金、心火、肝木、肾水等。特定穴的点、线、面状及分布特色，更能反映推拿手法治病的特点古籍中所载小儿推拿特定穴近300个。在《幼科推拿秘书》中记载："某病症，以某穴为主，则众手该用者在前，而此主穴，多用功夫，从其重也。盖穴君臣，推有缓急，"提出小儿推拿在临床应用过程中对于穴位配伍的重视。

（三）操作简便，疗效显著

在推拿手法方面，强调以轻柔着实为主，要求轻快柔和，平稳着实，适达病所，形成按、摩、掐、揉、推、运、搓、摇小儿推拿八法为主的一整套小儿推拿手法和复试手法。小儿推拿手法练习的方法很多，但小儿手法练习以进行人体操作为主，大多数可以参考成人推拿的练习方法。小儿推拿的手法操作时间一般来说以推法和揉法次数最多，而摩法时间较长，掐法则比较重、快、少，在掐后我们常常继续用揉法，而按法和揉法通常会配合应用掐、拿、捏等较强刺激手法，一般应放在最后操作，以免刺激过大、过强，使孩子哭闹，影响以后的操作治疗。小儿易于接受，治疗范围较广，加上"小儿脏器清灵，随拨随应"，小儿推拿疗法具有疏通气血，调理脏腑，平衡阴阳的功用，经过长期的临床验证，其显著的疗效已经深入人心。

（四）能治能防，便于推广

小儿推拿疗法临床治疗范围广泛，在疾病预防及日常生活保健方面的能力也不容忽视。如"摩腹""捏脊"等在日常生活中在一定程度上已经被广泛应用，深受小儿家属的欢迎。在促进小儿的生长发育、增强免疫力等方面的保健作用为大家所熟知，若能够进一步宣传推广，相信对于广大小儿的健康将有很大的帮助。

二、小儿推拿操作顺序及补泻原则

小儿推拿操作顺序有三种方法：①先头面后四肢。先推头面部穴位，再胸腹腰背，最后为下肢；②先主穴，后配穴；③先配穴，后主穴。无论采用哪种方法，应该先运用轻柔手法（如摩、揉、运等），像掐、捏、拿、捣等强刺激手，除急救外，都应放到最后操作，以免引起患儿哭闹，影响操作进行和治疗效果。另外，上肢部穴位，无论男女，可根据操作者的习惯和方便情况选左手或右手，一般选一侧即可。小儿推拿操作的时间长短和顺序，根据病情和患儿体质而定。例如胃热呕吐，可以先推颈项部天柱骨，再推上肢板门、清大肠等。

小儿推拿所使用的穴位，根据其手法操作可以分为直线、旋转及垂直方向，可根据操作方向来决定补泻顺序。

（一）直线方向

主要是应用推、捏等法施于直线状穴位。总的补泻原则为：向心方向推为补法，离心方向为泻法，来回推为平补平泻。有些非特定穴在经络线上，它们共同的补泻原则是：顺经方向推为补，逆经方向推为泻，来回推为平补平泻。

（二）旋转方向

多用于揉、运、摩等手法，施于面、点状穴位。总的补泻原则是：顺时针方向旋转为补，逆时针方向旋转为泻，双向旋转为平补平泻。如果是左右对称的两个穴位时，其补泻原则为：向内旋转为补，向外旋转为泻，双向旋转为平补平泻。

（三）垂直方向

多用于按、掐、拿等手法，施于点状穴位。其补泻原则以手法的轻重定补泻，重手法为泻法，轻手法为补法，不轻不重为平补平泻。

三、小儿推拿适应证和禁忌证

（一）适应证

小儿推拿适应的对象为 6 岁以下的小儿，尤其适用于半岁至 3 岁的婴幼儿。小儿推拿的适用证较广，常用于腹泻、呕吐、腹痛、消化不良、疳积、感冒、咳嗽、发热、哮喘、支气管炎、小儿斜颈、近视、夜啼、惊风、湿疹、咽炎、肥胖、少食厌食、佝偻病、盗汗、脱肛、跌打损伤等治疗，也可用于小儿预防和保健。

（二）禁忌证

虽然小儿推拿操作安全，适用证广泛，效果良好，但也有一些不宜推拿的禁忌证应给予注意。

1. 各种皮肤病患处以及皮肤有破损处（如皮肤发生烧伤、烫伤、擦伤、裂伤及生有疥疮者）、皮肤炎症、脓肿、不明包块及有伤口瘢痕者，局部不宜推拿。

2. 某些急性感染性疾病，如蜂窝组织炎、骨结核、骨髓炎、丹毒等患者不宜推拿。

3. 骨与关节结核和化脓性关节炎局部应避免推拿，由于可能存在恶性肿瘤、外伤、骨折、骨头脱位等疾病。

4. 某种急性传染病，如急性病毒性肝炎、肺结核病、水痘、猩红热、梅毒等。

5. 有出血倾向的疾病，如再生障碍性贫血、血友病、过敏性紫癜、血小板减少性紫癜、白血病等，手法刺激可导致出血或加重出血倾向。

6. 严重心脏病、肝病，肾脏病及肺脏病患者及精神病患者，慎推拿。

7. 症状严重但诊断不明确者慎用。

小儿疾病的病理特点决定了小儿发病容易、传变迅速，治疗不当或不及时会影响疾病的预后转归，故推拿疗法应由专业医师执行，且必要时需配合内治法协同治疗。

四、小儿推拿注意事项

（一）推拿室要求。给小儿推拿时，应选择避风、避强光、噪音小的地方；室内应保持清静、整洁，空气清新、温度适宜。房间保持空气流通，尽量减少或避免闲杂人员走动。推拿后注意避风，忌食生冷、油腻之品。

（二）医者要求。推拿时医者要保持双手清洁，摘去戒指、手镯等饰物，以免影响推拿操作。指甲要常修剪，刚剪过的指甲，一定要用指甲锉锉平，保持指甲圆滑，以免伤及小儿肌肤。冬季推拿时双手宜暖，避免小儿因此着凉加重病情。医者态度应和蔼，有耐心，认真操作，应随时观察小儿反应。

（三）小儿要求。小儿在过饥或过饱时，均不利于按摩疗效的发挥，宜在饭后 1 个小时进行。在小儿哭闹之时，要先安抚好小儿的情绪，再进行推拿。推拿时小儿的体位原则上以小儿舒适为宜，消除其恐惧感，同时还要便于医者操作。

（四）小儿推拿时配合介质使用。小儿皮肤娇嫩，按摩时切勿擦破小儿皮肤。家庭推拿一般可使用按摩油或爽身粉等介质，以防推拿时皮肤破损，还能够提高治疗效果。

（五）推拿时间。一般情况下，小儿推拿一次总的时间为 10 ~ 20 分钟。但是由于病情和小儿年龄的不同，在推拿次数和时间上也有一定的差别。年龄大、病情重，推拿次数多，时间长。反之，次数少，时间短。一般每日治疗 1 次，高热等急重症每日治疗 2 次。需长时间治疗的慢性病 7 天至 10 天为 1 个疗程。一个疗程结束后，可休息数日，然后进行下一个疗程的治疗。做保健性按摩，针对不同的系统，可以进行每日 1 次或隔日 1 次的规律性按摩。推拿时穴位可以相对治疗时少取，刺激程度略低，时间可以保持在 15 分钟左右。

（六）上肢部穴位习惯只推一侧，没有男女之分。其他部位的双侧穴位，两侧均可治疗。

（七）小儿推拿手法的基本要求是：均匀、柔和、轻快、持久。

（八）每次给孩子推拿最好只针对一个毛病，如果保健和治疗的目的太多、推拿的穴位太杂，会影响最终的治疗效果。

（九）小儿推拿治疗前，必须有明确的诊断。如果家长不肯定，请先送医院就诊。小儿疾病，瞬息万变、刻不容缓，请家长不要疏忽大意。

（十）每次推拿治疗完一个患儿后，医生都要认真清洗双手，保持洁净，避免交叉感染的发生。

五、小儿推拿介质选择

推拿介质是指在推拿施术穴位的皮肤涂敷不同剂型的润滑剂。介质能发挥推拿和药物的综合治疗作用，达到治疗疾病的目的，也能起到润滑、保护皮肤、使手法更加灵活自如。常用的一些介质有：

（一）生姜汁　取新鲜生姜适量，切碎，捣烂，取汁液应用。小儿在冬春季节常常使用，取其辛温，有发汗解表、温中健脾、助消化之功效，既能用于小儿风寒感冒，又可用于胃寒呕吐、腹泻之证。

（二）葱白汁　取新鲜葱白适量，切碎，捣烂，取汁应用。葱白能散在表之风寒，有发汗解表、散寒通阳之作用。主要用于小儿风寒感冒轻证，也可用于因寒凝气滞导致的小便不利。

（三）白酒　普通白酒或药酒均可。具有活血、通络、止痛之功效。用于手足拘挛、麻木、局部瘀血等病证。

（四）滑石粉　医用滑石粉或爽身粉均可。本品有润滑皮肤，干燥除湿的功效。对于婴幼儿及皮肤娇嫩者，一年四季均可应用。

（五）薄荷水　取新鲜薄荷叶或干薄荷叶（新鲜者最好），浸泡在适量的开水中，容器加盖存放 8 个小时后，去渣取汁应用。小儿在夏天炎热季节常用。因其有疏散风热、清利头目、透疹的作用，故可用于风热感冒或风热上犯导致的头痛、目赤、咽喉肿痛等，或痘疹初期隐隐不透，或麻疹将出之际，均可用薄荷水作介质。

（六）鸡蛋清　将生鸡蛋打一个小洞，然后倒置，取出渗出的蛋清使用。有清热除烦，消积导滞的功效。主要用于消化不良，热性病或久病后期烦躁失眠，手足心热等病证。

（七）冬青膏　由水杨酸甲酯（冬绿油）、凡士林、薄荷脑以及少量麝香配制，具有温经散寒，消肿止痛的作用，常用于小儿虚寒性腹泻，一切跌打损伤的肿胀、疼痛，以及陈旧性损伤和寒性痛证等。

（八）麻油　即食用麻油。可适用于小儿身体各部位推拿，具有润滑除燥的作用，也可以在使用刮法时，用（汤匙、刮痧板等）器具的边缘蘸油进行刮拭，刮至皮下出血，常用来治疗痧气。

（九）外用药酒　①根据病情需要，选用不同的中药浸泡高密度白酒数日以后可以使用。例如：生麻黄 20 克、桑枝 9 克、白芷 6 克、独活 3 克、羌活 3 克、防风 6 克、全虫 3 克、红花 15 克，用高度白酒 1500 毫升浸泡 2 周左右，取液备用。这一药酒可用于小儿麻痹后遗症和小儿肺炎的推拿治疗。②乳香 3 克、血竭 10 克、樟脑 6 克、深上漆 3 克、广木香 1 克、梅冰片 0.6 克、藏红花 3 克、生地 10 克，用上等白酒 1 公斤浸泡，取其液备用。应用于急性和慢性损伤。

（十）红花酒精　将 1 克红花浸入 100 毫升酒精中浸泡 2 周，取其汁液使用，有活血祛瘀的功效，主要用于穴位按摩或四肢酸痛。

（十一）其他　如冷水多用于退烧；樟脑酒多用于四肢肌肉酸痛；风油精多用于风热感冒；肉桂水多用于冬季畏寒体虚者。

第二章　诊法概要

第一节　四诊概要

中医诊断疾病的主要方法为望、闻、问、切。在临床中，我们应四诊合参，相互配合。但小儿的生理、病理特点、生长发育和病情反映与成人有别，且婴儿不会说话，有时较大的儿童虽会说话但不能准确地描述病情，加上就诊时常常啼哭，影响气息脉象，给诊断造成困难，所以，古代历代医家都重视望诊。

一、望诊

望诊是指医者运用视觉，对人体全身和局部的一切可见征象以及排出物等进行有目的地观察，以了解健康或疾病状态。望诊的主要内容包括整体望诊和分部望诊，整体望诊指望神色、望形态；分部望诊指审苗窍、辨斑疹、察二便、察指纹。

（一）望神色

指观察小儿的精神状态和面部气色。通过对小儿目光、神态、表情、反应、呼吸等各方面的综合观察，了解疾病的轻重及预后。凡精神振作、双目有神、表情活泼、呼吸均匀、反应灵敏均为气血调和，神气充沛的表现，即有神；反之，若精神委顿、双目无神、表情呆滞、面色晦暗、呼吸不匀、反应迟钝均为体弱有病之象，或病情比较严重。望面色可以了解脏腑气血的盛衰及邪气之所在，常用的面部诊断方法有五色主病和五部配五脏，其中五色主病是望面色诊断疾病的主要方法。

1. 五色主病

指按照面色红、白、黄、青、黑五种不同颜色的偏向表现来诊断疾病的方法。

面呈红色，多为热证。新生儿面色嫩红，或小儿白里透红，均为正常肤色。若面红耳赤、咽痛，为外感风热；若两颧潮红如妆、冷汗淋漓、面白肢冷为虚阳上越，阳气欲脱之象；午后两颧潮红、潮热，为阴虚内热，虚火上炎。

面呈白色，多为寒证、虚证。若面色惨白，四肢厥冷，多为阳气暴脱；面色少华、唇淡舌白，多为血虚；若面白浮肿为阳虚水泛，常见于阴水；若面色惨白，四肢厥冷多为滑泄吐利，阳气暴脱，可见于脱证。

面呈黄色，多为脾虚或有湿浊。若面色萎黄，形体消瘦主要为脾胃功能失调，常见于疳积；面目色黄而鲜明，为湿热内蕴之阳黄；面目黄而晦暗，为寒湿阻滞之阴黄；面黄无华、脐周疼痛，多为肠寄生虫。

面呈青色，主寒证、痛证、瘀证、惊痫。小儿面色呈青色，一般病情比较严重，应多加观察。若面唇青紫、呼吸急促为肺气郁闭，气血瘀阻；若面白带青、表情皱眉愁苦，多为里寒腹痛；面色青而晦暗，常见于惊风和癫痫发作之时。

面呈黑色，为寒证、痛证、瘀证、水饮证。若面色青黑、手足逆冷多为阴寒里证；面色青黑晦暗为肾气衰竭，不管新病久病，都属于危重症；若面色黑而晦暗，兼有腹痛，多为药物或食物中毒。

2. 五部配五脏

根据小儿面部不同部位出现的色泽变化，结合所属脏腑来推断病变部位和性质。五部指左腮、右腮、额上、鼻部、颏部。五脏与五部的关系及主病最早见于《小儿药证直诀·面上证》："左腮为肝，右腮为肺，额上为心，鼻为脾，颏为肾。"我们可以根据五部与五脏的对应关系，观察其面部色泽的变化，来推断疾病。

（二）望形态

指观察患儿的形体的强弱胖瘦和动静姿态，来推测疾病的变化。望小儿形体主要包括头颈、躯干、四肢、肌肤、毛发、指（趾）甲等，凡筋骨强健、肌丰肤润、毛发乌黑有光泽、姿态活泼者，是发育良好，健康的表现；反之，生长发育迟缓、筋骨软弱、机体消瘦、皮肤干枯、毛发萎黄、囟门迟闭、姿态呆滞者，为营养不良，多为有病的表现。如头发稀疏、囟门逾期不闭合，见于五迟；毛发枯黄，或容易脱落，均为气血亏虚的表现；肌肉松弛，皮色萎黄，多为厌食、偏食。动态望诊可以发现不同疾病常伴有不同的姿态。如小儿喜蜷卧者，多为腹痛；喜伏卧者，为乳食内积；咳逆鼻煽，胁肋凹陷如坑，呼吸急促，多为肺炎喘嗽；颈项强直，手指开合，四肢拘急抽搐，角弓反张，是为惊风。

（三）审苗窍

苗窍是指舌、目、鼻、口、耳及前后二阴。苗窍与脏腑关系密切，为五脏的外候，舌为心之苗，肝开窍于目，肺开窍于鼻，脾开窍于口，肾开窍于耳及前后二阴。脏腑出现病变，能在苗窍上有所表现，可了解其相关脏腑的病变。

1. 察舌　主要观察舌体、舌质和舌苔三个方面的变化。正常小儿舌体柔软、淡红润泽，伸缩自如，舌面有干湿适中的薄白苔。临床上望舌，要注意观察舌体、舌质、舌苔三方面的变化，并进行综合分析。

（1）舌体　如舌体胖嫩，舌边有齿痕，多为脾肾阳虚，或水的内停；舌体肿大，色泽青紫，多见于气血瘀滞；舌体强硬，多为热盛伤津；急性热病中出现舌体缩短，舌干绛红者，多为热盛伤津，经脉失养而挛缩；舌体肿大，板硬麻木，转动不灵活，甚至肿满塞口，称为木舌，主要是由于心脾积热，火热循经上行所致；舌下红肿突起，形如小舌，称为重舌，多为心脾火炽，上冲舌本所致；除此之外，在观察舌体状态的同时，应同时注意小儿伸舌的姿势，如舌伸出唇外，来回绊动，掉转不灵，称为弄舌，多为大病之后，心气不足，或为惊风先兆；舌吐唇外，缓缓收回，称吐舌，为心经有热所致；吐舌不收，心气将绝；如舌体不能伸出唇外，转动伸缩不灵活，语音不清楚，称为连舌；若时时舌舔口唇，导致口唇四周色红，或有脱屑，称为舔舌，多因脾经伏热所致。

（2）舌质　正常舌质为淡红色。舌质淡白，为气血亏虚；舌质红绛，有红刺，为温热病邪入营血；舌质红少苔，甚则干而无苔，为阴虚火旺；

舌质紫黯或紫红或有瘀点，为气血瘀滞；舌起粗大红刺，状如草莓，称为草莓舌，见于猩红热。

（3）舌苔　舌苔薄白苔为正常的舌苔。苔白为寒，苔黄为热，苔白腻为寒湿内滞，或有寒痰食积；苔黄腻为湿热内蕴，或乳食内停；舌苔厚腻垢浊不化，状如霉酱，伴有便秘者，为宿食内积，中焦气机阻滞；舌苔剥落，状如地图，经久不愈，为胃阴不足所致。热性病见剥落苔，多为阴伤津亏所致；另外，在观察舌苔时要注意询问是否吃过染苔的食物，例如牛奶、豆浆可使染成白苔；橘子、蛋黄、橙汁等可使苔色染为黄色；乌梅、黑巧克力等可使苔染为黑色等，均不能误认为是病苔，以免影响诊断和治疗。

2. 察目　正常小儿黑睛等圆，目珠灵活，目光有神，开阖自如。若两目呆滞，转动迟钝，多为肾精不足，或为惊风之前兆；眼睑浮肿，多为水肿；睡觉时眼睑张开而不闭，为脾虚气弱之露睛；上眼睑下垂不能提起，为气血两虚之睑废；白睛黄染，多为黄疸；目赤肿痛，多为风热上扰；瞳孔缩小或散大或不等大，多为病情危重。

3. 察鼻　主要观察鼻内分泌物和鼻形变化。鼻流清涕伴鼻塞，多为风寒感冒；鼻流黄涕为风热感冒；鼻孔干燥，为肺经燥热伤阴；鼻流鲜血，为肺热迫血行；鼻翼煽动，伴气急喘促，为肺气郁闭。

4. 察口　主要观察口唇、口腔黏膜、齿龈及咽喉。如口唇颜色淡白，多为气血不足；唇色红赤，为热邪。牙齿迟迟不出，多为肾气不足；牙龈肿痛，为胃火上炎。口腔黏膜淡白，为虚寒，色红为实热；口腔黏膜溃烂，为心脾积热之口疮；口内白屑成片，为鹅口疮；若两颊黏膜有针尖大小的白色小点，周围红晕，为麻疹黏膜斑。咽喉红肿，伴有发热、恶寒之象，为外感之象；咽喉微红，有白灰色假膜，不易拭去，多为白喉。

5. 察耳　主要观察耳的形状、颜色、分泌物及一些病证在耳部的特有症状。正常小儿耳壳丰厚，颜色红润，是先天肾气充沛的表现。若耳壳薄软，耳舟不清，多为先天肾气未充的证候。耳内流脓疼痛，多为肝胆火盛；以耳部为中心的腮部漫肿疼痛，为痄腮。

6. 察二阴　主要观察前后二阴的颜色和外观。前阴是指生殖器和尿道口，后阴是指肛门。常见的一些疾病为：男孩尿道口发红瘙痒，小便淋漓热痛，多为湿热下注；若阴囊松弛，多为体虚或发热；男孩阴囊不紧不松是肾气充盛的表现。若男孩出现阴囊松弛，多为体虚或发热；若阴囊中睾丸肿大透亮不红，为水疝；应囊中有物下坠，时大时小，上下可以移动，为小肠下坠之狐疝；阴囊水肿常见于阳虚阴水。女孩前阴部潮红灼热，多为湿热下注，但也需注意是否有蛲虫病。

小儿肛门潮湿红痛，多为尿布皮炎。肛门脱出为中气下陷导致的脱肛；肛门裂开出血，多因大便秘结，热迫大肠，肛门被撑裂所致。

（四）辨斑疹

斑疹均见于皮肤，斑，点大成片，不高出皮肤，摸之不碍手，压之不褪色；疹，点小量多，高出皮肤，摸之碍手，压之褪色。斑与疹在儿科多见于外感时行疾病，例如麻疹、幼儿急疹，猩红热等；也可见于杂病，如紫癜。

斑色鲜红，抚之不碍手，压之不褪色，多为热毒炽盛，病在营血；斑色紫黯，面色苍白，肢冷脉细，为气不摄血，血溢脉外。

疹细小如粟粒，潮热 3 ~ 4 天出疹，口腔黏膜出现麻疹黏膜斑为麻疹；皮疹细小，呈浅红色，身热不甚，常见于风疹；斑丘疹大小不一，如云出没，瘙痒难忍，常见于荨麻疹；肤红如锦，稠布疹点，身热，舌绛红如草莓，常见于猩红热。丘疹、疱疹、结痂并见，疱疹内有水液色清，为水痘。

（五）察二便

正常新生儿大便呈黏糊状，褐色，无臭气，日行 1 ~ 3 次。正常小儿大便的色黄并且干湿适中。若出现大便干结，为内有实热或阴虚内热；大便稀薄，夹有不消化的食物，为内伤乳食；大便稀薄，色黄秽臭，为肠腑湿热；下利清谷，洞泄不止，为脾肾阳虚；大便色泽灰白不黄，多为胆道阻滞；婴幼儿大便呈果酱色，伴有阵发性哭闹，多为肠套叠。

小便清澈量多，多为寒；小便色黄量少，多为热；尿色深黄，为湿热内蕴；黄褐如浓茶，多为湿热黄疸。尿色如洗肉水色或镜检红细胞增多者为尿血。大体鲜红为血热妄行，淡红色为气不摄血，红褐色为瘀热内结，暗红色为阴虚内热。

（六）察指纹

小儿指纹是指食指桡侧的浅表静脉，察指纹是中医对小儿疾病诊断的一种独特的方法，适用于 3 岁以下的小儿。指纹分三关，自虎口向指端，第一节为风关，第二节为气关，第三节为命关。察看小儿指纹时将小儿放于光亮处。正常的小儿指纹大多数淡紫隐隐而不显于风关以上。若发生疾病，指纹的浮沉、色泽、部位等会随着其发生变化。指纹的浮沉：浮沉主表里。指纹的色泽鲜红浮露，多为外感风寒；纹色淡红，多为内有虚寒；纹色紫红，多为邪热郁滞；纹色青紫，多为瘀热内结。指纹色淡，推之流畅，主气血亏虚；指纹色紫，推之滞涩，主实邪内滞，如积滞、痰湿等。纹在风关，病邪初入，病情轻浅；纹达气关，病邪入里，病情较重；纹进命关，病邪深入，病情加重；纹达指尖，称透关射甲，则病情危重。

察指纹时，应结合患儿无病时的指纹状况，以及患病后的证候表现，全面分析。当指纹与病证不相符时应当"舍纹从证"。病情轻者指纹的变化一般不显著，故也可以"舍纹从证"或"舍纹从脉"，不必拘泥。

二、闻诊

闻诊是医者用听觉和嗅觉来辅助诊断疾病的方法。儿科主要听小儿的啼哭、咳嗽、呼吸、语言等声音，而嗅气味包括小儿口中的气味及大小便、痰液、汗液、呕吐物等的气味。

（一）啼哭声

啼哭是小儿的一种语言，是新生儿的一种本能。小儿会用不同的啼哭声表达饥饿、饮水、睡觉或更换潮湿尿布，当这些需要被满足时哭声就会停止。若因饥饿引起的啼哭多绵长无力，口作吮吸状；腹痛引起的啼哭声音尖锐，时作时止；哭叫拒食并且伴有流涎烦躁，多为口疮；夜卧啼哭，睡眠不安，白天如常者为夜啼。一般来说，小儿啼哭洪亮为实证；哭声微细为虚证；哭声清亮和顺为正常或病情较轻；哭声尖锐或细弱无力为病情严重。

（二）呼吸声

正常小儿的呼吸均匀调和。若呼吸气粗有力，多为外感实证，肺蕴痰热；若呼吸急促，喉间哮鸣音，为痰壅气道，为哮喘；呼吸微弱及吸气如哭泣样，为肺气欲绝之状；呼吸急迫，甚则鼻煽，咳嗽频作者，是肺气郁闭；呼吸窘迫，面青不咳或呛咳，常为异物堵塞气道。

（三）咳嗽声

咳嗽是肺系疾病的主症之一，从咳嗽的声音和痰鸣音可以辨别出其表里寒热。若咳嗽轻扬，为外感风寒；干咳无痰或痰少而黏，多为燥邪犯肺；咳声清高，鼻塞声重，多为外感；咳嗽频繁，痰稠难咔，喉中痰鸣，多为肺蕴痰热，或肺气闭塞；连声咳嗽，夜咳为主，咳而呕吐，伴鸡鸣样回声为百日咳；咳声嘶哑如犬吠者，常见于白喉。

（四）语言声

正常小儿以清晰响亮为佳。语声嘶哑，多为外感；语声低弱，为气虚的表现；高声尖叫，多为剧痛所致；呻吟不休，多为身体不适；谵语妄言，声高有力，兼神志不清，为热闭心包；语言謇涩，多为温热病高热伤津，或痰浊蒙蔽心包。

（五）嗅气味

主要通过嗅口气，嗅大小便及呕吐物的气味来辨别疾病。如口气秽臭，多为肺胃积热，伤食积滞；口气血腥，多见于齿龈出血或肺胃出血；口气腐臭，兼吐浓痰带血，多属肺痈。大便酸臭，多因伤食；臭味不著，完谷不化，多为脾肾虚寒；小便气味臊臭，多为湿热下注；小便清长如水，多为脾肾阳虚。呕吐物酸腐，多因食滞化热；呕吐物臭秽如粪，多为肠结气阻，秽粪上逆所致。

三、问诊

问诊是采集病史的一种方法。由于婴幼儿不会讲话，主要向家长或保育员询问，年龄较大者，可自己陈述病情，儿科问诊要结合儿科的发病特点来询问。

（一）问年龄

询问年龄对疾病的诊断有重要意义，不同年龄的小儿往往有不同的疾病，另外，儿童的用药剂量和年龄有着紧密的关系。

问年龄要询问实足年龄，新生儿应问明出生的天数；2 岁以下的小儿应问明实足月龄；2 岁以上的小儿，应问明实足岁数及月数。

新生儿和乳儿易患鹅口疮、脐突、夜啼；1 周以内的新生儿易患胎黄、脐风、脐疮、苔湿等；6 个月以后的小儿易患麻疹；婴幼儿易患腹泻；一周岁左右的婴儿易患幼儿急疹等传染性疾病；学龄前小儿易患水痘、百日咳等传染性疾病；12 岁以后疾病谱已经几乎接近成年人。

（二）问病情

1. 问寒热　主要询问寒热的微甚进退，发作时间及持续时间，温度高低等。为了辨别寒热性质，有时也需要结合观察、触摸、询问等。如通过触摸患儿的头颅、胸腹、四肢、手足心等部位，或哺乳时的感觉及呼吸时鼻气的温度等来测知小儿是否发热；通过观察其姿态，例如依偎母怀、蜷缩而卧、喜暖避冷，测知小儿有无畏寒。

小儿恶寒、发热、无汗，多为外感风寒；发热有汗，多为外感风热；若寒热往来，多为邪郁少阳；午后或傍晚低热，伴盗汗者，为阴虚燥热；但热不寒为里热，但寒不热为里寒；夜间发热，腹壁手足心热，胸满不食者，多为乳食内伤；大热、大寒、口渴为阳明热盛；发热待续、面黄苔厚为湿热内蕴；夏季高热，持续不退，伴有无汗、口渴、多尿，秋凉后自平，常为夏季热。

2. 问汗　问汗要问出汗的多少、部位、时间等。小儿肌肤娇嫩，腠理疏松，较成人易于汗出，如入睡时，额头微微汗出，又无他症者，不属病态。若因天气炎热、室温过高、穿衣盖被过多、快速进食热食、剧烈运动后出汗过多，也属于正常生理现象。若白天出汗较多，稍动尤甚，为气虚卫外不固的自汗；若夜间入睡则汗出，醒后汗止者，为阴虚或气阴两虚的盗汗；若热病汗出热不解者，为表邪入里；若口渴、烦躁、脉大、大汗者，为里热实证；若大汗淋漓，伴呼吸急促、肢冷脉伏者，为阳气将绝，元气欲脱之象。

3. 问头身　头痛兼发热恶寒者为外感风寒；头痛呕吐，高热者，为热入营分；头晕兼面色苍白者，多为气血不足；头晕而兼发热者，多为外感；肢体酸痛兼发热者，多为外感或邪阻经脉。关节疼痛，屈伸不利，多为痹证；肢体瘫痪不用、强直屈伸不利为硬瘫，多为风痰入络，血瘀气滞；若肢体瘫痪痿软，称为软瘫，多因肝肾亏虚，筋骨失养。

4. 问二便　主要询问大便的次数、性状和颜色以及小便的气味和量等，有些可以从问诊得出，有些也可以通过望诊获悉。若大便溏薄不化，或先干后溏、次数较多，或食后欲便者，多为脾虚运化失职；若大便次数多且赤白黏冻，为湿热积滞；若便泻日久、形瘦脱肛者，多为中气下陷；若排便时哭闹不安，多为腹痛；小便清长，夜尿多，为肾气不足、下焦虚冷；小便刺痛、点滴不尽，或见尿血鲜红，或排出砂石者，为湿热熬结成砂，灼伤血络。

5. 问饮食　包括纳食和饮水两个方面。若不思饮食，或进食不多，兼面色萎黄者，为脾胃虚弱；若能食而消瘦，或嗜食异物，多为疳积或虫证；若腹部胀满，纳呆，或兼见呕恶，为乳食积滞。在饮水方面，若渴而喜冷饮，为热证；渴而喜热饮，为寒证；若渴而不欲饮；多为湿热内蕴。

6. 问睡眠　正常小儿睡眠以安静为佳，年龄越小，睡眠时间越长。若小儿出现睡眠不宁、辗转反侧、喜俯卧者，多为气血失和，胃弱疳积；入睡心怀恐惧而难寐者，多为心神失养，心神不宁；睡中不宁，肛门瘙痒者，多为蛲虫；若睡中叩齿，或为虫积，或因胃气失和；睡中惊惕，梦中呓语者，多为肝旺扰神，或胃不和而卧不安；睡中露睛，多为久病脾虚；寐不安宁、多汗惊惕者，常见于佝偻病脾虚肝旺型；睡中磨牙，多为胃气不和，肝火内盛。

（三）问个人史

包括胎产史、喂养史、生长发育史及预防接种史等。

1. 胎产史　要问清胎次、产次，胎儿是否足月、生产方式、出生地点、出生时的情况以及孕期母亲的营养和健康状况等。

2. 喂养史　包括喂养方法和添加辅食的情况，是否断奶及断奶的情况。对年龄大的孩子要询问现在食物种类和食欲，以及饮食习惯。

3. 生长发育史　包括询问坐、站、行、语、齿等出现的时间；囟门闭合时间；体重、身高增长情况；孩子智力情况等。

4. 预防接种史　包括脊髓灰质炎减毒活疫苗、卡介苗、乙型脑炎疫苗、流行性脑膜炎菌苗、乙型肝炎血清疫苗、麻疹减毒活疫苗、破伤风类毒素混合制剂、伤寒副伤寒甲乙三联死菌苗等的预防接种情况。记录接种的年龄和反应等。

四、切诊

包括脉诊和按诊两个方面，也是诊断儿科疾患的重要手段之一。

（一）脉诊

小儿脉与成人脉不同，较成人简单。对较小儿童采用一指定三关的方法，即医者用食指或拇指同时按压寸、关、尺三部，再根据指力的轻、中、重的不同，取浮、中、沉，来体会小儿脉象的变化。小儿脉象较成人软而数，年龄越小，脉搏越快。注意因恐惧、活动、啼哭等影响的脉象不作为诊断脉象。一般认为，成人一息 6 ~ 7 至为常度，5 至以下为迟，7 至以上为数。小儿脉象主要有浮、沉、迟、数、有力、无力六种脉象，但应注意结、代、细、弦、滑等病脉。浮为病在表，沉为病在里；迟为寒，数为热；有力为实，无力为虚。结脉心气伤，代脉脏器损，细脉为阴虚，弦脉为肝旺或痛证，滑脉为痰食中阻。

（二）按诊

包括按头颈、四肢、皮肤及胸腹等。

1. 头囟 按察小儿头囟的大小、凹凸、闭合情况，头颅的坚硬程度等。正常小儿前囟闭合时间为 12 ~ 18 个月。若囟门迟闭者，多为肾气不足；囟门隆凸，多为风火痰热上攻，肝火上亢，热盛生风；囟门凹陷，多为热盛伤津，或呕吐、泄泻大量丢失津液；囟门不能按时闭合，颅骨开解、头缝增宽、囟门宽大者，为解颅。

2. 按颈腋 正常小儿在颈腋部位可触及少数绿豆大小的淋巴结，活动自如，不痛，为正常现象。若淋巴结增大，按之疼痛，或肿大灼热，为痰热毒结；若仅见增大，按之不痛，质坚成串，则为瘰疬。

3. 按胸腹 左侧前胸心尖搏动处称为"虚里"，是宗气会聚之处。若搏动太强，节律不均匀，为宗气内虚外泄；若搏动过速，伴有喘促，是宗气不继之证。胸廓高耸如鸡胸，后凸如龟背是为骨疳；胁肋处触及串珠样改变，为佝偻病；若左上腹胁肋下触及痞块，为脾肿大；右上腹胁肋下触及痞块，为肝肿大；剑突下疼痛，多为胃脘痛。腹痛喜按者，为虚证和寒证；腹痛拒按，为实证和热证。脐周疼痛，可触及团块，推之可散者，为虫证。腹部胀满，叩之如鼓者为气胀；叩之音浊，随体位移动，按之有液体波动感，多为腹水。右下腹按之疼痛，兼有发热，右下肢拘急者多为肠痈。

4. 按四肢 四肢肌肉松弛软弱的为脾气虚弱；高热而四肢厥冷为热深

厥甚；四肢平时不温者，为阳虚；手足心发热，为阴虚内热。

5. 按皮肤　如肌肤冷汗多，为阳气不足；肌肤热而无汗，为热郁闭于内；肌肤肿胀，按之不起，为水肿。

第二节　辨证要点

一、小儿病因特点

引起小儿发病的原因与成人大多数是相同的，但由于小儿有其自身的生理及病理特点，因而小儿对不同病因发病情况和易感程度与成人有明显的差别。小儿病因以外感、食伤和先天因素居多。先天因素是儿科特有的病因，情志、意外和其他一些因素也需要注意。在小儿自身的群体中，不同年龄对不同病因的易感程度也不相同，例如年龄越小对风、寒、暑、湿、燥、火的易感程度就越高，年龄越小因乳食而伤的情况越多等。

（一）外感因素

小儿外感因素包括六淫邪气和疫疠之气两个方面，均易于伤害小儿而致病。

六淫邪气主要指风、寒、暑、湿、燥、火六种外感病邪的统称。风、寒、暑、湿、燥、火是自然界六种不同的气候变化，正常情况下称为"六气"，若"六气"太过或不及，便可以成为导致人生病的原因，称为"六淫"。由于小儿为稚阴稚阳之体，脏腑娇嫩，冷暖不能自调，因而与成人相比，小儿更易被"六淫"邪气所伤。

小儿"肺常不足""肺为娇脏"，说明肺抵御外邪的能力较弱，最易被风寒、风热邪气所伤，出现各种肺系疾病，如：感冒、咳嗽等。小儿脏腑娇嫩，易被燥邪、暑邪所伤，形成肺胃阴津不足、气阴两伤等病证；小儿为纯阳之体，六气易从火化，小儿伤于外邪以热性病证为多见。

疫疠是一类具有强烈传染性的病邪，其引发的疾病有起病急骤、病情危重、症状相似、易于流行等特点。小儿为"稚阴稚阳"之体，形气未充，抵御邪气的能力较弱，是疫疠邪气所伤的最易感群体，容易形成疫病的发生与流行。

（二）内伤因素

小儿内伤因素多为乳食所伤，小儿"脾常不足"，并且饮食不能自调。

小儿的喂养贵在有序、有时、有节。如果家长喂养不当，初生缺乳，或未能按时添加辅食，或任意纵儿所好，或饮食营养不均衡，都能够使小儿脾气不充，运化失健，导致脾胃病证。因小儿幼稚，不能自控、自调饮食，易造成孩子挑食、偏食，如过食寒凉者易伤脾阳，过食辛辣者伤胃阴，过食肥甘厚腻者伤脾（脾的运化受损）等。小儿易见饥饱不均，乳食偏少导致气血生化不足，乳食摄入过多导致脾胃受损。另外，小儿缺乏卫生知识，饮食不洁也是小儿发病的一个常见原因，易于误食一些被污染的食物，引发胃肠道疾患，例如寄生虫病、吐泻、腹痛等。

（三）先天因素

先天因素即胎产因素，是指小儿出生之前已经作用于胎儿的致病因素。遗传病因是小儿先天因素中主要的病因，父母的基因缺陷导致胎儿先天畸形、生理缺陷或代谢异常等。如胎儿在母体孕育期间，因先天禀赋不足，导致出生以后智能低下，肢体软弱等发育障碍，我们称为"胎弱"；妇女受孕以后，不注意养胎护胎，也是导致小儿出现先天性疾病的常见原因，例如妊娠妇女饮食失节、情志不调、劳逸失度、感受外邪、房事不节等，都有可能损伤胎儿而为病。正如《格致余论·慈幼论》所描述："儿之在胎，与母同体，得热俱热，得寒俱寒，病则俱病，安则俱安。"

（四）情志因素

小儿对外界环境认识的角度和成人不同，因而导致小儿为病的情志因素与成人有着一定的区别。小儿心怯神弱，惊恐是其最常见的情志所伤。当小儿突然看见异物或听到特殊声音时，容易导致惊伤心神，出现夜啼、心悸、惊惕、抽搐等病证；长时间的所欲不遂，缺少关爱，容易导致忧思，思虑过度损伤心脾，会出现厌食、呕吐、腹痛、孤独忧郁等病证；家长对子女过分宠爱，使孩子的心理承受能力差，或者学习压力大、负担重，家长期望值过高，容易产生精神行为障碍类的疾病。

（五）意外因素

小儿缺少或没有生活自理能力，没有或缺乏对周围环境安全或危险状况的判断能力，孩子的好奇心强，因而容易受到意外伤害，例如触摸沸水明火烫伤、跌打损伤、误食毒物中毒、不慎吸入异物窒息等。

（六）其他因素

在现代临床上，环境污染或农药添加、激素类超标等已经成为社会普遍关注的致病因素。放射性物质的损伤，包括对胎儿和儿童的伤害，引起了广泛的重视。除此之外，还有医源性的伤害，包括治疗、护理不当及院内的感染等有增加的趋势，这需要特别引起儿科工作者的注意和重视。

二、辨证特点

儿科的常用辨证方法，自宋代钱乙提出肝主风、心主惊、脾主困、肺主喘、肾主虚的五脏辨证纲领之后，历代医家不断发展和应用。目前，儿科辨证方法中包括八纲辨证、脏腑辨证、卫气营血辨证、六淫疫疬辨证、气血痰食辨证等，其中以前3种辨证方法最为常用。

（一）八纲辨证

八纲辨证为对四诊所取得材料，进行综合分析，运用表里、寒热、虚实、阴阳八类证候归纳说明病变部位、性质以及病变中正邪力量的对比等情况的辨证方法。表里是辨别疾病病位的纲领，适用于外感病，尤其适用于伤寒、温病初期。表里辨证的作用有两个：一个为辨轻重，表证浅而轻，里证深而重；另一个为辨进退，表邪入里为病进，里部出表为病退。在临床中表证的辨证要点为感受外邪，为外感初起，以恶寒发热并见为必有症状，舌苔薄白，脉浮。里证的辨证要点病位在里，邪已深入，舌红苔黄，面红、壮热等症状。寒热是辨别疾病性质的一对纲领，也是疾病过程中阴阳偏盛偏衰的表现。寒证的辨证要点一是，阳气不足或阴盛伤阳为主要机理；二是阳气受遏或不足，不能发挥温煦体表的作用，故根据主证恶寒、肢冷、喜暖、蜷缩、面白、舌淡苔白滑等可以鉴别。热证的辨证要点阳热亢盛或阴虚内热为主要发病机理，以发热、恶寒喜冷、面红目赤、脉数为主要症状，有热盛伤津的表现，如渴喜冷饮、大便秘结、小便黄、苔干黄，有火热灼伤血液的表现，如吐血、便血、牙龈出血等。虚实是辨别人体正气强弱和病邪盛衰的纲领，虚是指正气虚，是脏腑生理活动及维持活动的基础物质，如气、血、津液不足；实是指邪气亢盛有余。通过虚实辨证，我们可以了解病体的邪正盛衰，确定治疗原则，及判断预后的重要依据。虚证的辨证要点主要包括两个方面：一方面阳气不足，一方面为阴血不足。阳气不足主要变现为面色㿠白，神疲乏力，气短自汗，形寒肢冷，尿清便溏，舌淡胖、嫩，脉虚弱沉迟。阴血不足主要表现在面色淡白或萎黄，形体消瘦，潮热盗汗，五心烦热，舌红，少苔，脉细数。实证辨证要点为邪实里未虚，或正邪互争所致，病邪性质各异，症见多端，如发热，腹痛拒按，呼吸气粗，痰涎壅盛，大便秘结，舌苔厚腻，脉实有力等症状均为实证的表现。阴阳是辨别疾病性质的总纲，由于阴阳分别代表事物相互对立的两个方面，故疾病的性质、临床的证候，一般都可归属为阴或阳的范畴。阴阳辨证是基本辨证大法，也是八纲辨证中的总纲。阴证的辨证要点为抑制、沉静、衰退、晦暗等表现的里证、寒证、虚证；症状表现于内的、向下的、不易发现的；病邪性质为病情变化较慢。阳证的辨证要点：兴奋、躁动、亢进、明亮等表现的表证、热证、实证；症状表现于外的、向上的、易发现的；病邪性质为阳的；病情变化较快的。

八纲是对疾病过程中机体反应状态最一般的概括，是对辨证诊断提出的最基本的原则性要求，通过八纲可以找出疾病的关键，掌握其要领，确定其类型，预测其趋势，为治疗疾病提供正确的方向。八纲辨证是辨证的基础，在诊断疾病的过程中起到了执简驭繁，提纲挈领的作用，适用于临床各科，各种疾病的辨证，而其他辨证方法是八纲辨证的具体深化。但是八纲辨证只是"纲"，辨证比较笼统、抽象，临床上不能仅局限于对八纲的分辨，而要适当结合其他辨证方法，对疾病的证候进行深入的分析判断。

八纲辨证适用于儿科各类儿科疾病中，例如各种外感热病和内伤杂病。治疗大法的选择例如解表清里、补虚泻实、祛寒泄热、调和阴阳等，都需要以八纲为指导，来进一步确定疾病的治疗方法。

（二）脏腑辨证

脏腑辨证，是运用脏象学说的理论，对四诊所收集到的临床资料，进行辨别、分析，从而确定疾病所在脏腑、病因、病性以及邪正盛衰的一种辨证方法。脏腑辨证以五脏、六腑、奇恒之腑的生理功能、病理特点为临床分析辨证的依据。脏腑辨证的基本方法：1.脏腑生理功能及其病理变化是脏腑辨证的理论根据，由此可确定疾病所在的脏腑部位。例如：咳嗽、气喘、流涕等症状，根据肺主宣发，有主气，司呼吸的生理功能和肺主肃降的生理特性，因而可以判断其病变部位在肺，基础病理是肺失宣降。2. 病因病性辨证是脏腑辨证的基础。脏腑辨证不单是以辨明病证所在脏腑的病位为目的，还应分辨出脏腑病位上的病因和病性，它实际上是各种辨证内容的综合运用。如在脏腑实证中，有寒、热、瘀、痰、水、湿等不同邪气；在脏腑虚证中，又有阴、阳、气、血亏虚之别，只有明确病因（风、火、痰、湿），病性病机（寒、热、虚、实），才能为立法、处方、用药提供确切依据，因而可以说，病因辨证、气血津液辨证等，又是脏腑辨证的具体落实。例如：主症心悸，可以明确判断出病位在心，但心有气虚、血虚，或是痰或者是瘀扰于心，究竟是哪一个证候呢？我们只有凭借全身症状，辨别分析其病因病性，才能做出准确的诊断。所以三者间有着相互交织的"纵""横"关系。3. 在进行脏腑辨证时，应从整体角度全面分析脏腑所属证候。主要表现在脏腑之间，脏腑与经络、脏腑与各系统组织器官之间在生理、病理上的有机联系。这就是人体统一性、完整性的体现。脏腑辨证包括心与小肠病辨证；肝与胆病辨证；脾胃病辨证；肺与大肠病辨证以及肾与膀胱病的辨证，每组病辨证中又根据不同的症状分为不同的证型，临床上需要综合分析，得出准确的诊断。

中医临床运用的辨证方法之多，且各具特点，各有侧重，但无一不与脏腑密切相关，而且脏腑辨证的内容比较系统、完整，生理、病理概念均较确切，纲目清楚，内容具体，有利于对辨证思维的指导，也有利于对其他辨证方法所述证候实质的理解。因此，脏腑辨证是临床辨证的基本方法，是整个辨证体系中的重要组成部分。脏腑辨证主要运用于内伤杂病。具体使用时还应与所属学科特点相结合，与辨病相结合，方谓全面。钱乙在辨证方面首创儿科五脏辨证体系，提出心主惊、肝主风、脾主困、肺主喘、肾主虚的辨证纲领，成为中医儿科辨证中最重要的方法。

（三）卫气营血辨证

张仲景创立的六经辨证及后世医家对温热邪气致病的认识，为卫气营血辨证的形成奠定了理论基础。叶天士借用《内经》中关于卫、气、营、血四种物质的分布、功能不同而又密切相关的生理概念，将温热之邪侵袭人体分为由浅入深转变的四个阶段。温热病邪由卫分→气分→营分→血分，说明病情逐渐加重。就其病变部位而言，卫分证主表，邪在肺与皮毛；气分证主里，病在胸、膈、胃、肠、胆等脏腑；营分证邪热入于心营，病在心与包络；血分证则邪热已深入心、肝、肾，重在耗血、动血。因此，卫气营血在辨证理论中已不是物质概念了。故《叶香岩外感温热篇》说："温邪上受，首先犯肺，逆传心包，肺主气属卫，心主血属营。""大凡看法，卫之后方言气，营之后方言血。"卫气营血辨证属于病机辨证的范畴。温热病是指温热病邪所引起的急性发热疾病的总称，简称"温病"，其特点为发病急速，病情多变，具有传染性、流行性、季节性、地域性，以发热为主，易化燥伤阴，甚则耗血动血。病情发展规律是温热病多起于卫分，渐次转入气分、营分、血分。小儿为稚阴稚阳之体，极易受温热病邪的侵袭，所以温热病在儿科的发病率特别高。卫气营血辨证是将外感温热病在其病程发展过程中所表现出的证候，进行分析，归纳总结，概括为卫、气、营、血四个不同阶段的证候类型，用以说明其病位深浅、病情轻重，以及各阶段的病理变化及其传变规律，为临床治疗提供依据。卫气营血辨证广泛应用于多种温热病中，是小儿温热病病机辨证的基本方法。

1. 卫分证：是温病的初期阶段，为温热病邪侵袭肌表，卫气功能失调所表现出的证候。主要特点：发热、微恶风寒、脉浮数；属八纲证候中的表热证。

2. 气分证：是指温热病邪内入脏腑，为正盛邪实，正邪剧争，阳热炽盛里证。特点：其病变范围广泛，凡温热病邪不在卫分，又未入营血，皆属于气分范围。以热盛阳明多见。证候特点：发热不恶寒，口渴，苔黄。

传入途径有二：一是从卫分传入；二是温热病邪直入气分。气分证又可以分为气分大热证和热结肠道证两个方面：

（1）气分大热：是指邪热入胃，胃热炽盛所表现出的证候。证候特点：大热，大汗，大渴，喜冷饮，面赤，心烦，舌红苔黄燥，脉洪大。根据症状分析得知：胃热炽盛，耗损津液，所以会出现大热，大渴，喜冷饮等症状；邪热蒸腾，迫津外出，故大汗；热扰心神会出现心烦；里热炽盛，气盛血涌，故面赤；苔黄燥，脉洪大，为实热之象。中医治法为：清热生津，代表方剂：白虎汤加减。小儿推拿中我们根据症状采用清胃经实热，配合清大肠、揉天枢梳理肠道积滞；配合清天河水、退六腑清热除烦；揉板门、运内八卦理气消食等。

（2）热结肠道：是指邪热入腑与糟粕互结，耗伤津液所表现出的一系列证候。主要表现为：日晡潮热，大便燥结，腹满硬痛，拒按，舌苔黄燥，脉沉实。分析证候可以得知：肠道属阳明经，而阳明经气旺于日晡，热入气分，邪热亢盛，正邪相争，所以会出现日晡潮热的症状；热结肠道，耗伤津液，肠道津亏，使肠内不润，故大便燥结；燥屎内结，腑气不通，故腹满硬痛，拒按；苔黄燥，脉沉实，为里实热之象。治法：峻下热结，代表方剂为：大承气汤加减。小儿推拿我们可以通过清补脾经、摩腹、捏脊、按揉足三里等达到健脾助运之功；运内八卦、搓摩胁肋能疏肝理气、调理脾胃；清大肠、退六腑、按揉膊阳池及推下七节骨能消积导滞。

3. 营分证：是指温热之邪，内陷心营，以实质性损害为主要病机变化。是以营热伤阴，心神被扰的病变为主，其病位在心和心包。主要证候特点：身热夜甚，舌红绛，心烦不寐，或神昏。

热伤营阴：是指温热之邪深入营分，耗伤营阴所表现出的证候。表现为身热夜甚，口干不欲饮，心烦不寐，或神昏谵语，斑疹隐隐，舌红绛，脉细数。证候分析：温热之邪，耗伤营阴，故身热夜甚；营气通于心，营热内扰心神，则见心烦不寐，或神昏谵语；热伤血络，血溢脉外，故会出现斑疹隐隐；热入营分，蒸腾营阴，营气上升，则口干不欲饮；舌红绛，脉细数，均为热伤营阴之象。治疗方法为清营解毒，透热养阴，代表方剂为清营汤。

4. 血分证

是温热病发展到最后阶段，温热之邪已入血分，以动血耗血，瘀热内阻为主要病机变化。以心肝肾的病变为主。主要证候特点为舌质深绛，具有耗血，动血，伤阴，动风之趋势。

卫气营血辨证的临床意义有三个方面：①是温热病发展的四个不同阶段中四类不同证候的概括，也是反映病邪由表入里的四个层次；②标明了温热病发展变化的一般规律，即其病理变化主要表现为机体卫气营血的功能失调或损害；③说明了温热病以病情的轻重，病位的深浅，正邪的盛衰，作为论治的依据。

中篇　技能篇

第三章　推拿穴位

小儿推拿除了运用十四经穴及经外奇穴外，本身还具有许多特定的穴位。这些穴位不仅有线状，还有面状及点状的特点，但以两手居多，正所谓"小儿百脉汇于两掌"。上肢穴位，一般不分男女，习惯推拿左手，其中操作"次数"一项仅作为6个月～1周岁患儿临床治疗应用时参考，推拿操作的顺序一般是先头面，次上肢，再胸腹、腰背，最后是下肢，亦可根据病情轻重缓急，灵活掌握。

第一节　小儿推拿特定穴道特点

腧穴是脏腑气血输注于体表的一定部位。传统腧穴多与经络相连，多为点状区域。小儿推拿特定穴是指具有固定名称、穴区、主治功用和专门用于小儿的特点。

（一）穴位形态多样性　传统腧穴均属点状，大多分布于"肌肉纹理、节解缝会、宛陷之中"，其定位方式基本遵循两直线相交于一点的原理。小儿推拿也广泛运用传统的点状腧穴，如百会、太阳、人中、承浆、风池、合谷、十宣等都是小儿推拿常用穴位，但小儿推拿却独创了许多特定的点状穴位，如精宁、威灵、一窝蜂、小天心、山根、年寿、老龙、皮罢等。有些传统腧穴在小儿推拿中，虽然名称相同，但在部位上却有不同，如肩井在小儿推拿中为肩部大筋，攒竹为两眉正中至前发际一条直线。此外，小儿推拿特定穴位出现了线状和面状穴位。如三关、六腑、天河水等是线状穴位；囟门、板门、八卦、五经穴等是面状的穴位。推拿以手操作，接触面积远较针刺为大，并且操作灵活，可随时从一点移向另一点，或在某一个平面上操作，故传统小儿推拿特定穴位形态丰富多彩，更符合推拿操作习惯，更能体现推拿特色。

（二）操作形式多样性　穴位形态多样性决定了小儿推拿在穴位上操作形式多样性。针灸多点状刺入。小儿推拿即使是点状穴位，操作方式也有多种，如太阳穴，可揉，可掐，可按，可点，可捏挤，可摩，可运等。推拿过程本身就是动态的，而动的方式有很多，这是操作形式多样性的原因。丰富多彩的操作方式决定了对机体不同的刺激方式，以及机体对不同刺激的不同应答方式，这是特定穴能治疗多种疾病，疗效呈现多元化的原因。

（三）穴位定位模糊性及多重性　针灸临床特别重视腧穴定位的精确性，而小儿推拿中许多穴位的定位却模糊，比如说"腹"被简单描述为小儿"腹部"。但腹的范围、腹与脘的界线却难以界定，其原因可能与推拿以手操作，接触本为面状，且为动态，难以精确界定其边界有关。同时，小儿形体较小，当不同的推拿医师以手推拿形体较小的小儿肢体时，操作者的手有时足以覆盖多个穴位或整个区域，这也为精确描述穴位带来了困难。

由于对穴位的描述缺乏精确定位，又由于古代穴位图仅有正反两面，以及对穴位名称理解的不一致直接导致了小儿推拿穴位的多重性。例如脾经定位就有大拇指螺纹面和大拇指桡侧之分。穴位定位的多重性是历史遗留问题，对其进行规范和准确描述是今后的任务

（四）归经较难　由于形态上的多样性，特别是存在线状和面状穴位，造成了它们难以完美地与线性经络相串联，所以，小儿推拿很多特定穴目前没有办法将其归入相应经络，但它们仍然与经络关系密切。如天柱骨和七节骨都是截取督脉上的一段作为穴位，甚至整个循行于背部的督脉被定义成了"脊"；另外小儿推拿的一些穴位本身就是针灸腧穴的异名而已，如小儿推拿二人上马相当于"中渚"穴，四横纹相当于"四缝穴"等

（五）百脉皆汇于两掌　小儿许多重要特定穴，特别是代表五脏的五经穴都分布于两掌。五脏疾取五经已经成为小儿推拿的固定模式。如厌

食、消瘦、便溏，溢乳多为脾虚，应在拇指脾经多用补法。因此手掌操作为小儿推拿的重点，通过它能够对全身脏腑和气血进行调节，故有"百脉皆汇于两掌"之说。重视手掌操作，是方便的需要，也是为了尽可能获得小儿的合作（操作手比操作头部、腹部和背部更容易，更有利于消除患儿的恐惧）。

第二节　腧穴定位法

1. 骨度分寸定位法

头部：前发际至后发际折为 12 寸；前发际不明者，可从眉心向上加 3 寸；后发际不明者，可从大椎穴向上加 3 寸，即从眉心至大椎穴（第 7 颈椎棘突下）作为 18 寸。脑后两乳突之间为 9 寸。

胸腹部：两乳头之间折为 8 寸；胸剑联合至脐中作 8 寸；脐中至耻骨联合上缘为 5 寸。

背部：大椎以下至尾骶折为 21 寸，从肩胛骨内侧缘至背正中线为 3 寸。

上肢部：腋前纹头至肘横纹为 9 寸；肘横纹至腕横纹为 12 寸。

下肢部：

大腿内侧，从耻骨联合上缘至股骨内上髁为 18 寸；外侧，从股骨大转子至腘窝横纹作 19 寸。

小腿内侧，从胫骨内髁以下至内踝作 13 寸；外侧，从髌骨下缘至外踝作 16 寸。

2. 人体自然标志定位法

利用人体自然标志定位取穴，如眉心、发际、肚脐、乳头、爪甲等皆可作为取穴标记。

3. 手指同身寸定位法

中指同身寸：以病人中指节屈曲，取两端纹头距离为 1 寸。

拇指同身寸：以患者拇指关节的宽度为 1 寸。

横指同身寸：病人食指、中指、无名指、小指并拢，以中指中节横纹为准，四指宽度折为 3 寸，此法又称"一夫法"。

第三节　小儿特定穴的定位、操作方法及功效

（一）头颈部穴位

攒竹（天门）

位置：两眉中至前发际成一直线。

操作：医者用两拇指自眉心向额上交替直推至天庭，称推攒竹，此操作法又称开天门。操作 30～50 次。

作用：祛风散寒，醒脑，明目。

主治：感冒发热，头痛，精神萎靡，惊惕不安等。

临床应用：开天门能疏风解表，开窍醒脑，镇静安神，外感内伤均宜。常用于外感发热、头痛等症，多与推太阳、推坎宫等合用。若惊惕不安，烦躁不宁，多与清肝经、按揉百会等配伍应用。对体质虚弱出汗较多、佝偻病患儿慎用。

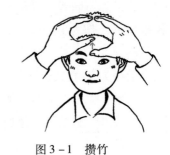

攒竹（开天门）

图 3-1　攒竹

【引文】

《小儿推拿广义》："推攒竹，医用两手大指自儿眉心交替往上直推是也。"

《保赤推拿法》："开天门法，凡推，皆用葱姜水浸医人大指，若儿病重者，须以麝香末粘医人指上用之，先从眉心向额上，推二十四数，谓之开天门。"

《厘正按摩要术》："推攒竹法，法治外感内伤均宜。医用两大指，春夏蘸水，秋冬蘸葱姜和真麻油，由儿眉心，交互往上直推。"

坎宫（眉弓）

位置：自眉心起至眉梢成一横线。

操作：医者用两拇指自眉心向两侧眉梢作分推，称推坎宫或推眉弓，亦称分头阴阳。操作 130～50 次。

作用：醒脑，明目，散风寒，止头痛。

主治：感冒发热，头痛，惊风，目赤痛。

临床应用：推坎宫能疏风解表，醒脑明目，止头痛。常用于外感发热，头痛。多与推进竹揉太阳等合用；治疗目赤痛，多和清肝经，掐揉小天心，清天河水等合用，亦可推后用掐按法，以增强疗效。

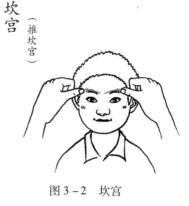

坎宫（推坎宫）

图 3-2 坎宫

【引文】

《小儿推拿广义》："推坎宫，医用两大指自小儿眉心分过两旁是也。"

《厘正按摩要术》："推坎宫法：法治外感内伤均宜。医用两大指，春夏蘸水，秋冬蘸葱姜和真麻油，由小儿眉心上，分推两旁。"

太　阳

位置：眉后凹陷处。

操作：医者用两拇指桡侧自眼向耳方向直推，称推太阳。用中指端揉或运，称揉太阳或运太阳。向眼方向揉运为补，向耳方向揉运为泻。操作次数：直推约 30 次，揉 30～50 次，运约 30 次。

作用：祛风散寒，明目。

主治：感冒发热，有汗无汗头痛，目赤痛等。

太阳（揉太阳）

临床应用：推揉太阳能疏风解表，清热明目止头痛。推太阳主要用于外感发热。若外感表实头痛，用泻法；若外感表虚，内伤头痛用补法。

【引文】

《幼科推拿秘书》："额角，左为太阳，右为太阴。"

《保赤推拿法》："分推太阴太阳穴法，

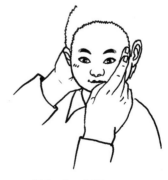

图 3-3 太阳

于天门后，从眉心分推至两眉外梢。"

《小儿推拿广义》："运太阳，往耳转为泻，往眼转为补……"

印堂（眉心）

位置：两眉连线之中间点。该穴为经外奇穴。

操作：医者用拇指甲掐法或用指端作揉法。掐3~5次，揉20~30次。

作用：醒脑，提神，祛风通窍。

主治：昏厥抽搐，慢惊风，感冒，头痛。

临床应用：治疗惊厥用掐法，多与掐人中、掐十宣合用。治疗感冒和头痛均用推法，常与推攒竹、推坎宫、揉太阳等配伍应用。印堂穴亦可作为望诊用。如印堂处青色主惊、泻；赤主热。

【引文】

《小儿推拿方脉活婴密旨全书》："慢惊风……掐住眉心良久……香油调粉推之。"

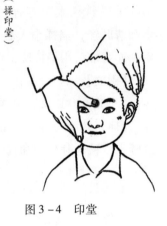

图3-4　印堂

《小儿推拿广义》："印堂青色皆人惊，红白皆由水火侵，若要安然无疾病，镇惊清热即安宁。"

《厘正按摩要术》："……印堂青，主惊泻。"

山根（山风，二门）

位置：两目内侧之中，鼻梁上低洼处。

操作：医者用拇指甲掐，称掐山根。一般掐3~5次。

作用：开窍，醒脑。

主治：慢惊风、抽搐。

临床应用：

1. 掐山根有开窍，醒脑定神的作用，对惊风昏迷，抽搐等症多与掐人中、掐老龙等合用。

2. 治疗目疾。

3. 本穴除用于治疗疾病外，还可作望诊用。如见山根处青筋显露为脾胃虚寒或惊风。山根饱满为气血充足。

【引文】

《幼科推拿秘书》："山根在两眼中间，鼻梁骨，名二门。"

《保赤推拿法》："掐天庭穴至承浆穴法，于分太阴太阳二穴位，再于天庭、眉心、山风、延年、准头、人中、承浆各穴，皆用大指甲一掐，天庭在额，眉心在两眉夹界，山风在鼻洼，延年在鼻高骨……"

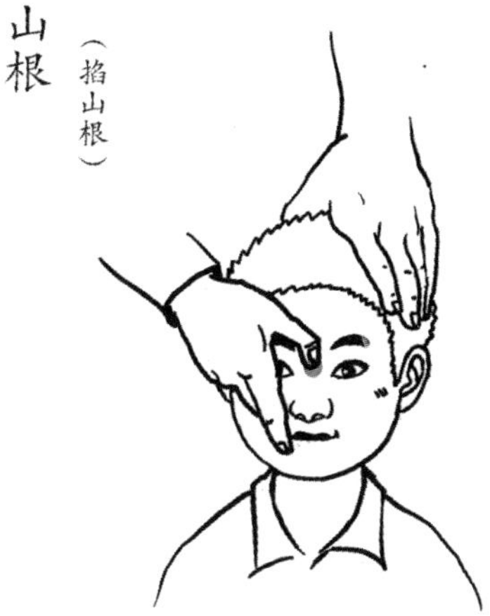

山根（掐山根）

图3-5 山根

《幼幼集成》："山根青黑，每多灾异。山根，足阳明胃脉所起，大凡小儿脾胃无伤，则山根之脉不现，倘乳食过度，胃气抑郁，则青黑之纹，横截于山根之位，必有延绵啾唧，故曰灾异。"

人中（水沟）

位置：人中沟上1/3与下2/3交界处。

操作：医者用拇指甲掐该穴，称掐人中。一般掐3~5次或醒后即止。

作用：开窍醒脑。

主治：惊风，昏厥，抽搐，唇动。

临床应用：

1. 急救要穴，掐人中能醒脑开窍，主要用于急救，对于人事不省、癫痫发作、中暑、窒息、惊厥或抽搐时掐之有效。多与掐十宣、掐老龙等合用。

2. 用于流涎、睡中磨牙。

【引文】

《肘后备急方》："令爪其病人人中，取醒……"

《幼科推拿秘方》："水沟：在准头下，人中是也。"

人中（掐人中）

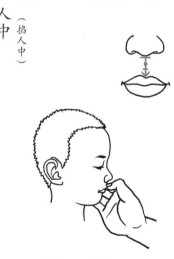

图3-6 人中

承　浆

位置：颏前颏唇沟正中，属任脉。

操作：用拇指甲作掐法，或用拇指面作揉法，称掐承浆，或称揉承浆。一般掐3~5次，揉20~30次。

作用：安神镇惊，开窍还阳，生津敛液。

主治：惊风抽搐，牙疳面肿，口眼㖞斜，暴哑不语，中暑，消渴等症。

临床应用：

1. 承浆为手足阴阳，督脉任脉之会，与掐人中相配，可以交通任督，升阳提神，用于一切昏厥，掐承浆，能治疗惊风抽搐，牙疳面肿。

2. 本穴配合谷、地仓，颊车可治疗口眼㖞斜、暴哑不语；揉承浆与推脾经、揉肺俞相配合，可以治疗上消。

3. 流涎不止，有较好的止涎作用。

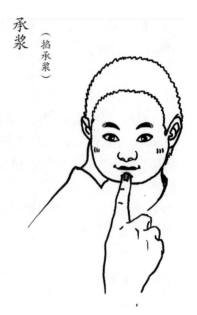

承浆（掐承浆）

图 3 - 7　承浆

迎　香

位置：鼻翼旁0.5寸，鼻唇沟中。

操作：用食、中二指按揉该穴，称揉迎香。一般按3~5次，揉20~30次。

作用：宣通鼻窍。

主治：鼻塞流涕，口眼歪斜，急、慢性鼻炎。

临床应用：

1. 鼻为肺窍，穴居两侧，揉之能宣肺气，通鼻窍。用于感冒或慢性鼻炎等引起的鼻塞流涕、呼吸不畅效果较好。多与清

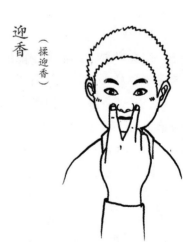

迎香（揉迎香）

图 3 - 8　迎香

肺经、拿风池等合用。

2. 治疗口眼歪斜。

【引文】

《按摩经》："口眼俱闭，迎香泻。"

牙关（颊车）

位置：耳垂下 1 寸，下颌骨陷中。

操作：医者以拇指按或中指揉该穴，名按牙关或揉牙关。一般按 10 ~ 20 次，揉约 30 次。

作用：开窍，疏风，止痛。

主治：牙关紧闭，口眼歪斜，牙痛，止流涎。

临床应用：

1. 牙齿及牙周疾病，如牙痛、牙龈出血、牙齿松动等，有健齿之功。

2. 各种抽动、闭证、痉证、牙关紧闭等。现用于多动、睡中咬齿。

3. 小儿流涎不止。

【引文】

《按摩经》："牙关紧，颊车泻。"

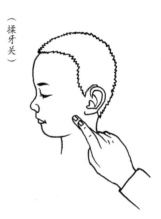

牙关（揉牙关）

图 3 - 9　牙关

《厘正按摩要术》："按牙关：牙关在两牙腮尽耳处，用大中二指对过着力合按之，治牙关闭者即开。"

囟　门

位置：前发际正中上 2 寸，百会前骨陷中。

操作：

1. 摩囟　医者右手掌握于儿前额，食、中、无名三指并拢置于囟门，缓缓摩动约 1 分钟。

2. 揉囟　以三指或拇指指腹揉约 1 分钟。

3. 推囟　以拇指桡侧快速轻搔囟门穴约半分钟。

4. 振囟　以拇指指腹或掌根高频震动之。

作用：祛风定惊，开窍醒神，升阳举陷。

主治：头痛，惊风，鼻塞，衄血，解颅，神昏烦躁等。

临床应用：

1. 上述四步连续操作，一气呵成，称"囟门四步法"。

2. 用于热极生风、肝阳化风和惊吓等证，有祛风定惊、镇静安神之功。也用于小儿躁扰不眠、夜啼、多动症、语言障碍、癫痫等治疗。

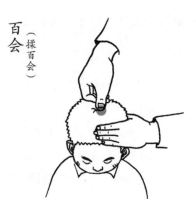

3. 是重要的儿童保健穴位，无病小儿洗浴之后常做之有健脑益智、预防感冒的作用，能增强小儿的身体免疫力。

4. 治疗久泻、脱肛、遗尿等属于虚的病证。

5. 对于囟门已经闭合的小儿，多以百会代之。其操作与囟门同。祛风散邪方面的作用力更强。

【引文】

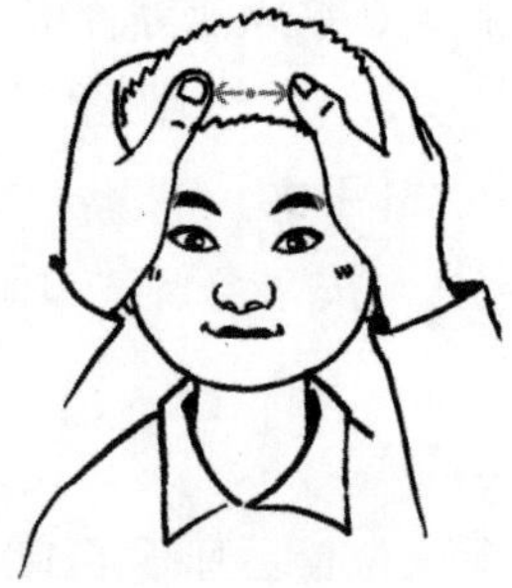

《幼科推拿秘书》："囟门穴，在百会前，即泥丸也。"

《千金要方》："小儿虽无病，早起常以膏摩囟上及手足心，甚避寒风。"

图 3 – 10　囟门

百　会

位置：后发际正中直上 7 寸，头顶正中线与两耳尖连线之交点。

操作：医者用指端按或揉，称按百会或揉百会。可按 30 ~ 50 次，揉 100 ~ 200 次。

作用：升阳举陷，安神镇惊，开窍明目。

主治：头痛、惊风，目眩、惊痫，脱肛、遗尿、慢性腹泻、痢疾等症，常与补脾经、补肾经、推三关、揉丹田等合用。

图 3 – 11　百会

临床应用：百会为诸阳之会（手足三阳经，督脉），按揉之能安神镇惊，升阳举陷，治疗惊风、惊病、烦躁等症，多与清肝经、清心经，掐揉小天心等合用；用于遗尿、脱肛等症，常与补脾经、补肾经、推三关、揉丹田等合用。

【引文】

《幼科铁镜》："百会由来在顶心，此中一穴管通身，扑前仰后歪斜瘸……腹痛难禁还泻血，亦将灸法此中寻。"

耳后高骨（耳背高骨）

位置：耳后入发际，乳突后缘高骨下约1寸凹陷中。

操作：医者用两拇指或中指端揉称揉耳后高骨，或用掐、揉、运法等。揉约30次，运约30次，拿、掐各3~5次。

作用：清热息风，镇惊安神。

主治：感冒，头痛，惊风，痰涎，烦躁不安。

临床应用：

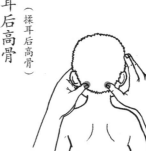

图3-12　耳后高骨

1. 与开天门、推坎宫、运太阳共为小儿推拿起式，前三者长于调节天人、脏腑和左右阴阳。本穴未病先防，为治未病之体现。

2. 发散之力较强，用于外感发热、头痛、项强、流涕等多与推攒竹，推坎宫、揉太阳等合用，亦能安神除烦，治神昏烦躁等症。

3. 有较强的镇静作用，能改善小儿睡眠，用于夜啼、抽动秽语综合征、多动症等。

4. 可用于耳鸣、耳聋。

【引文】

《推拿仙术》："拿耳后穴。属肾经能去风。"

风　池

位置：后发际（颈项上部）两侧凹陷处。

操作：可点，可揉，可拿。拿风池为拇指与食中二指相对拿捏住两侧风池，先定点拿数下，后从上至下拿捏至大椎平面，称拿颈夹脊。

作用：发汗解表，祛风明目。

主治：感冒，头痛，发热，目眩，颈项强痛。

临床应用：

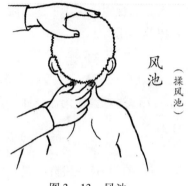

图 3-13　风池

1. 拿风池能发汗解表，祛风散寒。本法对发汗效果显著，往往立见汗出；若再配合推进竹、掐揉二扇门等，发汗解表之力更强，多用于感冒头痛，发热无汗等表实证。表虚者不宜用本法。

2. 拿揉风池还可治疗项背强痛症。

3. 治头目诸疾，如头昏、头痛、项强、目赤肿痛、迎风流泪、鼻炎、鼻窦炎、耳鸣等。

4. 提升阳气，增强体质与适应能力，尤以擦风池为宜。

天柱骨

位置：颈后发际正中至大椎成一直线。

操作：医者用拇指或食中指指面自上向下直推，称推天柱骨，又称推天柱，亦可用酒盅或汤匙边蘸水自上向下刮，称刮天柱。推 100~500 次；刮至皮下轻度淤血即可。

作用：顺气降逆，清热祛痛。

主治：后头痛，项强痛，呕吐，发热。

临床应用：

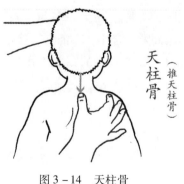

图 3-14　天柱骨

1. 推、刮天柱骨能降逆止呕，祛风散寒。主要用于治疗呕吐，恶心和外感发热，项强等症。治疗呕恶多与横纹推向板门，揉中脘等合用，单用本法亦有效，但推拿次数须多才行。

2. 治疗外感发热、颈项强痛等症多与

拿风池、掐揉二扇门等同用。

3. 用刮法多用汤匙边蘸姜汁或清水自上向下，刮至局部皮下呈红色，可治暑热发痧等症。

【引文】

《幼科推拿秘书》："天柱，即颈骨也。"

桥 弓

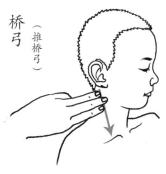

桥弓（推桥弓）

图 3－15 桥弓

位置：在颈部两侧沿胸锁乳突肌成一线。

操作：推桥弓，一手扶患儿头使之偏向一侧，另一手食中无名三指并拢，垂直于胸锁乳突肌，从耳后缓缓向前下方推进，直到天突外侧，左右各推 10 次左右；拿桥弓，扶患儿头，偏向拿的一侧，使胸锁乳突肌松弛，另一手拇指与食指捏住桥弓，然后将患儿头向对侧扳动，肌肉将逐渐紧张并从拿捏之间滑过，拿 1～3 次。抹桥弓为以拇指快速抹动之，约 10 次。

作用：舒筋活血，调和气血、平肝潜阳、降低血压。

主治：斜颈，项强，高血压，惊风等。

临床应用：在临床上常按、揉、提、捏、拿、抹此处治疗小儿肌性斜颈、小儿惊风、癫痫、高血压等症。

素 髎（准头）

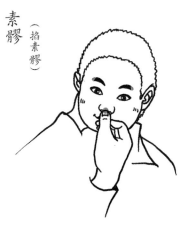

素髎（掐素髎）

图 3－16 素髎

位置：鼻尖中央。

操作：医者以拇指或食指甲掐之，继以揉之，称掐素髎。掐约 3～5 下。

作用：开窍醒神、解表散结。

主治：惊风、外感、鼻塞不通等症。

临床应用：

1. 用于治疗惊风、抽搐、窒息、外感、鼻塞不通等。

2. 用于望诊，如此处深黄色为内热便结，赤色光亮多生脓血。

耳　门

位置：在耳屏上切迹之前方，张口凹陷处，属手少阳三焦经。

操作：患儿取坐位，医者以两手食指端或拇指端揉之，称揉耳门或运耳门。一般操作 20~30 次。

作用：镇惊开窍、聪耳、止痛等。

主治：惊风、抽搐、口眼歪斜。

临床应用：

1. 用于治疗口眼歪斜、耳鸣耳聋、惊风抽搐、牙痛等症。

2. 作为望诊以诊断疾病，如耳门穴色黑则为寒为疝，色青为燥为风。

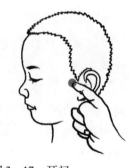

耳门（揉耳门）

图 3-17　耳门

小结：

（一）推攒竹，推坎宫，揉太阳、揉耳后高骨，拿风池五法均为治疗外感表证所常用，前四法多用于疏风解表，常相互配伍应用，拿风池主发汗，祛风寒。

（二）按揉百会，推揉囟门均能安神镇惊，通窍。按揉百会兼有升阳举陷的作用，常用于脱肛、遗尿等症。

（三）牙关、承浆均能治疗口眼歪斜，前者主治牙关紧闭，后者主治流涎。

（四）天柱骨有降逆止呕、祛风散寒的作用；桥弓治疗肌性斜颈。

二、胸腹部穴

天　突

位置：在胸骨切迹上缘凹陷正中，属任脉。

操作：

1. 按揉天突。用中指端按或揉，称按天突或揉天突，或先按继而揉之称按揉天突，约 30 次。

2. 点天突。以食指或中指端微屈，向下用力点之。3~5 次。

3. 捏挤天突。用两手拇、食指捏挤天突穴，至皮下瘀血成红紫色为止。

作用：理气化痰，降逆止呕，止咳平喘。

主治：痰塞气急，咳嗽胸闷，咳痰不爽，恶心呕吐，咽痛等。

临床应用：

1. 由气机不利，痰涎壅盛或胃气上逆所致之痰涎，呕吐用按揉、点或捏挤法有效，若配推揉膻中、揉中脘、运八卦，清胃经等法则效更佳。

2. 由中暑引起的恶心，呕吐，头晕等症，捏挤本穴，配捏挤大椎、膻中、曲池等穴，亦有良效。

3. 医者用中指端微屈向下，向里按，动作宜快，可使之吐。

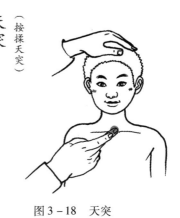

天突（按揉天突）

图 3 - 18　天突

璇　玑

位置：在天突下 1 寸，胸骨柄中央，属任脉。

操作：沿胸肋自上而下向左右两旁分推，称开胸，若沿胸肋分推后，再自鸠尾处向脐上直推，最后摩腹部，称为开璇玑。操作 50 ~ 100 次。

作用：理气化痰，降逆止呕。

主治：发热，气急，痰喘，胸闷，呕吐，厌食，腹泻。

临床应用：开胸和开璇玑涉及胸腹多个穴位，可起到宽胸、理气化痰、降逆止呕、消食止泻的作用，对于治疗发热、气急、痰喘、胸闷、呕吐、厌食、腹泻等呼吸系统和消化系统疾病均有良好效果。

【引文】

《幼科集要》："开璇玑：璇玑者，胸中，膻中，气海穴是也。凡小儿气促胸

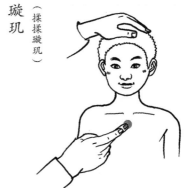

璇玑（揉揉璇玑）

图 3 - 19　璇玑

高，风寒痰闭，夹食腹痛、呕吐泄泻、发热抽搐，昏迷不醒，一切危险急症、置儿密室中，解开衣带，不可当风，医用两手大指蘸姜葱热汁，在病儿胸前左右横推至两乳上近胁处，三百六十一次……再从心坎推下脐腹六十四次，次用热汁入右手掌心合儿脐上，左挪六十四次，右挪六十四次，挪用，用两手自脐中推下小腹，其法乃备虚人泄泻者，逆推尻尾穴至命门两肾门，切不可顺推。"

膻　中

位置：在胸骨上，平第四肋间隙处，相当于两连线之中，属任脉。

操作：医者用中指端揉称揉膻中；两拇指自穴中向两旁分推至乳头，名分推膻中。食指、中指自胸骨切迹向下推至剑突，名推膻中。揉约 1 分钟，分推与下推 50～100 次。亦可中指置于膻中，食指与无名指置于乳旁或两乳根，同时揉三穴。

作用：宽胸理气，宣肺。

主治：胸闷，喉鸣，气喘，咳嗽，恶心，呕吐，呃逆，嗳气。

临床应用：膻中穴为气之会穴，居胸中，胸背属肺，推揉之能宽胸理气，止咳化痰，对各种原因引起的胸闷、吐逆、痰喘咳嗽均有效。治疗呕吐、呃逆、嗳气常与运内八卦，横纹推向板门，分腹阴阳等

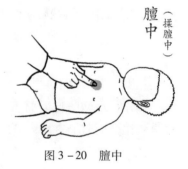

图 3 - 20　膻中

合用。治疗喘咳常与推肺经、揉肺俞等合用；治疗痰吐不利常与揉天突、按弦走搓摩、按揉丰隆等合用。

【引文】

《幼科推拿秘书》："膻中穴，在人迎下正中，与背后风门相对，皆肺家华盖之系。"

《幼科推拿秘书》："揉膻中风门：膻中，在胸前堂骨洼处，风门，在脊背上，与膻中相对。揉者，以我两手按小儿前后两穴，并揉之，以除肺家风寒邪热，气喘咳嗽之症。"

《小儿推拿方脉活婴密旨全书》："慢惊风……掐住眉心良久，太阳，心演推之，灯火断眉心，心演、虎口、涌泉穴各一燋，香油调粉推之。"

乳 根

位置：第五肋间隙，乳头直下 0.2 寸。属足阳明胃经。

操作：医者用食指或中指端揉，称揉乳根。（图 3－21）揉 50～100 次。

作用：宽胸理气，化痰止咳，消食化滞。

主治：胸闷，胸痛，咳嗽，气喘。

临床应用：用于胸闷、胸痛，咳喘等症，多与揉乳旁、推揉膻中等合用。

【引文】

《幼科推拿秘书》："乳穴：在两乳下。"

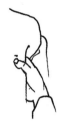

乳根（揉乳根）

图 3－21 乳根

乳 旁

位置：乳头外侧旁开 0.2 寸。

操作：医者以两手食指或中指端揉之，称揉乳旁，或用两手食、中指拿之，称拿乳旁。（图 3－22）

作用：理气，化痰，止咳。

主治：胸闷，咳嗽，痰鸣，呕吐。

临床应用：揉乳根、乳旁同时操作，能加强理气化痰止嗽的作用。以中指和食指同时按于两穴上揉之。本穴配推揉膻中，揉肺俞，揉中府，揉云门对由痰涎壅塞而致之肺不张有效。

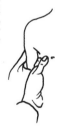
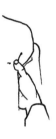

乳旁（揉乳旁）

图 3－22 乳旁

【引文】

《小儿推拿广义》正形图注："奶旁止吐。" "……及至奶旁尤属胃，去风止发力非轻……"

《厘正按摩要术》："奶旁，奶旁即乳旁，用右手大指按之治咳嗽，止呕吐，左右同。"

胁　肋

位置：从腋下两胁至天枢处。

操作：令患儿两手抬起，或放于头上，医者以两手掌从患儿两胁腋下搓摩至天枢处。称搓摩胁肋，又称按弦走搓摩。（图 3 – 23）

作用：舒肝解郁，行气化痰，消痞散结。

主治：胸闷，胁痛，痰喘气急，疳积，肝脾肿大等。

临床应用：搓摩胁肋，性开而降，能顺气化痰，除胸闷，开积聚，对小儿由于食积、痰涎壅盛，气逆所致的胸闷、腹胀、气喘等有效，若肝脾肿大，则须久久搓摩，非一日之功，但对脾胃虚弱，中气下陷，肾不纳气者慎用。

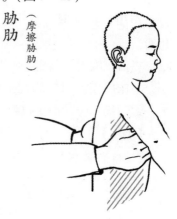

胁肋（摩擦胁肋）

图 3 – 23　胁肋

【引文】

《幼科推拿秘书》："按弦走搓摩，此法治积聚屡试屡验，此运开积痰积气痞疾之要法也，弦者，肋肘骨也，在两胁上。其法着一人抱小儿坐在怀中，将小儿两手抄搭小儿两肩上，以我两手对小儿两胁上搓摩至肚角下，积痰积气自然运化。若久痞则非一日之功，须久搓摩成效。"

《厘正按摩要术》："摩左右胁：左右胁在胸腹两旁肋膊处，以掌心横摩两边，得八十一次，治食积痰滞。"

中　脘

位置：脐上 4 寸，胸骨下端剑突至脐连线的中点（图 3 – 24）。属任脉。又名胃脘、太仓。

操作：医者用拇指、食指或中指端或掌根按揉，称揉中脘；用掌心或四指摩，称摩中脘；自中脘向上直推至喉下或自喉往下推至中脘，称推中脘，又称推胃脘；自中脘推向鸠尾处，称推三焦；若沿季肋处作分推法，称分推腹阴阳。一般揉或推约 100 ~ 300 次；摩 5 分钟。

作用：健脾和胃，消食和中。

主治：胃脘痛，腹痛，腹胀，食积，呕吐，泄泻，食欲不振，嗳气等。

临床应用：中脘为胃之募穴，专治消化系统疾病。

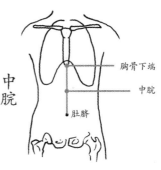

图 3 - 24 中脘

1. 揉、摩中脘能健脾和胃、消食和中，临床常用于泄泻，呕吐，腹胀，腹痛，食欲不振等症，多与按揉足三里、推脾经等合用。

2. 推胃脘自上而下，主治胃气上逆、嗳气呕恶，自下向上有使儿吐的记载，临床少用。

【引文】

《幼科推拿秘书》："中脘，在心窝下，胃腑也，积食滞在此。揉者，放小儿卧倒仰睡，以我手掌按而揉之，左右揉，则积滞食闷，即消化矣。"

《厘正按摩要术》："推胃脘：由喉往下推，止吐，由中脘往上推，则吐。均须蘸汤。"

腹

位置：腹部。

操作：腹部十法。包括推、摩、揉、振、按、挪、荡、抄、挤碾、拿。

1. 以两拇指从剑突起，分别朝两边推动，边推边从上向下移动，直到平脐为止，称分推腹阴阳，操作 100 次左右。

2. 全掌摩腹，顺时针与逆时针各摩 5 分钟。

3. 以全掌或掌根置于腹部揉 3 分钟，频率每分钟 120～160 次。

4. 以单掌或双掌重叠置于腹部，前臂强直性收缩，施以高频率振颤，约 1 分钟。

5. 以单掌或双掌重叠，从上至下依次按压腹部，手掌随患儿呼吸起伏。按压 3～5 遍。

6. 双手握拳，以拳背置于腹正中线两侧，先按压，再内旋为挪腹法；从上至下为 1 遍，操作 3～5 遍。

7. 用双手重叠垂直于腹正中线，先以掌根将腹推向对侧，再用指腹将其拨回，形若波浪荡漾故名为荡腹法，从上而下为 1 遍，操作 3~5 遍。

8. 以两手手掌分别从两侧插入腰部之下，将腰部托起，左右晃动数下，后两手同时向上抛腰部，3~5 轻 1 重，1 重时将腰部刚好抛离床面，让其自由落下。操作 1 分钟。名为抄腹法。

9. 一手伸开，置于腹部脂肪堆积处，另一手握拳置于伸开的手指旁，两手同时相反方向旋转，使脂肪在两手之间受到挤压。此法名挤碾腹，挤碾至局部发红为度。

10. 一手食中无名与小指在腹的一侧，另一手拇指在腹的另一侧，两手同时向中部推进，并将腹部提起，谓之拿腹法。操作 3~5 遍。

作用：消食化滞，降逆止呕，健脾止泻，通便。

主治：腹痛，腹胀，食积，消化不良，恶心，呕吐，厌食，疳积，便秘。

临床应用：

1. 分腹阴阳能消食理气且降气，善治乳食停滞，胃气上逆引起之恶心、呕吐、腹胀等症，临床多与运八卦、推脾经、按揉足三里等配用。分腹阴阳与按弦搓摩均有理气降逆的作用，但分腹阴阳主调理脾胃，而按弦搓摩主疏泄肝胆。

2. 摩、揉、推腹能健脾和胃、理气消食。补法能健脾止泻，用于脾虚寒所致腹泻、腹痛、厌食、消瘦等证。

3. 按、挪、荡、挤碾、抄、拿腹部力度相对较重，长于消导、促排便。能消食导滞通便，用于便秘、腹胀、腹痛、水停、伤乳食等属实者。

4. 腹部推拿虽操作在腹却对全身气血均有调理作用。也用于虚劳、五迟五软、惊厥、心悸、夜啼、汗证等的治疗。

【引文】

《厘正按摩要术》："摩腹，用掌心团摩满腹上，治伤乳食。"

《秘传推拿妙诀》："凡遇小儿不能言者，若偶然恶哭不止，即是肚痛，将一人把小儿置膝间，医人对面将两手搂抱其肚腹，着力久久揉之，如搓揉衣服状，又用手掌摩揉其脐，左右旋转数百余回，每转三十六，愈多愈效……"

《厘正按摩要术》："……腹为阴中之阳，食积痰滞瘀血，按之拒按之不拒，其中虚实从此而辨。……验腹以祠阙。"

脐 (神阙)

位置：在肚脐中，属任脉，又指脐周腹部。

操作：医者用中指端或掌根揉，称揉脐（图3-25）；以食、中、无名指三指指面或手掌面摩称摩脐；用拇指和食、中指抓住肚脐抖揉，亦称揉脐，逆时针方向揉为补，顺时针方向揉为泻，往返揉之为平补平泻。捏挤肚脐：以拇食指捏挤脐四周，至轻度淤血为止。

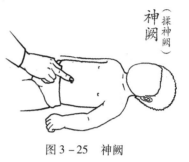

图 3-25 神阙

作用：温阳散寒，补益气血，健脾和胃，消食导滞。

主治：泄泻，呕吐，腹胀腹痛，消化不良，厌食，疳积，肠鸣，痢疾，便结，脱肛。

临床应用：此穴能补能泻，补之能温阳补虚，治疗寒湿，脾虚、肾虚泄泻、慢性消化不良、慢性痢疾、气虚脱肛等，泻之能消能下，治疗湿热型泄泻、痢疾、便秘、实热型脱肛等。平补平泻则能和，多用于先天不足，后天失调或寒湿凝聚，乳食停滞，伤乳食泻，厌食等。

临床上揉脐、摩腹并推上七节骨、揉龟尾常配合应用，治疗效果较好。

用平补平泻法，左右摩之，可作为儿童保健法，有消乳食，强壮身体的作用。

捏挤肚脐与天枢配合对腹泻、腹痛有效。

【引文】

《幼科推拿秘书》："揉脐及鸠尾，鸠尾在心窝上，掩心骨是也。脐乃肚脐，一名神阙。揉者，以我右掌，从小儿关元，右拂上至鸠尾，左旋而下，如数周回，盖小儿天一真水在此，取水来克火故也。身热重者，必用此法，须用三指方着力，若手心则不着力矣。寒掌热指，乃搓热手心揉脐也。"

《幼科推拿秘书》："揉脐及龟尾并擦七节骨；此治泻痢之良法也，……七节骨者，从头骨数第七节也。其法以我一手，用三指揉脐，又以我一手，托揉龟尾，揉讫，自龟尾擦上七节骨为补，水泻专用补，若赤白痢，必自上七节骨擦下龟尾为泄，推第二次再用补，盖先去大肠热毒，然后可补也。若伤寒后骨节痛，专擦七节骨至龟尾。"

天　枢

位置：脐旁2寸，左右各一，属足阳明胃经。

操作：医者以食指或中指揉之称揉天枢（图3-26），以两手拇、食指捏挤至皮下轻度瘀血为止，称捏挤天枢。一般揉100~200次，捏挤至局部瘀血为度。

作用：理气消滞，疏调大肠。

主治：腹胀，腹痛，腹泻，痢疾，便秘，食积不化。

临床应用：天枢为大肠之募穴静，能疏调大肠，理气消滞，常用于治疗急慢性胃肠炎，痢疾及消化功能紊乱引起的腹泻、呕吐，食积、腹胀、大便秘结等症，多与神阙相互应用，临床上，天枢与脐同时操

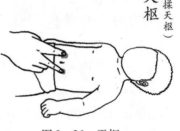

图3-26　天枢

作时可以中指按脐，食指与无名指各按两侧天枢穴同时揉动。治疗腹痛，多与拿肚角相配伍，或先用针刺继用挤捏法。

【引文】

《幼科推拿秘》："揉天枢，天枢穴在膻中两旁两乳之下，揉此以化痰止嗽，其揉法以我大食两指八字分开，按而揉之。"

丹　田

位置：小腹部，在脐下2.5寸。

操作：医者用掌摩丹田（图3-27），称摩丹田；用拇指指面或其他四指揉，称揉丹田；用指端按之，称按丹田。揉100~300次；按0.5~1分钟。

作用：培肾固本，温补下元，泌别清浊。

主治：小腹胀痛，腹泻，便秘，遗尿，小便短赤，小便闭，脱肛，疝气。

临床应用：本穴多用于泌尿，生殖系统疾病，有培肾固本，温补下元，分清别浊的作用，多用于小儿先天不足，寒凝少腹及腹痛、疝气、遗尿、脱肛等症，常与补肾经、推三关、揉外劳宫等合用。如用于遗尿，取其温补下元的作用，多与补肾经、揉二马配用；用于尿闭，小便赤，则取其分利之功，多配清小肠，推箕门等合用。

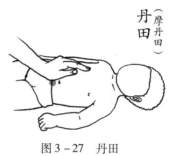

丹田（摩丹田）

图 3 - 27　丹田

【引文】

《幼科推拿秘书》："丹田穴，即气海也。"

《厘正按摩要术》："搓脐下丹田处，以右手周围搓摩之，一往一来，治膨胀腹痛。"

《厘正按摩要术》："摩丹田：丹田在脐下，以掌心胸口直在之，得八十一次，治食积气滞。"

气　海

位置：脐下 1.5 寸，属任脉。

操作：用拇指或中指或掌根揉，称揉气海；用拇指或中指端点、按，称点气海或按气海。一般揉 100 ~ 300 次，点、按均 3 ~ 5 次。

作用：散寒止痛，引痰下行。

主治：腹痛，腹泻，遗尿，脱肛，疝气，胸膈不利，痰涎塞结下降。

临床应用：本穴有散寒止痛的作用，为止各种腹痛要穴，尤以虚寒腹痛效果更佳。临床常用于肠痉挛，肠功能紊乱引起的腹痛，多与按揉大肠俞、足三里等配用；亦可用于胸膈不利，痰涎塞结不降，多与运内八卦配用。

关　元

位置：脐下 3 寸，肚脐下缘和耻骨上缘连线的中点。

操作：用中指螺纹面或用掌按揉，称按揉关元。若用艾条灸之，称灸关元。

次数：按 3 ~ 5 次，揉 100 ~ 300 次，用艾条灸 3 ~ 5 分钟，或以局部红润为度。

作用：培补元气，温肾壮阳。

主治：腹痛、腹泻、痢疾、小便不通、遗尿、五迟、五软等证。

临床应用：本穴为小肠的募穴，按揉本穴可治疗虚寒性腹痛，腹泻，痢疾等，多与补肾经、按揉足三里配用治疗遗尿多与揉百会、揉肾俞、揉命门等合用，以上诸穴用艾条灸之，效果更佳。本穴有强壮作用可作为保健穴。

【引文】

《幼科推拿秘书》："关元穴：脐下宽平处，与下气海相连。"

神阙、气海、关元

图3－28　神阙、气海、关元

肚　角

位置：脐下2寸，旁开2寸两大筋。

操作：医者用拇、食、中三指向深处拿之，拿一松为一次。称按肚角：用中指端或掌心按之。称拿肚角。

作用：健脾和胃，理气消滞。

主治：腹痛、腹泻、腹胀，痢疾，便秘。

临床应用：按、拿肚角是止腹痛的要法，对各种原因引起的腹痛均可应用，特别是对寒痛、伤食痛效果更好，若配一窝风能加强止痛效果，但本穴用拿法刺激性较强，一般拿3~5次即可，不可拿时间太长，为防止患儿哭闹影响手法进行，可在诸手法推出，再拿此穴。

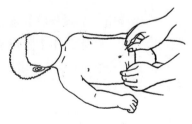

肚角（拿肚角）

图3－29　肚角

【引文】

《推拿仙术》："拿肚角穴，属太阳，能止泄。"

《小儿推拿广义》："肚角止涌泄。"

《小儿推拿广义》："……肚痛太阴脾胃络，肚疼泄泻，令停…。"

《厘正按摩要求》："按肚角，肚角在脐之旁，用右手掌心按之，治腹痛亦止泄泻。"

小结：

（一）按揉天突、开璇玑、推揉膻中，推八道，揉乳根、揉乳旁，按弦走搓摩七法均能宽胸理气，治疗上焦气机不利，但前四法主降逆平喘，止咳化痰，多用于痰喘气急，咳嗽呕吐，揉乳旁，揉乳根主止咳化痰，按弦走搓摩主疏肝消积，顺气化痰。

（二）揉中脘、摩腹、揉脐、分腹阴阳、揉天枢、拿肚角六法均能健脾和胃，理气消食，为临床治疗消化系统疾病所常用。前者主要用于脾胃虚弱或胃脘胀满，食积不化等症；摩腹，揉脐主要用于消化功能紊乱，腹泻、便秘等症；分腹阴阳能和胃理气，降逆止呕；揉天枢、拿肚角主要能止腹痛，除腹胀，用于各种原因引起的腹痛，腹胀。

（三）揉丹田、揉气海、按揉关元都能温阳散寒、泌别清浊，治下焦虚寒。用于消化系统病症，如腹痛、腹泻、便秘；用于泌尿系统病症，如遗尿、尿闭、脱肛等。

三、腰背部穴位

大　椎

位置：在第七颈椎与第一胸椎棘突之间，属督脉。

操作：医者用中指端按或揉，称按大椎和揉大椎（图3－30）；用双手拇指，食指将其周围的皮肤捏起，向其穴挤去，称捏挤大椎，或用屈曲的食中两指蘸水，在穴位上提拧，称拧大椎。按揉30～50次，捏挤至局部皮肤紫红瘀斑为度。

作用：清热解表，通经活络。

主治：发热，项强，咳嗽，感冒，百

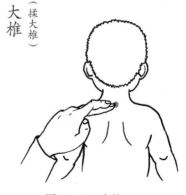

图3－30　大椎

日咳。

临床应用：

1. 退热发汗力较强。揉大椎有清热解表的作用，主要用于感冒，发热。以捏挤法和取痧法退热效果较佳。

2. 能发汗，适用于感冒、咳嗽、痰喘、咽喉肿痛、目赤肿痛等。

3. 治疗头痛、项强、肩背疼痛。

肩 井

位置：在大椎与肩峰连线之中点，肩部筋肉处。属足少阳胆经。

操作：用拇指与食、中二指对称用力提拿肩筋，称拿肩井（图3-31）；用指端按其穴，称按肩井。拿3~5次，按揉10~30次。

作用：解表发汗，通窍行气。

主治：感冒，惊厥，上肢抬举不利。

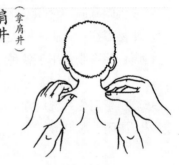

肩井（拿肩井）

图3-31 肩井

临床应用：按、拿肩井能宣通气血，发汗解表，临床常与四大手法相配合，多用于治疗外感发热无汗，肩臂疼痛，颈项强直等。本法为诸法推出的结束动作，称为总收法。

【引文】

《幼科铁镜》"肩井穴是大关津，掐此开通血气行，各处推完将此掐，不愁气血不周身。"

《厘正按摩要术》："按肩井，肩井在缺盆上，大骨前寸半。以三指按，当中指下陷中是。用右手大指按之，治呕吐发汗。"

《幼科推拿秘书》："总收法，诸症推出，以此法收之，久病更宜用此，永不犯。"

风 门

位置：第二胸椎棘突下旁开1.5寸。

操作：医者用食中指端揉，称揉风门（图3-32）。操作20~50次。

作用：疏风解表、宣肺止咳。

主治：感冒，咳嗽，气喘，鼻塞，腰背疼痛、项痛、骨蒸潮热及盗汗等病证。

临床应用：揉风门主要用于外感风寒，咳嗽气喘，临床上多与清肺经、揉肺俞、推揉膻中等配合应用，治骨蒸潮热、盗汗。与揉二马、肾顶，分手阴阳等相配合，治疗背腰肌肉疼痛。与拿委中、承山、昆仑等穴相结合应用。

【引文】

《幼科推拿秘书》："风门穴，在脊骨二节下。""咳嗽揉之，取热。"

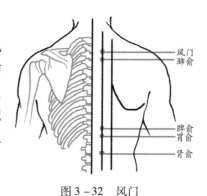

图 3 - 32　风门

肺　俞

位置：在第三胸椎棘突下，即身柱穴旁开 1.5 寸。

操作：用两拇指或食、中二指端揉，称揉肺俞（图 3 - 33）；两拇指分别自肩胛骨内缘以上向下推动称推肺俞或分推肩胛骨。一般揉 50 ~ 100 次，推 100 ~ 200 次。

作用：止咳化痰，益气补肺。

主治：咳嗽，痰鸣，胸闷，胸痛，发热等。

临床应用：揉肺俞、分推肺俞能调肺气，补虚损，止咳嗽，多用于呼吸系统疾病。如久咳不愈时加推补脾经以培土生金，效果更好。

【引文】

《推拿仙术》："肺俞穴，一切风寒用大指面蘸姜汤旋推之，左右同。"

《厘正按摩要术》："推肺俞：肺俞在第三椎下，两旁相去脊各一寸五分，对乳引绳取之。须蘸葱姜汤。左旋推（顺时针）属补，右旋推（逆时针）属泻，但补泻须分四六数用之，治风寒。"

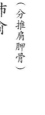

肺俞（分推肩胛骨）

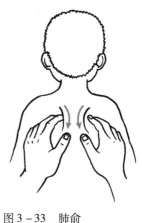

图 3 - 33　肺俞

脾　俞

位置：在第十一胸椎棘突下，旁开1.5寸。

操作：用揉法，称揉脾俞。

作用：健脾和胃，消食祛湿。

主治：呕吐，腹泻，疳积，食欲不振，黄疸，水肿，慢惊，四肢乏力等。

床应用：揉脾俞能健脾胃、助运化、祛水湿，常用于治疗脾胃虚弱、乳食内伤，消化不良等症，多与推脾经，按揉足三里等合用。

肾　俞

位置：第二腰椎棘突下，旁开1.5寸。

操作：用揉法，称揉肾俞。

作用：滋阴壮阳，补益肾元。

主治：腹泻，便秘，少腹痛，下肢痿软乏力，慢性腰背痛，肾虚气喘等。

临床应用：

1. 揉肾俞能滋阴壮阳，补益肾元，常用于肾虚腹泻或阴虚便秘，或下肢瘫痪等症，多与揉二马、补脾经或推三关等合用。

2. 治慢性腰背痛常与腰俞，委中等配合，治疗肾虚气喘与揉肺俞等配合应用。

3. 重要的儿童保健穴位，能增强小儿体质。

腰　俞

位置：第十五椎下旁开3寸凹陷中。

操作：按揉本穴，称按腰俞，或揉腰俞。

作用：通经活络。

主治：腰痛，下肢瘫痪。

临床应用：按揉腰俞能通经活络，多用于下肢瘫痪等。

【引文】

《推拿仙术》："腰俞穴：旋推止泻。"

《幼科推拿秘书》："腰俞穴，对前腰旁。"

脊　柱

位置：大椎至长强成一直线。

操作：用食、中二指面自上而下作直推，称推脊（图 3 – 34）；用捏法自下而上称捏脊，每捏三下将背脊提一下，称为捏三提一法。在捏前先在背部轻轻按摩几遍，使肌肉放松。一般推 100 ~ 300 次，捏 3 ~ 5 遍。

作用：调阴阳，理气血，和脏腑，通经络。

主治：发热，惊风，夜啼，疳积，腹泻，呕吐，便秘等。

临床应用：

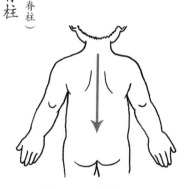

脊柱（推脊柱）

图 3 – 34　脊柱

1. 脊柱穴属督脉经，督脉贯脊属脑络肾，督率阳气，统摄真元。用捏脊法自下而上能调阴阳，理气血、和脏腑、通经络，培元气，具有强健身体的功能，是小儿保健常用主要手法之一。临床多与补脾经、补肾经，推三关、摩腹、按揉足三里等配合应用，治疗先天和后天不足的一些慢性病症均有一定的效果。本法单用名捏脊疗法，不仅常用于小儿疳积、腹泻等病症，还可以用于成人失眠，肠胃病，月经不调等病症，本法操作时亦旁及足太阳膀胱经脉，临床应用时可根据不同的病情，重提或按揉相应的背部俞穴，能加强疗效。

2. 推脊柱，自上而下，能清热，多与清天河水、退六腑、推涌泉等合用，并能治疗腰背强痛，角弓反张，下焦阳气虚弱等证。

【引文】

《肘后备急方》："……拈取其脊骨皮，深取痛行之，从龟尾至顶乃止。未愈更为之。"

《推拿仙术》："伤寒骨节疼痛，从此用指一路旋推至龟尾。"

七节骨

位置：第四腰椎至尾椎骨端（长强穴）成一直线。

操作：用拇指桡侧面或食、中二指面自下而上或自上而下作直推分别称推上七节骨和推下七节骨。操作约 100～200 次。

作用：温阳止泻，泻热通便。

主治：泄泻，便秘，脱肛。

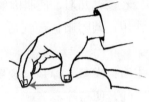

3 项背腰骶部穴

七节骨（推七节骨）

图 3－35　七节骨

临床应用：

1. 推上七节骨能温阳止泻，多用于虚寒腹泻或久泻等症。它常与按揉百会、揉丹田等合用，治疗气虚下陷的脱肛、遗尿等症，若属实热证，则不宜用本法，用后多令儿腹胀或出现其他变证。

2. 推下七节骨能泻热通便，多用于肠热便秘或痢疾等症。若腹泻属于虚寒者，不可用本法，防止滑泄。

【引文】

《幼科推拿秘书》：“七节骨，水泻，从龟尾向上擦如数，立刻即止，若痢疾，必先从七节骨往下擦之龟尾，以去肠中热毒，次日方自下而上也。”

龟　尾

位置：在尾椎骨端（图 3－36）。

操作：用拇指端或中指端揉，称揉龟尾。

作用：通调大肠。

主治：泄泻，便秘，脱肛，遗尿。

临床应用：龟尾穴，揉之能通调督脉之经气，调理大肠的功能。

1. 本穴能治疗各种腹泻，为止泻要穴。常与摩腹、揉脐和七节骨合用，称止泻四法。

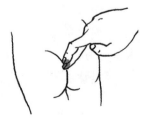

龟尾（揉龟尾）

图 3－36　龟尾

2. 治各种便秘、痢疾等。

3. 其近治作用可用于脱肛、肛裂、痔漏等。

【引文】

《小儿按摩经》："掐龟尾：掐龟尾并揉脐，治儿水泻、乌痧、膨胀、脐风、月家盘肠等惊。"

四、上肢部穴位

脾经（脾土）

位置：在拇指桡侧自指尖至指根处（或在拇指末节螺纹面）。

操作：推脾经分为补脾经、清脾经、清补脾经三法。

补脾经：使患儿微屈拇指，自指尖推向指根（或旋推螺纹面）。若使患儿拇指伸直，自指根推向指尖（或在拇指正面指尖向指根）为清，称清脾经。来回推为平补平泻，称清补脾经。

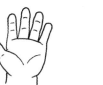
脾经

作用：健脾胃，补气血，清湿热，消食积，化痰涎。

主治：体质虚弱，食欲不振，肌肉消瘦，精神萎靡，呕吐，泄泻，伤乳食，便秘，痢疾，黄疸，湿痰，咳嗽，便血及斑、疹、痧隐而不透等症。

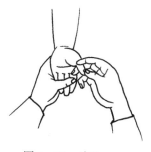
图 3 - 37 脾经

临床应用：

1. 用补法能健脾胃、补气血。用于脾胃虚弱气血不足而引起之食欲不振、肌肉消瘦、消化不良等症，以补脾经为主。多与推三关，捏脊、运八卦，推大肠等法合用。

2. 用清法，能清热利湿、化痰涎。凡湿热熏蒸，皮肤发黄，身热不扬，恶心呕吐，腹泻，下痢等症，以清脾经为主。多与清天河水，清肺经、揉小天心，推箕门、推小肠等清热利尿法合用。

3. 用清补法能和胃消食、增进食欲。用于饮食停滞，脾胃不和而引起之胃脘痞滞，吞酸，纳呆，腹泻，呕吐等症，以清补脾经为主，与运八卦、揉板门，分腹阴阳等合用。用于湿热留恋，久而不退或外感发热兼湿者，可用清补脾经，推20～30分钟，至微汗出，效果较好。小儿脾胃薄弱，不宜攻伐太过，在一般情况下，脾经穴多用补法，体壮邪实者方可用清法。

4. 小儿体虚，正气不足，患斑疹热病时推补本穴，可使隐疹透出，但手法宜快，用力宜重，实具补中有泻之意。

【引文】

《小儿按摩经》："掐脾土，屈指左转为补，直推之为泻。饮食不进、人瘦弱肚起青筋、面黄、四肢无力用之。"

《推拿仙术》："唇白气血虚，补脾土为主。""补脾土，饮食不消，食后作饱胀满用之。"

《幼科铁镜》："大指面属脾……曲者，旋也。手指正面旋推为补，直推至指甲为泻……"

《小儿推拿学概要》："将小儿拇指屈曲，向里推为补；将小儿拇指伸直，向里向外来回推为平补平泻（又称清法）。"

肝经（肝木）

位置：在食指掌面末节。

操作：推肝经分为清肝经、补肝经二法，用推法自食指掌面末节指纹起向指尖推（或自指端向指根方向推）称清肝经，亦称平肝；反之（或旋推螺纹面）为补，称补肝经。一般操作100～500次。

作用：平肝泻火，解郁除烦，养阴平肝，和气生血。

肝经

主治：惊风，目赤，烦躁不安，五心烦热，口苦咽干，头晕头痛，耳鸣等。

临床应用：

1. 用清法能平肝泻火，解郁除烦，用于惊风、抽搐、烦躁不安、五心烦热等症。以清肝经为主，多与清心经、掐揉小天心，补肾经、退六腑合用。

2. 肝经宜清不宜补，若肝虚应补时则补后加清或以补肾经代之，为滋肾养肝法。

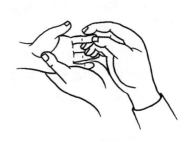

图3-38　肝经

【引文】

《厘正按摩要术》："推肝木，肝木即食指端，蘸汤，侧推之直入虎口，能和气生血。""食指端肝，三节大肠。"

《按摩疗法》："由根向指梢推之名平肝。"

《幼科推拿秘书》："大拇指下一指，名为食指，属肝，肝气通于目，络手食指，通于小天心穴、足太溪穴。"

心经（心火）

位置：在手中指掌面末节。

操作：推心经，分清心经、补心经两法。用推法自中指掌面末节指纹起推向指尖（或自指端推向指根方向直推）为清，称清心经；反之（或旋推螺纹面）为补，称补心经。可操作 100～500 次。

作用：清热退心火，补益心血，养心安神。

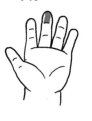

心经

主治：五心烦热，口舌生疮，小便赤涩，惊惕不安，心血不足，汗出无神，目眦红赤等。

临床应用：

1. 用清法能清热退心火，用于心火旺盛而引起之高热神昏，面赤口疮，小便短赤等症，以清心经为主，多与退六府，清天河水，清小肠合用。清心经临床可以清天河水代之。

2. 用于气血虚弱，心烦不安，睡卧露睛等症，以补心经为主，多与补脾经、推三关、揉二马等合用。本穴宜用清法，不宜久用补法，需补时可补后加清，恐动心火。

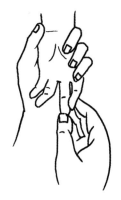

图 3-39　心经

【引文】

《小儿按摩经》："掐心经，二掐劳宫，推上三关，发热出汗用。如汗不来，再将二扇门揉之，掐之，手心微汗出，乃止。"

《保赤推拿法》："推掐心经穴法，心经，即中指尖。向上推至中指尽处小横纹，行气通窍，向下掐之能发汗。""从中指尖推到横门穴，止小儿吐。""掐中指甲法：掐儿中指甲上面轻轻掐之，止儿泻。"

《厘正按摩要术》："中指端心，三节小肠。"

《按摩疗法》："向外推名清心。"

《推拿辑要（上卷）五脏虚实补泻论》："心以肝为母，以脾为子，虚则补其母，而肝则以清为补，故先以平肝为主，再以退六府，推上三关以佐之，实则泻其子，故必先以直推脾土，清小肠为主，而以清天河水，水底捞明月以佐之；因心与小肠相表里，实则必热，主面赤鼻衄，口干舌燥，重舌口疮，心悸不眠，见灯愈啼，虚则心怯不欲见人。"

肺经 （肺金）

位置：在无名指掌面末端。

操作：推肺经，分补肺经、清肺经两法。用推法，自无名指掌面末节指纹起推至指尖（或自指端向指根方向直推）为清，名清肺经；反之（或旋推螺纹面）为补，名补肺经。可操作100～500次。

作用：补益肺气，清肺泻热，止咳化痰。

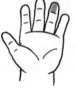
肺经

主治：感冒，咳嗽，气喘，呕吐，痰鸣，面白，自汗，盗汗，脱肛，遗尿，大便秘结，麻疹不透。

临床应用：

1. 用清法能清肺泻热，化痰止嗽。用于肺热痰喘、痰鸣等，以清肺经为主，配清天河水、退六府、推揉膻中、运八卦等。

2. 用补法能补益肺气，用于肺气虚损、咳嗽、气喘、面白、自汗、畏寒等症。以补肺经为主，与补脾经、推三关，揉二马等合用。

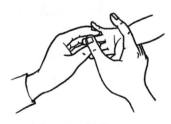
图 3 – 40   肺经

【引文】

《推拿仙术》："鼻流清水推肺经为主。""到晚昏迷推肺经为主。"

《厘正按摩要术》："无名指端肺，三节包络。"

《儿科推拿疗法简编》："向上推为清，向下为补。"

肾经　（肾水）

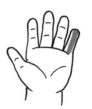
肾经

位置：在小指掌面稍偏尺侧，自小指尖直至掌根（或在小指掌面末节）。

操作：推肾经，分补肾经、清肾经两法。用推法，自掌根推至小指尖（或旋推螺纹面）为补，称补肾经；反之，自指端向指根方向直推为清，谓清肾经。操作次数约 100～500 次。

作用：滋肾壮阳，强筋健骨，温养下元，清热利尿。

主治：先天不足，久病体虚，五更泄泻，遗尿，咳嗽，喘息，癫痫，目赤，膀胱湿热，小便淋浊刺痛。

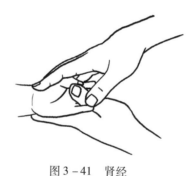

图 3－41　肾经

临床应用：

1. 用补法，能滋肾壮阳，强筋壮骨。用于先天不足、久病体虚，肾虚久泻、喘息等，多与补脾经、揉二马、推三关等合用。

2. 用清法，能清利下焦湿热。用于膀胱蕴热、小便赤涩、腹泻等症，配掐揉小天心，清小肠、推箕门等。

3. 推脾经、推心经、推肝经、推肺经、推肾经五法统称推五经，专治五脏病变，据脏腑虚实，或用清法，或用补法，灵活应用。

【引文】

《小儿按摩经》："掐肾经，二掐小横纹，退六腑，治大便不通、小便赤色涩滞、肚作膨胀、气急、人事昏迷；粪黄者，退凉用之。"

《推拿仙术》："眼不开，气血虚，推肾水为主。"

《小儿推拿广义》："肾水，推之退脏腑之热，清小便之赤，如小便短，又宜补之。" "小便黄赤，可清之。治宜清肾水，自肾指尖推往根下为清也。"

《按摩疗法》："在小指正面，向里推能补肾，向外推能利小便，治肾炎。"

大　肠

大肠

位置：在食指桡侧缘，由指尖至虎口成一直线。

操作：推大肠，分补大肠、清大肠，清补大肠三法。用右手拇指桡侧面，自指尖直推至虎口为补，称补大肠，亦称侧推大肠；反之为清，称清大肠；来回推为调，名清补大肠。操作次数约 100 ~ 500 次。

作用：调理肠道，止寒热泻痢，退肝胆之火，通便。

主治：泄泻，痢疾，便秘，腹痛，脱肛，肛门红肿。

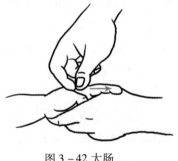

图 3 - 42 大肠

临床应用：

1. 用补法能调理肠道，止寒热泻痢。用于寒热泄泻、痢疾，大便秘结，脱肛等症，以推补大肠为主，多与补脾经、推三关，补肾经、分阴阳等合用。如治痢疾，色红者配推肾经、清天河水，色白者配推三关。水泻严重时，宜利小便，不可推补本穴，如推补之，则止泻过急，往往使患儿发生呕吐。

2. 用清法能清热、除湿、导滞、退肝胆之火。用于湿热滞留肠道，身热腹痛，痢下赤白等症，以清大肠为主，配清天河水，分阴阳、清脾经，清肺经等。

在临床上治痢疾、便秘常用大肠一穴，但需推 30 分钟左右，才能收到较好的效果。对急性痢疾里急后重者，应先用清肺经，待里急后重减轻或消失之后，再用大肠穴。

3. 用清补法能调理肠道功能。用于虚实相兼，便秘、泄泻，腹胀，纳

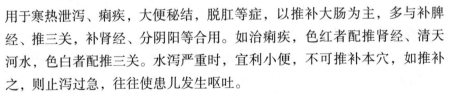

呆等症，多与运八卦，清补脾经等合用。

【引文】

《小儿按摩经》："掐大肠，倒推入虎口，止水泻痢疾肚膨胀用之。红痢补肾水，白痢多推三关。"

《小儿推拿方脉活婴密旨全书》："大肠侧推倒虎口，止泻止痢断根源。"

《幼科推拿秘书》："大肠筋在食指外边，络联虎口，直到食指侧巅。""向外正推泄肝火，向内里推补大肠。"

小　肠

位置：在小指尺侧边缘，自指尖至指根。

操作：推小肠，分清小肠，补小肠两法。用推法，自指尖向指根直推为补，称推补小肠；反之为清，称清小肠。操作约 100～500 次。

作用：滋阴补虚，清热利尿，泌别清浊。

小肠

主治：小便赤涩，水泻，午后潮热，口舌糜烂等。

临床应用：本穴多用清法，有清热利尿，泌别清浊的作用，主要用于小便短赤不利或尿闭，泄泻等。若心经有热，移热于小肠，以本法配清天河水，能加强清热利尿的作用。若阴虚水亏，小便短赤，可用补法。

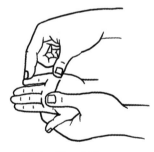
图 3－43　小肠

【引文】

《幼科推拿秘书》："小肠穴，在小拇指外边。"

《小儿推拿学概要》："本穴治小儿泄泻有效，不但能利小便，同时尚能分清降浊。"

《推拿三字经》："小便闭，清膀胱，补肾水，清小肠（小肠心之府，心气一动，肺气一行，化物出事）……"

十宣（十王）

位置：在两手十指尖，靠近指甲处。

操作：掐十宣，以拇指甲依次掐之。

作用：清热，醒神，开窍。

主治：急热惊风，抽搐，心热，烦躁不安，神呆，精神恍惚。

临床应用：本穴主要用于急救，多与掐人中、掐少商、掐中冲等合用。

【引文】

《小儿推拿广义》："五指甲伦为十王穴。""十王穴，掐之则能退热。"

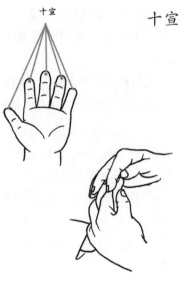

图 3 - 44　十宣

四横纹

位置：手掌面，第二至五指节第一指间关节之横纹。

操作：

1. 掐四横纹：以拇指甲依次掐之，继而揉之。

2. 推四横纹：以拇指桡侧在四横纹穴左右推之。掐 3 ~ 5 次，推 100 ~ 300 次.

作用：退脏腑之热，调和气血，消胀散结。

主治：气血不畅，腹痛，腹胀，疳积，消化不良，气喘，口唇破裂。

临床应用：本穴掐之能退热除烦，散结；推之能调中行气，和气血，消胀。用于胸闷痰喘，多与运八卦、推肺经、推膻中等合用。可用于伤乳食，消化不良，腹胀等，用推四横纹，与捏脊、推脾经、运板门合用。

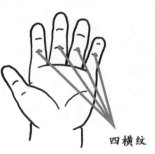

图 3 - 45　四横纹

临床用于营养不良，泄泻，疳积等症，亦可用毫针或三棱针点刺本穴，再配捏脊法效果较好。

【引文】

《小儿按摩经》："推四横纹，和上下之气血，人事瘦弱，奶乳不思，手足常掣，头偏左右，肠胃湿热，眼目翻白者用之。""推四横纹：以大拇指往来推四纹，能和上下之气，气喘腹痛可用。"

《小儿推拿广义》："四横纹，掐之退脏腑之热，止肚痛，退口眼歪斜。"

小横纹

位置：手掌面，第二至第五指指掌关节之横纹。

操作：

1. 推小横纹。以拇指桡侧，在小横纹推之。

2. 掐小横纹。以拇指甲依次掐之，继以揉之。一般推 100~500 次，掐 3~5 次。

作用：退热，消胀，散瘀结。

主治：唇裂，口疮，发热，烦躁，腹胀等。

临床应用：本穴主要用于腹胀及口唇破裂。因脾虚作胀者，兼补脾经，因食损者，兼揉脐、清补脾经、运八卦。口唇破裂，口舌生疮者，兼清脾经、清胃，清天河水。

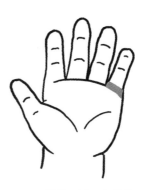

小横纹

图 3-46　小横纹

【引文】

《小儿推拿广义》："小横纹：掐之退热除烦，治口唇破烂。"

《厘正按摩要术》："三节根为小横纹。"

《小儿推拿广义》："本穴治口唇破裂及肚胀效果最好，如因脾虚作胀者，兼补脾土穴，疗效更好。"

掌小横纹

位置：掌面，小指根下，尺侧掌纹头。

操作：揉掌小横纹，以食指或中指揉之。操作 100～500 次。

作用：开胸散积，消郁热，化痰涎。

掌小横纹

主治：口舌生疮，流涎，肺炎，百日咳及一切痰鸣喘咳。

临床应用：本穴为治口舌生疮，喘咳的效穴。对婴儿流涎有良效。此外，肝区疼痛时，揉之亦有效果。

四横纹、小横纹，掌小横纹均能退热、散结。四横纹善和气血，消食积，治体虚消化不良，小横纹善清脾胃之热、调中消胀，治气与日结而产生之腹胀、口唇破裂；掌小横纹善清心肺之郁热，治口舌生疮、喘咳等。

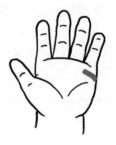

图 3-47　掌小横纹

【引文】

《小儿推拿学概要》："本穴为治喘咳，口舌生疮等症的效穴，肝区疼痛时，揉之亦有效果。"

肾　顶

位置：小指掌面末端处。

操作：揉肾顶，以中指或食指按揉之。揉 100～500 次。

肾顶

作用：收敛元气，固表止汗。

主治：自汗，盗汗，解颅等。

临床应用：本穴为止汗要穴。对自汗，盗汗或大汗淋漓者，有良效。阴虚盗汗配揉二马，阳虚自汗配补脾经。

【引文】

《小儿推拿学概要》："功用收敛元气，固表止汗。"

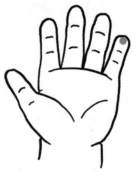

图 3-48　肾顶

肾　纹

位置：手掌面，小指第二指间关节横纹处。

操作：揉肾纹，用食指或中指揉之。揉 100 ~ 500 次。

作用：祛风明目，散结热。

主治：目赤肿痛，鹅口疮，热毒内陷，瘀结不散，高热惊厥。

临床应用：本穴主要用于目赤肿痛及热毒内陷，瘀热不散所致之高热，呼吸气凉，四肢逆冷等症，多与揉小天心，退六腑，清天河水，分阴阳等合用。

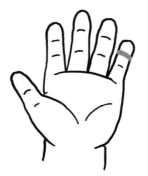

图 3 - 49　肾纹

【引文】

《小儿推拿学概要》："功用散结，善能引内热外散。"

内劳宫（牢宫）

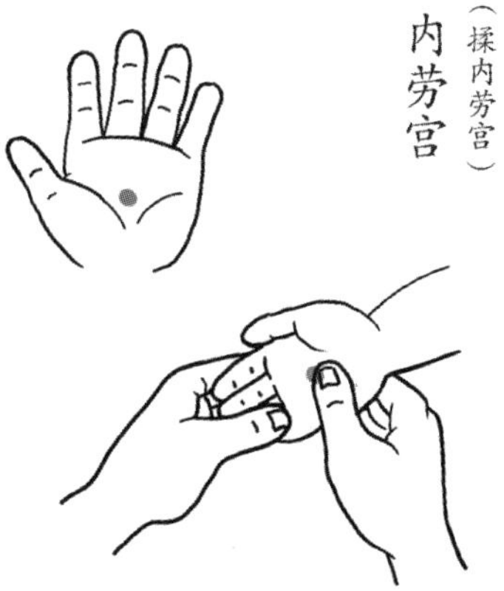

位置：掌心中。屈指当中指指尖之中点。

操作：以拇指甲掐揉之，称掐揉内劳宫，以中指端作运法，称运内劳宫。一般揉运 100 ~ 300 次，掐 3 ~ 5 次。

作用：清热除烦，熄风凉血。

主治：发热，烦渴，口疮，便血，齿龈糜烂，虚烦内热。

图 3 - 50　内劳宫

临床应用：本穴属心包络，为清热除烦的效穴，用于五心烦热，口舌生疮，便血等，多与清天河水，清心经合用。若推拿时在内劳宫穴滴一滴凉水，用口吹之，则清热力更强。

【引文】

《小儿推拿辑要》："一擦心经，二揉劳宫，推上三关，发热出汗，用之引开毛发孔窍。"

《小儿按摩经》："揉劳宫，动心中之火热，发汗用之，不可轻动。"
"丹风摇尾，以一手掐劳宫，以一手掐心经摇之，治凉。"

《小儿推拿广义》："内劳宫，属火，揉之发汗。"

小天心（鱼际交）

位置：在掌根、大小鱼际交接之凹陷中。

操作：

1. 掐揉小天心：用拇指甲掐揉之。

2. 捣小天心：用食指或中指屈曲，以指尖或指同关节捣之。操作次数 100 ~ 500 次。

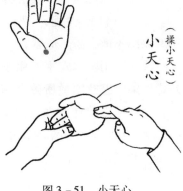

图 3 - 51　小天心

作用：清热，镇惊，利尿，明目。

主治：惊风，抽搐，烦躁不安，夜啼，小便赤涩，目斜视，目赤痛，疹痘欲出不透等。

临床应用：

1. 本穴性寒，为清心安神的要穴。用于心经有热、惊风、夜寐不安，掐揉小天心为主，与清天河水、揉二马、清肝经等合用。若惊风眼翻，斜视宜用捣法；眼上翻，向下捣，右视左捣，左视右捣。

2. 心经热盛，移热于小肠而致口舌生疮、小便黄赤以掐揉为主，多与清天河水、揉二马，清小肠合用。此外对新生儿硬皮症、黄疸、遗尿、水肿、疮疖、痘疹欲出不透等均有效。

3. 本穴与内劳宫同属心包络，均能清心经之热，镇惊安神，但内劳宫清热力强，小天心安神力强，并能利尿、透疹。

【引文】

《小儿按摩经》："掐小天心，天吊惊风，眼翻白偏左右，及肾水不通用之。"

《幼科铁镜》："儿眼翻上者，将大指甲在小天心向掌心下陷即平，儿眼翻下者，将大指甲在小天心向总筋上掐即平。"

《保赤推拿法》："小天心穴，在儿手掌尽处。"

八卦（内八卦）

位置：以手掌中心为圆心，以圆心至中指根横纹约 2/3 处为半径，画一圆圈，八卦穴即在此圆圈上；对小天心者为坎，对中指者为离，在拇指侧中点为震，在小指侧半圆的中点为兑共八个方位。

操作：

1. 顺运八卦，又称运八卦。用拇指面自乾向坎运至兑为一遍，在运至离时轻轻而过。

2. 逆运八卦，能降气平喘，用于痰喘，呕吐等症，多与推天柱骨，推揉膻中合用。

3. 分运八卦

①乾震顺运：自乾经坎，艮掐运至震，能安魂。

②巽兑顺运：自巽经离、坤掐运至兑，能定魂。

③离乾顺运：自离经坤，兑掐运至乾，能止咳。

④坤坎顺运：自坤经兑、乾掐运至坎，能清热。

⑤坎巽顺运：自坎经艮、震掐运至巽，能止泻。

⑥巽坎逆运：自巽经震、艮掐运至坎，能止呕。

⑦艮离顺运：自艮经震、巽掐运至离，能发汗。

⑧水火既济：自坎至离、自离至坎来回推运，能调剂水火，平衡阴阳。

⑨揉艮宫：用指腹在艮宫揉运，能健脾消食。

顺运、逆运 3 分钟，分运 7 ~ 14 次。

作用：宽胸理气，止咳化痰，行滞消食，降气平喘，止呕止泻，清热发汗，平衡阴阳。

主治：咳嗽，气喘，胸闷，呕吐，泄泻，腹胀，食欲不振，恶寒，发

内八卦

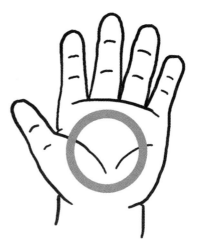

图 3 - 52　内八卦

热，惊惕不安等症。

临床应用：

1. 顺运八卦性平和，善开胸膈，除气闷胀满，对胸膈不利，伤乳食，胸闷，腹胀等症均可用之，多与推脾经、掐揉四横纹，运板门、推揉膻中、分腹阴阳、按弦走搓摩等法合用。本法用于痰喘、咳嗽等症，多与揉膻中、推脾经，推肺经合用。

2. 逆运八卦能降气平喘，用于痰喘呕吐等症，多与推天柱骨、推膻中合用。

3. 分运八卦多与顺运或逆运八卦合用。乾震顺运能安魂；巽兑顺运能定魄；离乾顺运能止咳，坤坎顺运能清热；坎巽顺运能止泻；巽坎逆运能止呕；艮离顺运能发汗；水火既济能调剂水火，平衡阴阳；揉艮宫能健脾消食。

【引文】

《小儿按摩经》：　"运八卦，除胸肚膨闷，呕逆气吼意，饮食不进用之。"

《保赤推拿法》：　"运内八卦法，从欢至艮，左旋推，治热，亦止吐。从艮到坎右旋推，治凉，亦止泻。掌中离南、坎北、震东、兑西、乾西北、艮东北、巽东南，坤西南。男女皆推左手。"

板　门

位置：在手掌大鱼际之平面。

操作：

1. 揉板门：用拇指或食指在大鱼际平面的中点上作揉法。

2. 板门推向横纹：以右手拇指桡侧自拇指根推向腕磺纹。

3. 横门推向板门。以右手拇指桡侧自拇横纹推向拇指根。推100～300次。

作用：消食化滞，健脾和胃，除膨胀，止呕吐。

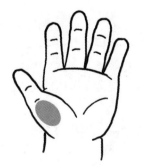

板门

图 3-53　板门

主治：食欲不振，伤乳食，呕吐，泄泻，腹胀，气喘，嗳气。

临床应用：

1. 揉板门功能健脾和胃，消食化滞，运达上下之气。用于乳食停积，食欲不振、嗳气、腹胀、泄泻、呕吐等症。一般多与推脾经、运八卦、分腹阴阳等合用，亦可单用板门一穴治腹泻、呕吐等，推揉次数宜多。

2. 板门推向横纹，功专止泻。用于脾阳不振，乳食停滞引起之泄泻，多与推大肠、推脾经等合用。

3. 横纹推向板门，功专止呕，用于胃气受伤，失于和降，推之能和胃降逆可止呕吐，多与推脾经、分腹阴阳、运八卦等合用。

【引文】

《小儿按摩经》："揉板门，除气促气攻，气吼气痛，呕胀用之。"

《小儿推拿方脉活婴密旨全书》："板门，在大指节下五分，治气促，气攻，板门推向横纹，主吐；横纹推向板门，主泻。"

《小儿推拿广义》："板门穴，揉之除气吼，肚胀。""推板门止小肠之寒气。"

胃　经

位置：拇指掌面第一节。亦有在大鱼际肌桡侧赤白肉际之说。

操作：用拇指或食指自掌根推向拇指根，或在拇指掌面第一节旋推为补，称补胃经。操作100～500次。

作用：清脾胃湿热，消食积，降逆止呕。

主治：恶心，呕吐，呃逆，嗳气，泄泻，吐血，衄血等。

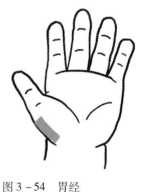

图3-54　胃经

临床应用：

1. 清胃经，能清脾胃之湿热，和胃降逆，泻胃火，除烦止渴。亦可用于胃火上亢引起的衄血等证。临床上可独穴用，亦可与其他穴位合用。

2. 补胃经能健脾胃、助运化，临床上常与补脾经、揉中脘，摩腹等合用。

【引文】

《厘正按摩要术》："大指端脾，二节胃。"

运土入水、运水入土

位置：手掌面，大指根到小指根，沿手掌边缘一条弧形曲线。

操作：自拇指根沿手掌边缘，经小天心运至小指根，称运土入水，反之称运水入土。操作100～300次。

作用：消热祛湿，健脾润燥。

主治：小便赤涩，腹胀，痢疾，吐泻，便秘，食欲不振等。

临床应用：

1. 运土入水能清脾胃湿热，利尿止泻，常用于新病、实证。如因湿热内蕴而见少腹胀满、小便赤涩、泄泻、痢疾等症。

2. 运水入土能健脾而助运化，润燥而通大便。多用于因脾胃虚弱而见完谷不化、腹泻痢疾、疳积、便秘等症。

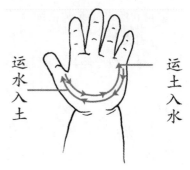

图3-55　运土入水，运水入土

【引文】

《小儿推拿广义》："运水入土，身弱肚起青筋，为水盛土枯，推以润之。""运土入水，丹田作胀，眼睁，为土盛水枯，推以滋之。"

《保赤推拿法》："运水入土，从小儿指梢肾经推去……至大指梢脾经按之，补脾土虚弱。运土入水，从儿大指梢脾经推去……至小指梢肾经按之，治小便赤涩。"

《幼科推拿秘书》："运土入水补，土则脾土也，在大指。水者，坎水也，在小天心穴上。运者从大指上，推至坎宫。盖因丹田作胀、眼睁，为土盛水枯，运以滋之，大便结甚效。"

阴　阳

位置：在手掌根，小天心穴两侧，拇指侧为阳池，小指侧为阴。

操作：

1. 分阴阳：用两手拇指指腹，从小天心穴向两侧分推。

2. 合阴阳：以两手拇指从阴池、阳池向小天心穴合推。

作用：平衡阴阳，调和气血，消食积，行痰散结。

主治：寒热往来，腹泻，呕吐，食积，身热不退，烦躁不安，惊风，抽搐，痰涎壅盛。

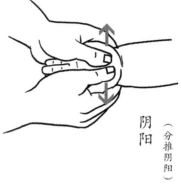

图 3 - 56　阴阳

临床应用：

1. 分阴阳功能平衡阴阳、调和气血、消食积。用于阴阳不调、气血不和而致寒热往来，烦躁不安、腹胀，泄泻等症，均以分阴阳为主，实热证阴池重分，虚寒证阳池重分，以达阴阳平衡，气血调和。

2. 合阴阳功专行痰散结，用于痰结喘嗽、胸闷等症，以合阴阳为主，配揉肾纹、清天河水等清热散结的穴位。

【引文】

《按摩经》："分阴阳，止泄泻痢疾，遍身寒热往来，肚膨胀逆用之。""分阴阳：屈儿掌，于手背上四指节从中往两下分之，分利气血。""如喉中响，大指掐之。""和阴阳，从两下合之，分利气血。"

《小儿推拿方脉活婴密旨全书》："横纹两旁，乃阴阳二穴，就横纹上，以两大指中分，往两旁抹，为分阴阳。肚胀，腹膨胀，泄泻，二便不通，脏腑虚，并治。"

《秘传推拿妙诀》："肚响是气虚，分阴阳、推脾土为主。""四肢掣跳，寒热不拘，掐五指节，分阴阳为主。""头偏左右有风，分阴阳，擦五指节为主。"

《幼科推拿秘书》："阳池穴阴池穴，在小天心两旁。""大横纹在手掌下一横纹。""分阴阳……推此不特能和气血，凡一切膨胀泄泻，如五脏六腑有虚，或大小便不通，或惊风痰喘等疾，皆可治之，至于乍寒乍热尤为对症。热多则分阳从重，寒多则分阴从重。""合阴阳……盖因痰涎涌甚，先掐肾经取热……"

总　筋

位置：在手腕掌后横纹中点。

操作：

揉总筋：以拇指或中指按揉之。

拿总筋：以拇指按穴位上，以食指按手腕背部对合拿之，另一手拯其四措摆动。揉100～300次，掐3～5次。

作用：清心热，退潮热，通调周身气机。

主治：心经热，口舌生疮，潮热，牙痛，肠鸣吐泻，惊风抽搐。

恢床应用：本穴能清热，亦能通调周身气机。用揉法操作宜快，稍用力，对实热，潮热皆有疗效。若口舌生疮，潮热，夜啼用掐揉法，配清天河水能加强其清热的作用。

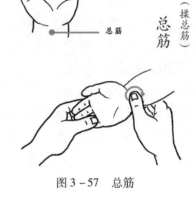

图3－57　总筋

【引文】

《小儿按摩经》："掐总筋，过天河水，能清心经，口内生疮，遍身潮热，夜间啼哭，四肢常掣，去三焦六腑五心潮热病。""诸惊风，总筋可治。"

《幼科推拿秘书》："总筋穴，在大横纹下，指之脉络皆总于此，中四指脉皆总于此。"

《小儿按摩经》："诸惊风，总筋可治。"

左端正

位置：中指桡侧，指甲根旁1分许。

操作：掐揉左端正，以拇甲掐之，继以揉之。可掐3～5次，揉50～100次。

作用：止泻痢。

主治：痢疾，霍乱，水泻，眼右斜视。

临床应用：本穴能升提中气，止泻痢。用于水泻，痢疾，多与推脾经，推大肠合用。

【引文】

《小儿推拿广义》："右视掐左端正。"

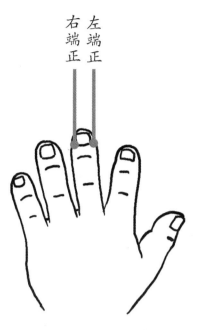

图 3 – 58　左端正 – 右端正

右端正

位置：中指尺侧，指甲根旁 1 分。

操作：掐揉右端正，以拇指指甲掐之，继以揉之。掐 3 ～ 5 次，揉 50 ～ 100 次。

作用：止呕吐，降逆，止血。

主治：鼻出血，呕吐，眼左斜视。

临床应用：用于胃气上逆而致恶心、呕吐，多与运八卦，推脾经、横纹推向板门等合用。本穴对鼻衄有良效，法用细绳由中指第三节横纹起扎至指端（不可过紧）扎好，患儿静卧。

【引文】

《小儿推拿广义》："眼左视，掐右端正穴．……中指中节外边是。"

《厘正按摩术》："中指左右为两端正。"

老　龙

位置：在中指背，距指甲根中点 1 分许。

操作：掐老龙，以拇指甲掐之，继以揉之，掐 3 ～ 5 次。

主治：急惊暴死，昏迷不醒，高热抽搐。

临床应用：本穴主要用于急救。若小儿急惊暴死或高热抽搐掐之，知痛有声音，可治；不知痛而无声者，难治。

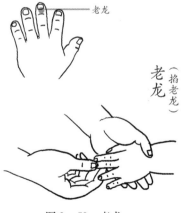

图 3 – 59　老龙

【引文】

《保赤拿法》："掐老龙穴法。此穴在中指背靠指甲处，相离如韭叶许，若儿急惊暴死，对拿精灵、威灵二穴，不醒，即于此穴掐之，不知疼痛难救。"

拇腮

位置：在拇指背，距指甲根中点约 1 分许。

操作：掐拇腮，以拇指掐之，继以揉之。掐 3～5 次，揉 50～100 次。

作用：降逆止呕。

主治：恶心，呕吐。

临床应用：本穴用于恶心，呕吐，多与推脾经，运八卦，推天柱骨等合用。

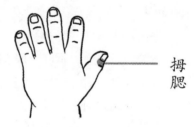

图 3－60　拇腮

【引文】

《小儿推拿广义》："吐血，两大指甲后一韭叶，即母腮穴，许平掐。"

《推拿指南》："此法能止吐，母腮穴在大指甲后一韭叶，用右大指甲掐之。男左女右。"

皮罢（肝记）

位置：拇指尺侧，大指甲根旁约 1 分许。

操作：掐皮罢，以大指甲重掐之，继以揉之。可掐 3～5 次。

作用：降气平喘，醒神。

主治：哮喘，神迷。

临床应用：用于哮喘要多掐重揉，多与其他平喘理气穴合用。

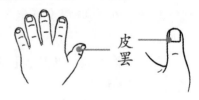

图 3－61　皮罢

【引文】

《秘传推拿妙诀》："……八拿皮罢穴，属肝经能清醒。"

《厘正按摩要术》："掐大指端，大指端即肝记穴，又名皮罢，掐之治吼喘，并治昏迷不醒。考按摩经。"

《推拿指南》："此法治哮喘神迷，皮罢穴一名肝记，在大指端爪甲内，用右大指甲重掐之。男左女右。"

五指节

位置：掌背五指第一指间关节。

操作：拇指甲掐，称掐五指节，用拇，食指揉搓，称揉五指节。可掐 3～5次，揉搓 20～50 次。

作用：安神镇惊，祛痰，通窍。

主治：惊风，吐涎，惊惕不安，咳嗽痰盛等。

临床应用：掐揉五指节能用于惊惕不安，惊风等症，多与清肝经、掐老龙等合用。揉五指节主要用于胸闷，痰喘，咳嗽等症，多与运内八卦、推揉膻中等合用。捻搓五指节可治扭挫伤引起关节肿痛，屈伸不利等症。经常搓捻五指节有利于小儿智力发育，可用于小儿保健。

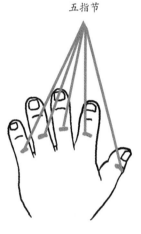

图 3-62 五指节

【引文】

《小儿推拿广义》："掐五指节，掐之去风化痰，苏醒人事，通关膈闭塞。"

《厘正按摩要求》："掐五指节。五指在手背指节日纹处……后以揉法继之，治口眼歪斜，咳嗽风痰。"

《推拿仙术》："四肢乱舞，掐五指节，清心经为主。"

二扇门

位置：在手背中指本节两旁陷中。

操作：掐揉二扇门，以两手拇指或食指掐揉之，次数可操作 100～500 次。

作用：发汗透表，退热平喘。

主治：伤风，感冒，痰喘气粗，呼吸不畅，急惊风，口眼歪斜，发热无汗等。

临床应用：二扇门为发汗效穴。如欲发汗，必先掐心经与内劳宫，再重揉太阳穴，然后掐揉此穴约 200～400 次，至患儿头部及前后身微汗出即可。本穴性温，散而不守，易伤阳耗气，故对体虚患儿须用本穴时，必先固表（补脾经、补肾经，揉肾顶），然后再用汗法，操作时要稍用力，速度宜快。

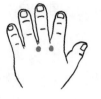

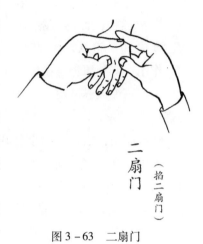

图 3－63　二扇门

【引文】

《小儿按摩经》："掐两扇门，发脏腑之汗，两手掐揉，平中指为界，壮热汗多者，揉之即止，又治急惊，口眼歪斜，左向右重，右向左重。"

《推拿仙术》："揉掐二扇门发汗用之"，"二扇门手法用两大指甲钻掐中指骨两边空外。"

《小儿推拿学概要》："二扇门为发汗效穴，如高烧无汗，操作 1～2 分钟，即可立见汗出；如操作时间稍长（3～4 分钟），多致大汗淋漓。如体虚患儿须用本穴时，必须先固表，而后再用汗法（固表以补脾、肾，揉肾顶为主，时间各穴 1～2 分钟即可），揉本穴宜稍用力，速度宜快。"

外劳宫

位置：在平背，中指与无名指掌骨中间，与内劳宫相对。

操作：

1. 掐揉外劳宫：用拇指甲掐揉或中指尖揉。

2. 揉外劳宫：用食指或中指揉。可操作 100～500 次。

作用：温阳散寒，升阳举陷。

主治：腹痛，肠鸣，泄泻，消化不良，脱肛，遗尿，咳嗽，气喘，疝气等。

临床应用：本穴性寒，为温阳散寒、升阳举陷的佳穴，兼能发汗解表。临床上多用揉法或掐揉法，主要用于一切寒证，不论外感风寒、鼻塞流涕以及脏腑积寒，完谷不化、肠鸣腹泻、寒痢腹痛，疝气等皆宜，且能升阳举陷，故临床上多配合补脾经、推三关，补肾经、揉丹田、揉二马等治疗脱肛、遗尿。

【引文】

《小儿按摩经》："掐外劳宫，和脏腑之热气，遍身潮热，肚起青筋揉之效。"

《小儿推拿方脉活婴密旨全书》："外劳宫止泻用之，拿此又可止头疼。"

《保赤推拿法》："掐外劳宫穴法……脏腑积有寒风热气，皆能和解，又治遍身潮热，肚起青筋，粪白不变，五谷不消，肚腹膨胀。"

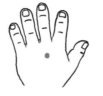
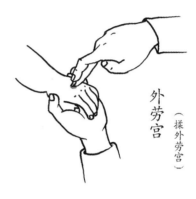

外劳宫（揉外劳宫）

图3-64　外劳宫

威　灵

位置：在手背，外劳宫旁，第二、三掌骨交缝处。

操作：指掐威灵，以拇指甲掐之，继以揉之。掐5～10次。

作用：开窍，醒神，镇惊。

主治：急惊暴死，昏迷不醒，头痛，耳鸣。

临床应用：本穴主要用于惊风昏迷，有急救作用，遇患儿急惊暴死者掐之，有声者易治，无声者难治。

【引文】

《小儿按摩经》："掐威灵穴，治急惊暴死。"

《小儿推拿方脉活要密旨全书》："威灵穴在虎口下，两旁歧，有圆骨处。遇猝死症，摇掐即醒。"

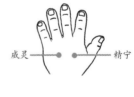

威灵━━━━━●━━●━━━精宁

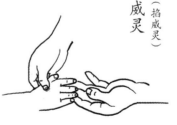

威灵（掐威灵）

图3-65　威灵

《小儿推拿广义》："威宁（灵）掐之能救急惊猝死，揉之即能苏醒。"

精　宁

位置：在手背，无名指与小指之本节后第四、五掌骨之间。

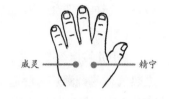

操作：掐揉精宁：以拇指甲掐精宁穴，或以中指揉之。可揉 100～500 次，掐 3～5 次。

作用：行气，破结，化痰。

主治：疳积，痰喘，气吼，干呕，眼内胬肉。

临床应用：本穴善消坚破积，克削气分，故虚者慎用。如必须应用时，多与补脾经、补肾经，推三关等补益穴同用，以免元气受损。临床上用于急救，本穴多与威灵配用，能加强治疗效果。

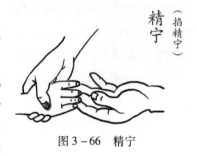

图 3 - 66　精宁

【引文】

《小儿按摩经》："掐精宁穴，气吼痰喘，干呕病积用之。"

《小儿推拿广义》："掐精宁，治气喘，口歪眼偏，哭不出声，口渴。"

二人上马（二马、上马）

位置：手掌背面，第四、五掌骨小头后陷中。

操作：掐二人上马。以拇指甲掐之，继以揉。揉二人上马，以拇指或中指揉之。操作 100～500 次。

作用：补肾滋阴，顺气散结，利水通淋。

主治：小便短赤，腹痛，体虚，淋

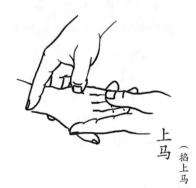

图 3 - 67　二人上马

证，脱肛，遗尿，消化不良，牙痛，咬牙，喘促。

临床应用：揉二马为补肾滋阴的主法，用于阴虚阳亢，潮热烦躁，久病体虚，消化不良，牙痛，小便赤涩等，可与其他补益穴合用。本穴对小便闭塞，疗效明显，对体质虚弱肺部有干性啰音，配揉小横纹；湿性啰音，配揉掌小横纹，多揉有效。

【引文】

《儿推拿广义》："二人上马，掐之苏胃气，起沉疴，左揉生凉、右揉生热。"

《推拿仙术》："揉掐二人上马，清补肾水用之，并治眼吊。""二人上马用大指钻掐无名小指界空处。"

《小儿推拿学概要》："顺运本穴治小便闭塞，疗效明显，对肺部有干性啰音久不消失者，用之最效。"

外八卦

位置：掌背外劳宫周围，与内八卦相对处。

操作：拇指作顺八卦次序掐运，称运外八卦。操作 100~300 次。

作用：宽胸理气，通滞散结。

主治：胸闷，腹胀，便秘等。

临床应用：运外八卦能宽胸理气、通滞散结，临床上多与摩腹、推揉膻中等合用。治疗腹胀，便结、胸膈满闷等症。

【引文】

《保赤推拿法》："运外八卦穴法，此穴在手背，对手心内八卦处，运之能通一身之气血，开五脏六腑之闭结。"

《小儿推拿学概要》："顺运本穴能促进肠蠕动，消除腹胀。"

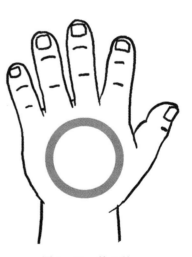

图 3-68 外八卦

一窝蜂

位置：在手背，腕横纹中央之陷凹中。

操作：掐揉一窝蜂，以右手拇指或食指掐之，继以揉之。掐 3 ~ 5 次，揉 100 ~ 300 次。

作用：通经活络，宣通表里，温中行气，止痹痛，利关节。

主治：伤风感冒，一切腹痛，急慢惊风，关节屈伸不利。

临床应用：

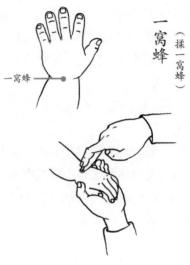

图 3 – 69　一窝蜂

1. 本穴主要功效是止腹痛，对一切腹痛均可用之。本穴能通络而散寒，故对风湿性关节炎，亦有一定的疗效。

2. 本穴与二扇门、外劳宫皆温阳散寒，但一窝蜂主要用于腹痛，又能驱经络之寒以治痹痛；外劳宫主要用于脏腑积寒与气虚下陷之证；二扇门主用于外感风寒无汗。

【引文】

《小儿按摩经》："掐一窝蜂，治肚痛，唇白，眼白，一哭一死者，除风去热。"

《小儿推拿方脉活婴密旨全书》："一窝蜂，在掌根尽处腕中，治肚痛极效，急慢惊风，又一窝蜂掐住中指尖，主泻。"

《幼科推拿秘书》："揉一窝蜂……此能止肚痛或久病，慢惊皆可。"

膊阳池（支沟）

位置：手背一窝蜂之后三寸处。

操作：掐膊阳池，以拇指甲掐之，继以揉。揉膊阳池，用拇指或中指端作揉

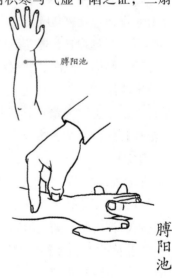

图 3 – 70　膊阳池

法。掐 3 ~5 次，揉 100 ~500 次。

作用：疏风，解表，通利二便。

主治：感冒头痛，大便秘结，小便赤涩。

临床应用：本穴对大便秘结，掐揉之有显效，但大便滑泻或虚脱者禁用，用于感冒头痛，小便赤涩等多与其他利尿，解表，止头痛的穴位合用。

【引文】

《小儿按摩经》："掐阳池，止头痛，清补肾水，大小便闭塞或赤黄，眼翻白，又能出汗。"

《小儿推拿方脉活婴密旨全书》："膊阳池穴，在掌根三寸是，治风痰，头痛。"

三 关

位置：前臂桡侧，腕横纹至肘横纹成一直线。

操作：推三关，食中二指并拢，自桡侧腕横纹起推至肘横纹处。可操作 100 ~500 次。

作用：温阳散寒，益气活血。

主治：一切虚寒证，腹痛，腹泻，畏冷，四肢无力，病后虚弱，斑疹白痦，疹出不透及小儿肢体瘫痪。

临床应用：

1. 本穴性温，能补养气血、温补下元，用于气血虚弱、命门火衰、下元虚冷、阳气不足、身体虚弱、四肢厥冷、面色无华、食欲不振、疳积、吐泻等症，常与补脾经、补肾经、揉二马，运八卦等合用。

2. 此穴并有益气活血，温阳散寒，熏蒸取汗的作用。用于疹毒内陷、隐疹不出，黄疸、阴疽、感冒恶寒等证，多与推脾经、清肺经，运内八卦穴，掐二扇门等

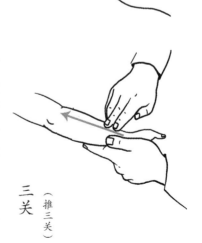

三关（推三关）

图 3 -71 三关

合用。实证若用此穴，操作手法宜快而有力。

【引文】

《小儿推拿广义》："三关，男左三关推发汗，退下六腑谓之凉，女右六腑推上凉，退下三关谓之热。"

《幼科铁镜》："男左手直骨背面为三关，属气分，推上气行阳动故为热为补。"故为热为补。

天河水

位置：在前臂内侧正中，自腕横纹至肘横纹成一直线。

操作：

1. 清天河水，用食、中二指指腹，从腕横纹起，推至肘横纹。

2. 大推天河水，用食，中二指指腹，自内劳宫推至肘横纹。

3. 引水上天河，以凉水滴于大横纹上，用食、中二指指腹慢慢推至洪池，后以四指掐之，并用口吹气于天河穴透之。

可操作 100~500 次。

作用：清热解表，泻心火，除烦躁，润燥结。

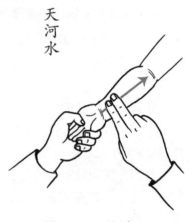

图 3-72　天河水

主治：一切热证，内热、潮热、外感发热、烦躁不安、口渴、弄舌、惊风、痰喘、咳嗽、咽痛等。

临床应用：

1. 本穴性微凉，能清热解表，用于感冒、发热，头痛、恶风，汗出、咽病等症，常与四大手法合用。

2. 清天河水较平和，清热而不伤阴分，善清心经热、阴虚发热等，用于五心烦热，烦躁不安，惊风、口燥咽干、口舌生疮，弄舌，重舌等症，可单用或与清心经，清肝经等配合使用。

3. 本穴由于推拿法的不同，清热的作用也不同，大推天河水解热作用大于清天河水，引水上天河清热作用大于大推天河水。

【引文】

《幼科推拿秘书》："清天河，天河穴在膀膊中，从坎官小天心处一直到手弯曲池，……取凉退热，并治淋病昏睡。"

《厘正按摩要术》："推天河水，天河水在总筋之上，曲池之下，蘸水由横纹推至天河水……由内劳宫推至曲池为大推天河水……由曲池至内劳宫，为取天河水，均是以水济火，取清凉退热之义。"

《万育仙书》："天河水在总筋下中心，明目，去五心潮热，除口中疳疮。"

六　腑

位置：在前臂尺侧自肘关节至掌根成一直线。

操作：退六腑，以食、中二指指腹，自肘关节推至掌根。可操作 100 ~ 500 次。

作用：清热，凉血，解毒。

主治：一切实热证，高热，烦躁，口渴欲饮，惊风，鹅口疮，重舌，木舌，咽痛，腮腺炎，肿毒，热痢，大便干燥等。

临床应用：

1. 本穴性寒大凉，专清热凉血解毒，对脏腑郁热积滞、壮热、苔黄、口渴咽干、疹腮、肿毒等实热证均可用之。此外本穴与补肺经合用，止汗效果较好。

2. 本穴与推三关为大凉大热要穴。可单穴用，亦可两穴合用，如患儿体温不足，需培补元气，温煦阳气可用推三关，如高热烦渴，可用退六腑。两穴合用能平衡阴阳，防止大凉大热伤其正气。

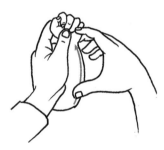

图 3 - 73　六腑

如寒热夹杂以热为主，则以退六腑三数，推三关一数之比推之；若以寒为主则以推三关三数，退六腑一数之比推之，推数相等有调和之意。

【引文】

《小儿按摩经》："六腑凡做此法，先掐心经，点劳宫，男退下六腑，退热加凉，属凉，女反此，推上为凉也。"

《幼科铁镜》："男左手直骨正面为六腑，属血分，退下则血行阴动，故为寒为凉。"

《保赤推拿法》："推下六腑法，六腑在肱正面，男向下推之为加凉，女向下推之反为加热。"

洪　池

位置：肘关节内侧，肘横纹中点。

操作：按摇洪池，以一手拇指按穴位上，一手拿其四指插之。操作5~10次。

作用：调和气血，通调经络。

主治：气血不和，关节痹痛等。

临床应用：主要用于关节疼痛，多与按、揉，拿局部和邻近穴位配合应用。

【引文】

《秘传推拿妙诀》："……五拿曲尺（泽）穴，属肾经能止痛。"

《增图考释推拿法》："洪池，曲泽……主心痛善凉，身热烦渴，涎血风疹。"

《幼科铁镜》："心经热盛作痴迷，天河引水过洪池……"

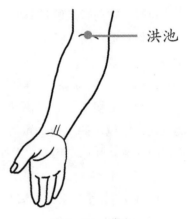

图 3-74　洪池

《保赤推拿法》："清天河水，……洪池穴在肱弯……"

胖　肘

位置：在肘关节、鹰嘴突处。

操作：摇胖肘，以左手拇指，食、中三指托患儿胖肘，以右手拇指、食指二指插入虎口，同时用中指按定天门穴（小鱼际中点），然后曲患儿之手，上下摇之。操作20~30次。

作用：通经活血，顺气生血，化痰。

主治：气血不和，痹痛，痞块，咳嗽，急惊等。

临床应用：本穴多与其他穴位配合使用，一般不单用。

【引文】

《按摩经》："一掐肘肘下筋，曲池上总筋，治急惊。"

《幼科推拿秘书》："肘肘穴，在手肘曲处，高起圆骨处，膀膊下""肘后一团骨也""肘穴重揉之，顺气生血"。

《厘正按摩要术》："摇肘肘，左手托儿肘肘运转，右手持儿手摆动，能治痞，按摩经。"

小结

（一）脾经、肝经，心经、肺经，肾经、胃经，大肠和小肠诸穴主要用于本脏，本腑的病证，用补法能补其不足，用清法能泻其有余。但其中肝经、心经两穴宜清不宜补，若补时，须补后加清。脾经，肾经两穴以用补法为多，清法宜少用。

（二）掐揉二扇门、清天河水、揉外劳，掐揉一窝蜂和推三关五法均能解肌发表，治疗外感病。但掐揉二扇门发汗力强，宜用于邪实体壮者，清天河水主要用于外感风热，后三法兼能温阳散寒，主要用于风寒外感。而推三关又能补益气血，揉外劳兼散脏腑积寒和升阳举陷，掐揉一窝蜂亦治腹痛。

（三）清天河水，退六腑、揉小天心，揉内劳宫，运内劳宫，揉二马和分阴阳均能清热，而清天河水主清卫分气分之热，退六腑主清营分血分之热。运内劳宫，揉二马主清虚烦内热。揉内劳宫、揉小天心主清心经有热，而后者兼有利尿、镇惊的作用，用于心经有热或移热于小肠，惊惕不安，小便短赤者，最为适宜。分阴阳能调和气血，主要用于寒热往来，气血不和。

（四）推板门，揉板门、揉端正、运水入土，运土入水、运外八卦和运内八卦均能健脾和中，助运消滞。但揉板门主要能消食化滞。板门推向横纹、揉左端正主治腹泻。横纹推向板门，揉右端正、掐拇腮主治呕吐。运水入土多用于久病、虚证，运土入水多用于新病、实证。运外八卦，运内八卦，掐肝经兼能宽胸理气，又能止咳化痰，而后者又能降气平喘。

（五）揉四横纹、推小横纹、揉掌小横纹、掐揉总筋均能清热散结，而揉四横纹主和气血、消食积，治疳证积滞。推小横纹主清脾胃热结，调中消胀，治腹胀，口唇破裂。揉掌小横纹主清心，肺之热结，治口舌生疮，痰热喘咳。掐揉总筋兼通调气机，清心止痉。

五、下肢部穴位

箕　门

位置：大腿内侧、膝盖上缘至腹股沟成一直线。

操作：推箕门法：医者用食、中二指自膝盖内侧上缘至腹股沟作侧推法。操作100~300次。

作用：利尿，清热。

主治：小便赤涩不利，尿闭，水泻等。

临床应用：推箕门性平和，有较好的利尿作用，治疗尿滞留多与揉丹田、按揉三阴交合用。治疗心经有热的小便赤涩不利多与清小肠合用，治疗水泻无尿，自膝向上推，有利小便实大便的作用。

百虫（血海）

位置：膝上内侧肌肉丰厚处。

操作：用拇指和食、中二指对称提拿，称拿百虫法，用拇指指端按揉，称按揉百虫法。可拿3~5次，按揉10~20次。

作用：通经活络，平肝熄风。

主治：四肢抽搐，下肢痿痹不用。

临床应用：按、拿百虫能通经络，止抽搐，多用于下肢瘫痪及痹痛等症，常与拿委中、按揉足三里等合用。若用于惊风抽搐，则手法刺激宜强些。

【引文】

《幼科推拿秘书》："百虫穴，在大腿之上。"

《推拿仙术》："拿百虫穴，属四肢，能止惊。"

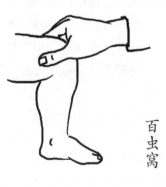

百虫窝（揉百虫窝）

图3-75　百虫窝

膝 眼

位置：膝盖两旁之凹陷中。

操作：按揉膝眼法，用拇、食二指分别揉按在两侧膝眼上。可在此穴按10 ~ 20次，揉50 ~ 100次，掐3 ~ 5次。

作用：止惊、通经活络。

主治：下肢痿软无力，惊风抽搐，膝扭伤痹病等。

临床应用：按、掐膝眼能熄风止搐，揉膝眼配合拿委中治疗小儿麻痹症而致的下肢痿软无力，揉膝眼并能治疗因风寒而致的膝痛及膝关节的扭挫伤。

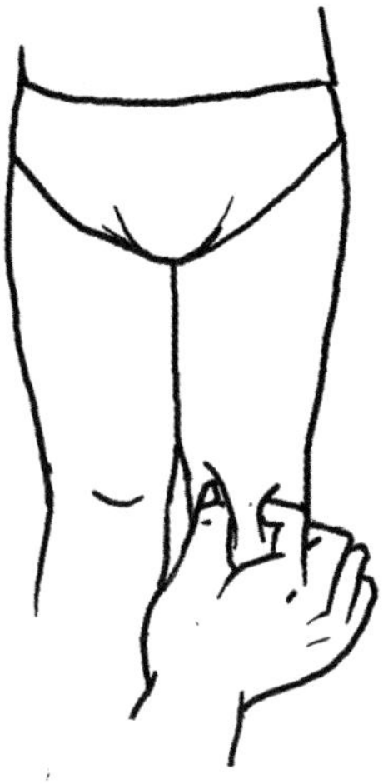

【引文】

《小儿推拿方脉活婴密旨全书》："膝眼穴。小儿膝上惊来，急在此掐之。"

图3 – 76 膝眼

《保赤推拿法》："掐膝眼穴法. 此穴在膝盖里旁，一名鬼眼穴，小儿脸上惊来，急在此掐之，若儿身后仰，即止。"

足三里

位置：外侧膝眼下3寸，胫骨外侧约一横指处。

操作：用拇指端按，称按揉足三里。可按揉20 ~ 30次。

作用：健脾和胃，强壮身体。

主治：腹胀，腹痛，呕吐，泄泻，下肢痿软等。

临床应用：足三里为足阳明胃经穴，能健脾和胃、宽中理气，多用于消化道疾患，常与推天柱骨、分腹阴阳配合治疗呕吐；与推上七节骨、补大肠配合治疗脾虚腹泻；与捏脊、摩腹配合应用于小儿保健。

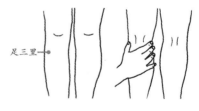

足三里

（揉足三里）
足三里

图3 – 77 足三里

【引文】

《小儿推拿广义》："三里，按之治麻木顽瘴。""三里属胃，久揉止肚痛，大人胃气痛者通用。"

前承山（中膹、子母，条口）

位置：外膝眼下8寸（上巨虚下2寸），距胫骨前嵴1横指处。

操作：医者以拇指甲掐之或拿之，称为掐前承山或拿前承山；以拇指端揉之，称揉前承山。掐3～5下；揉50～100次；拿0.5～1分钟或3～5次。与后承山相对出口。

作用：熄风定惊，行气通络。

主治：惊风，下肢抽搐。

临床应用：掐揉本穴主治抽搐，常与拿委中，按百虫、掐解溪等合用治角弓反张，下肢抽搐，揉前承山能通经络，活气血、纠正畸形，与揉解溪相配，常用于治疗小儿麻痹症，肌肉萎缩，足下垂等症。

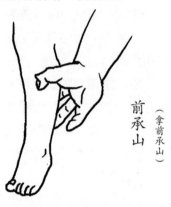

图3-78　前承山

【引文】

《小儿推拿方脉活婴密旨全书》："前承山穴，小儿往后跌，将此穴久掐，久揉，有效。"

止 痢

位置：下肢内侧阴陵泉穴与三阴交穴连线中点，按之有压痛是穴（在腹泻、痢疾时此穴常有压痛）。

操作：用按、揉、拿法均可。掐5～10次，揉100～300次。

作用：止泻痢。

主治：腹痛，腹泻，痢疾。

临床应用：本穴专用于赤白痢疾、腹

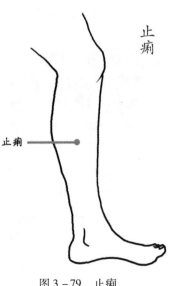

图3-79　止痢

痛，腹泻。常与清脾经，推下七节骨合用治疗热性痢疾，若久痢体虚，则与补脾经、揉足三里配合应用。

三阴交

位置：内踝尖直上 3 寸处。

操作：按揉三阴交法，用拇指或中指端按而揉之。按 3～5 次，揉20～30 次。

作用：通经脉，活血络，清利下焦湿热。

主治：遗尿，尿闭，小便频数涩痛下利，下肢痹痛，惊风，消化不良。

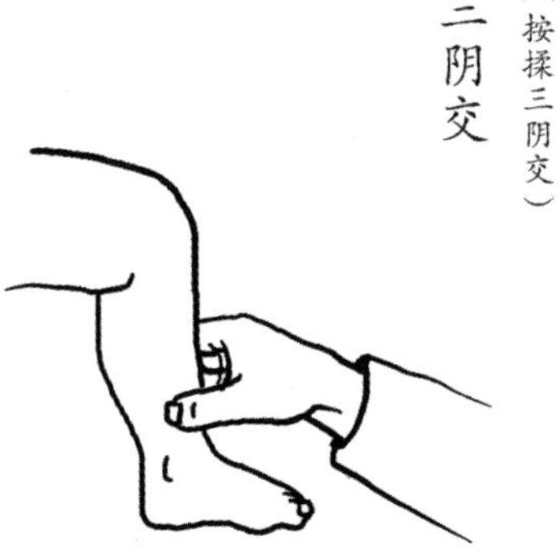

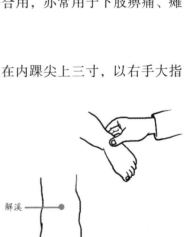

（按揉三阴交）三阴交

图 3－80 三阴交

临床应用：按揉三阴交能通血活经络、疏下焦，和湿热、通调水道，亦能健脾胃、助运化。主要用于泌尿系统疾病，如遗尿等，常与揉丹田、推箕门等合用，亦常用于下肢痹痛、瘫痪等。

【引文】

《厘正按摩要术》："按三阴交：三阴交在内踝尖上三寸，以右手大指按之，能通血脉，治惊风。"

解 溪

位置：踝关节前横纹中点，两筋之间凹陷处，属足阳明胃经。

操作：医者以拇指端揉之，称为揉解溪；以拇指甲掐之，成为掐解溪。揉50～100 次，掐3～5 下。

作用：舒筋活络、解痉、止吐泻等。

主治：踝关节伤筋、踝关节屈伸不利、惊风，吐泻等等病症。

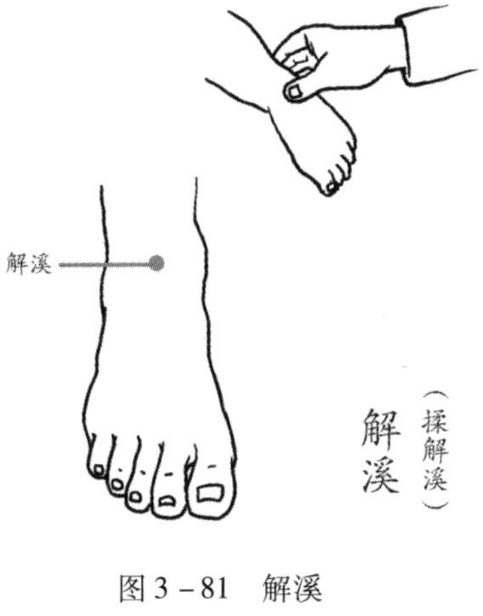

解溪

（揉解溪）解溪

图 3－81 解溪

临床应用：本穴主要用掐法，对惊风、吐泻及踝关节功能障碍有效。

【引文】

《小儿推拿方脉活婴密旨全书》："解溪穴。又惊，又吐，又泻，掐此即止。"

《保赤推拿法》："掐解溪穴法：此法在足上腿下之弯，解鞋带处，儿风吐泻，往后仰，在此穴掐之。"

大　敦

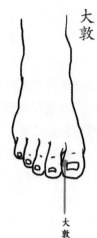

图 3 - 82　大敦

位置：足大指外侧爪甲根与趾关节之间。

操作：拇指甲掐，称掐大敦。掐 5～10 次，揉 30～50 次。

作用：解痉熄风。

主治：惊风、四肢抽搐等。

临床应用：本穴主要用掐法或揉法，对惊风、四肢抽搐有效，常与十宣、老龙等穴相配应用。

【引文】

《小儿按摩经》："大敦穴治鹰爪惊，本穴掐之就揉。"

《保赤推拿法》："掐大敦穴法。此穴在足大指与足背交界处。"

丰　隆

位置：外踝尖上 8 寸，胫骨前缘外侧 1.5 寸，胫腓骨之间。

操作：揉丰隆法，用拇指或中指端揉之。可揉 20～40 次。

作用：化痰平喘。

主治：痰鸣气喘。

临床应用：揉丰隆能和胃气，化痰湿，主要用于痰涎壅盛、咳嗽气喘等，常与揉膻中，运内八卦等配合应用。

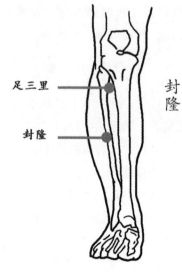

图 3 - 83　丰隆

委　中

位置：腘窝中央，两大筋间。

操作：医者以用食、中指端提拿钩拨腘窝中筋腱，称拿委中。一般拿3～5次。

作用：疏通经络，熄风止痉。

主治：惊风抽搐，下肢痿软无力及痹痛、腰背部疼痛等。

临床应用：委中用拿法能止抽搐，与揉膝眼，阳陵配合治下肢痿软无力，用捏挤法至局部瘀斑，可治疗中暑痧症等。

【引文】

《小儿推拿广义》："小儿往前扑者，委中掐之。亦能止大人腰背痛。"

《幼科铁镜》："惊时若身往前扑，即将委中穴向前掐住，身便直，若身后仰，即将膝上鬼眼穴向下掐住，身便即正。"

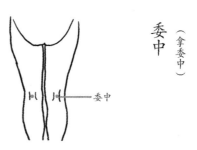

委中（拿委中）　委中

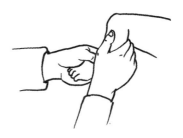

图3－84　委中

后承山（鱼肚）

位置：在腓肠肌腹（腿肚）下陷中（人字纹处），与前承山相对。

操作：医者以右手拇指拿之，称拿承山；以拇指揉之，称揉承山。拿5～10次；揉50～100次。

作用：通经活络，止痉熄风。

主治：腿痛转筋，下肢痿软。

临床应用：拿后承山能止抽搐，通经络，常与拿委中等配合治疗惊风抽搐、下肢痿软、腿痛转筋等。

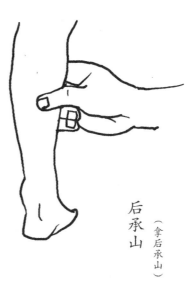

后承山（拿后承山）

图3－85　后承山

【引文】

《小儿推拿方脉活婴密旨全书》："后承山穴：小儿手足掣跳、惊风紧急，快将口咬之，要久，令大哭，方止。"

《幼科推拿秘书》："后承山穴：一名后水穴，如鱼肚一般，在腿肚上，名鱼肚穴。"

《小儿推拿广义》："便秘……推下承山……若泄泻亦要逆推，使气升而泄泻可止。"

仆　参

位置：足跟外踝下凹陷中。

操作：医者以右手拇指拿之，称拿仆参，以拇指甲掐之，称掐仆参。可拿或掐5次。

作用：益肾健骨，舒筋活络，安神定志。

主治：腰痛，脚跟痛，霍乱转筋，癫狂痫，晕厥，足痿不收。

临床应用：仆参属膀胱经穴，拿之能益肾、舒筋，常与拿委中配合应用治疗腰痛，与按揉拿后承山配合治疗霍乱转筋，足痿不收，拿仆参对癫狂痫、晕厥有效。

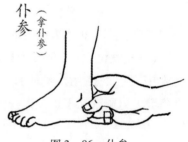

图 3－86　仆参

【引文】

《小儿按摩经》："仆参穴：治脚掣跳，口咬，左转揉之补吐，右转揉之补泻，又惊又吐又泻，掐此穴及脚中指效。"

《小儿推拿方脉活婴密旨全书》："仆参穴：治小儿吼喘，将此上推下掐，必然苏醒，如小儿急死，将口咬之，则回生，名曰老虎吞食。"

昆　仑

位置：外踝后缘和跟腱内侧的中间凹陷处。

操作：医者以拇指甲掐之，称掐昆仑。以拇、中指相对用力拿之，称拿昆仑。一般掐3～5下，拿3～5次或0.5～1分钟。

作用：解肌通络、强腰补肾。

主治：头痛，惊风，腰痛，足内翻，足跟痛。

临床应用：掐昆仑治疗头痛、惊风；与拿委中配合治疗腰痛，与拿仆参配合治疗足内翻、足跟痛。

【引文】

《小儿推拿广义》："昆仑：灸之治急慢惊风危急等症。"

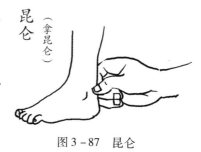

昆仑（拿昆仑）

图 3 - 87 昆仑

涌　泉

位置：足掌心前1/3处。

操作：用两拇指面轮流自足根推向足尖，称推涌泉；用拇指端按在穴位上揉之，称揉涌泉。推、揉各50～100次。

作用：滋阴，退热。

主治：发热，呕吐，腹泻，五心烦热。

临床应用：推涌泉能引火归原，退虚热，常与揉上马，运内劳气富等配伍，治疗烦躁不安、夜啼等症；若与退六腑、清天河水配合，亦可用于实热证；揉涌泉，能治吐泻，左揉止吐，右揉止泻。

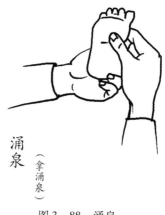

涌泉（拿涌泉）

图 3 - 88 涌泉

【引文】

《推拿仙术》："涌泉穴，两足俱推，不分男女，但旋转不同。"

《小儿推拿广义》："掐涌泉，治痰壅上，重则灸之。"

《幼科推拿秘书》："揉涌泉，久揉亦能治眼痛……左揉止吐，右揉止泻。"

《保赤推拿法》："揉涌泉法，此穴在足心，男左转揉之。"

第四章　推拿手法

第一节　小儿推拿手法概要

一、小儿推拿手法的历史演变

小儿推拿手法历史久远，小儿推拿的穴位经历由简单到复杂的发展过程，最初记载小儿推拿的《五十二病方》中，没有具体的治疗部位，无穴名记载，以病所为施术的部位。《黄帝内经》中推拿之名为"按跷"，王冰注解为"按者抑按肌肤，跷者捷举手足"。随着腧穴的出现和发展，到隋唐时期，小儿推拿的治疗逐渐出现比较明确的定位，治小儿夜啼"摩儿头及脊"，"小儿虽无病，早起常以膏摩囟上及手足，甚避风寒"等，已有穴位记载。明清之前，文献中记载的小儿推拿穴位不多，共检索到17个。分布以头颈部、胸腹部为多，上肢部、下肢部最少。穴位以面积较大的面状穴如腹、背等为主，点状穴、线状穴较少，这主要是因为明清之前小儿推拿主要以膏摩为主，摩法的操作面积较大，因而面状穴较多，其他手法，如掐法、推法等应用较少，因此，点状穴、线状穴较少。

发展到明清时期，小儿推拿的穴位迅速增加，经统计，明清时期用于小儿推拿的穴位约239个，其中，属于十四经穴及奇穴的有75个，其余164个均为小儿推拿的特定穴。这一时期小儿推拿的发展，也是循序渐进的，在《秘传看惊掐筋口授手法方论》中，有的穴位是用于煅、灸、贴或诊断，而未用于推拿，如脐上下、龟尾骨、印堂、风关、气关、命关等，到《按摩经》时，始将风关、气关、命关用于治疗。在《小儿推拿广义》中才记录了脐上下用于小儿推拿。龟尾骨、印堂在《推拿妙诀》中被记录用于小儿推拿。又如承浆、年寿、鼻准等穴位，在《小儿推拿秘旨》中，还只作为诊断的部位，未用于推拿治疗，在之后的小儿推拿专著中才陆续用于推拿。

明清时期小儿推拿手法逐渐形成了具有特色的理论体系，《小儿按摩经》记载了推、揉、掐、运等手法。《厘正按摩要术》首次将小儿推拿手法归纳为按、摩、掐、揉、推、运、搓、摇八法。这对小儿推拿手法的推广和应用起到了重要作用，此后历代医家关于小儿推拿手法大多以此为参考。小儿推拿发展至今，临床应用的手法也不离推、运、揉、摩、掐、搓、理（推揉）、捣、捏、挤、摇、抖等十余种手法。

明代徐用宣于永乐年间（1403～1424年）著成《袖珍小儿方》，其中第十卷为徐氏家传秘传看惊掐筋口授手法论，代载复式手法两种，即"龙入虎口"与"苍龙摆尾"，由此可以看出，最早的复式操作手法不仅数量少，操作简单，适应证也只限于当时的儿科急症——惊风，但它毕竟开创了多穴位、多手法联合运用的先河，这是关于小儿推拿复式操作手法的最早记录。四明陈氏撰成第一部小儿推拿专著——《保婴神术按摩经》（成书于1405～1601年之间，以下简称《按摩经》）它收录有小儿复式手法20种，其中包括黄蜂出洞、水底捞月、退天河水、天门入虎口等；其治疗范围亦大有拓展，除用于惊风外，还用于寒热不调、无汗、高热、吐泻、虚热、寒痰、黄肿等，从而奠定了小儿推拿复式手法的基础。

在教学中按照推拿手法的动作形态又可分为单式手法和复式类手法。单式手法包括：推法、摩法、拿法、掐法、指按法、揉法、运法、捏法、捣法、在法、擦法、摇法、刮法、拍法、搓法、扯法等。复式手法包括：打马过天河、黄蜂出洞、水底捞月、猿猴摘果、按弦走搓摩、按肩井（总收法）、取天河水、飞经走气、二龙戏珠、苍龙摆尾、赤凤点头、凤凰展翅、运土入水、运水入土、开璇玑、揉脐及龟尾并推七节骨、飞金走气、天门入虎口等手法。

二、小儿推拿手法的基本要求

小儿推拿手法基本要求为轻快、柔和、平稳、着实。

轻快——"轻"指手法的力度，"快"指手法的频率。小儿肌肤柔弱，脏腑娇嫩，不耐重力，用力应轻柔。因为用力轻，要在有限时间内达到刺激量，就必须快。轻快是由小儿体质状态和推拿手法的特性决定。小儿推拿手法较成人手法力度轻，频率快。如成人推法要求力度有深透，需蓄力于掌、指、肘等部位，甚至要求借助身体重力，频率多为 120~160 次/分；而小儿推拿中的推法要求轻而不浮，频率较快为 160~200 次/分。轻手法虽然力度弱，但频率高，连续不断地作用于经穴，量变积累达到质变，发挥安全有效的治疗作用。

柔和——柔和性质为软和，为安抚而使之和乐。柔和是一种境界和状态，将其运用于各种手法之中，需要相当熟练地掌握了某种手法并长期运用之后才会达到自然流露。柔和是小儿推拿手法的基本要求，不可蛮力和刚强。要做到手法柔和，必须反复练习手法，必须加强手法的学习、感悟及功法训练。

平稳——指手法的运动变化和幅度基本保持一致。每一种手法的操作参数，如力度、速度、幅度、频率等都在一定范围内。操作具体手法时，要求其运动轨迹相对恒定，没有太大波动，切忌力度忽轻忽重，频率忽快忽慢，幅度忽大忽小。

平稳还要求手法和手法之间转换不能太突然，手法操作循序渐进。机体的反应性常常随刺激形式和数量的变化而相应变化。所以，平稳是保证同一形式和数量的刺激能尽快达到并恒定在某一阈上刺激水平的前提。为了获得更好的疗效，充分调动机体自身的调节机制与抗病能力，传统小儿推拿常常将性质不同的手法结合在一起运用，如揉 3 点（按）1，揉 3 掐 1。这种将不同方式和不同力度的手法组合在一起，柔中有刚，刚中有柔，刚柔相济，形成一种定式，他们比单一手法作用于机体所传达的信息量大。

着实——推拿手法要求力度轻而不浮，能有效作用于皮部，能有效刺激经络和穴位，并激活经络与穴位。"着"有吸附的含义，"实"即实在的意思。"着实"需要对小儿的体位和对其推拿部位加以固定，需要进行连续不断的刺激，需要一定的力度。要注意观察患儿的身体反馈以及根据推拿时局部皮肤温度，皮肤柔软程度，皮肤色泽和指下胃肠蠕动等感觉为参考。

第二节 小儿推拿基本手法

一、推法

在小儿推拿中，根据推行线路的区别，将推法分为直推法、分推法、合推法。

（一）直推法

单一方向直线运动，从某一点沿直线推向另一点。临床有拇指指腹推和食中二指，或食中无名三指推。（图4-1）

【操作要领】

1. 拇指或食中二指紧贴小儿皮肤。运用食中二指或食中无名三指推时，必须并拢手指。

2. 频率120次/分以上。

3. 直线推动，不能斜行。

4. 顺经络、顺纤维、顺（肌肤）趋势操作。

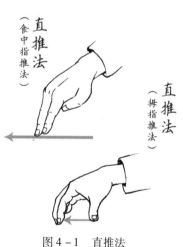

图4-1 直推法

【临床应用】

1. 用于线性穴位，如开天门、推坎宫。

2. 上推为补、下推为泻。推上三关为温补代表，退下六腑为清泻代表。七节骨上推为补，下推为泻。

3. 沿肌肉纤维直推为理筋手法。理筋时要求推行力度深重，速度缓慢。

【注意事项】小儿面部皮肤细嫩，操作时应注意观察患儿表情和皮肤，并运用介质，防止造成皮肤损伤。

（二）分推法：同时从中央向两边推动，如"←　→"状为分推法（图 4 - 2）。

（三）合推法：从两边同时向中央推动的方法为合推法（图 4 - 3）。

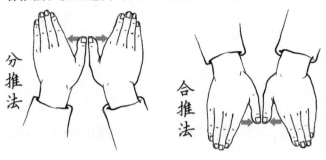

图 4 - 2　分推法　　　　图 4 - 3　合推法

【操作要领】

1. 两侧用力对等，部位对称，速度一致。

2. 轻快而不滞涩，频率 120 ~ 200 次/分。

3. 头面、手腕、背部多用拇指，腹部可用拇指，多指，或大鱼际。

【临床应用】

1. 分推法多用于起式，能分别阴阳，合理气血，激活经络与穴位。能消积导滞，化痰行气，消胀止痛。

2. 分推法即"分阴阳"，合推法即"合阴阳"，有调节阴阳、气血之功。

3. 合推法屏蔽经穴，多用于收功。

【注意事项】

1. 分推操作时应沉肩垂肘，手腕灵活，不可呆滞。

2. 合推法受运动形式影响，手法应尽量轻快。

二、摩法

较轻环形运动为摩法。可以单指摩，多指擦和掌摩（图 4 - 4、4 - 5）。

【操作要领】

1. 运动轨迹为圆形运动。

2. 周围各处操作的力度与速度要均匀。运用食、中、无名三指操作时，手指应并拢。

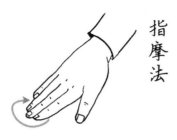
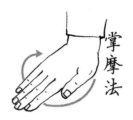

图 4 - 4　指摩法　　　　　　　图 4 - 5　掌摩法

3. 力度轻，不带动深层组织运动，皮动肉不动。

【临床运用】

1. 摩法力度较轻，能引导气机，功补兼施。如摩囟门、中脘、关元、气海、神阙等为温补。摩中脘、摩腹又具有消食化积，和中行气的作用。多用于脾胃病证，如脘腹胀满、肠鸣腹痛、泄泻、便秘等。

2. 缓摩为补，急摩为泻。

【注意事项】

1. 小儿皮肤娇嫩，操作时应使用介质。

2. 不可用力推擦，手法要轻柔灵活，皮动肉不动。

三、拿法

以拇指与食中二指（三指）或四指相对用力，捏住一定部位，再向上提起，捏而提之谓之拿。（图 4 - 6）

【操作要领】

1. 沉肩、垂肘，上肢放松，拿起方向为朝后上方。

2. 同时或交替拿起，快拿快放。

3. 指端伸直相对用力。

4. 操作要有节奏。

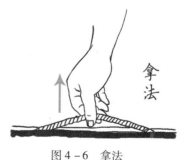

图 4 - 6　拿法

【临床应用】

1. 拿法能疏通经络，活血化瘀，用于肢体疼痛、肩背酸楚、腰背疼痛等，是重要的放松及消除疲劳的手法。

2. 拿法方向操作为向上向外，有升提气机、发散外邪的作用，如治疗外感疾病。

3. 拿肩井为常用的推拿收功方法。

4. 腹部可拿起多余脂肪，有减肥助消化之功。拿肚角亦为特殊拿法，拿起脐旁大筋向上用力提拿。

【注意事项】

1. 提拿操作时不可指端屈曲用力，也不能用指甲掐，以免引起疼痛或造成损伤。

2. 临床上有"拿五经"操作。其施术部位为头部，以中指置于督脉，拇指和小指分别置于耳上少阳胆经，食指与无名指置于督脉与少阳经脉之间的太阳经，五指同时由前向后行揉、拿、按、推，缓慢操作直到发际。可疏通经络，祛风散邪的功效，广泛用于感冒和五官病证。

3. 拿揉结合，相对减弱对合力，不易疲劳。

四、掐法

用指甲垂直按压点手法，称为掐法。又称为"切法"、"爪法"、"指针法"（图4－7）

【操作要领】

1. 掐前找准穴位。

2. 施术前为避免刺破皮肤，可在受术部位上垫一薄布。

3. 用力垂直平稳，快进快出，不可滑动以免造成损伤。

4. 掐法操作后可继用揉法，以缓解局部不适感。

【临床运用】

1. 急救醒神。如掐人中、十宣、涌泉。

2. 熄风止痉。如掐老龙、五指节、的威。

3. 治疗小儿疳积。如掐四横纹、板门。

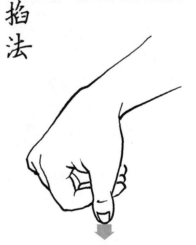

图4－7　掐法

4. 其强刺激用于外感，有发汗去邪之功，如掐耳背高骨、掐列缺、掐小天心等。

【注意事项】

1. 中病即止，严格控制次数。古时多以掐后而不作声为"不治"，在运用掐法急救的同时，应考虑其他抢救措施。

2. 不可用力太大，以免掐破皮肤。

3. 用于外感和定惊，多于治疗结束时操作，且掐后多辅以揉法。不宜作为常规手法使用。

五、按法

指用指腹或手掌等部位垂直按压体表的手法。（图4-8）

【操作要领】

1. 面积比点大，手指螺纹面着力于受术部位，由轻而重垂直向下用力按压。

2. 指、掌着力，先轻渐重；由浅入深，得气为度。每次按压至患儿局部酸、麻、胀、痛时，可适当停留数秒钟，方松，再按。

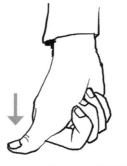

图4-8　指按法

【临床运用】

1. 指按法接触面积小，刺激较强，适用于全身各部位位穴位及痛点，有较强的止痛作用。掌按法接触面积大，适用于腰背脊柱和腹部。

2. 按之则热气至。按法是温补法的代表手法。如按肾俞、按小腹可聚元气、散寒邪，适用于虚寒证。

3. 按而散之。向下用力，于积滞部位施术有助于消散，如脘腹部按法可用于便秘、腹胀、厌食等。

4. 临床上常与揉法结合。

【注意事项】

1. 按压方向应垂直于受术体表。

2. 用力应由轻到重，再由重而轻平稳减压，不可冲击式用力。

3. 中病即止，尤其是腹部按法，不能太过。

4. 当小儿不能准确叙述点、按时的感觉。临床不是通过询问患儿感觉，而是通过观察小儿表情判断是否得气。

六、揉法

吸附于一定部位或穴位，带动该处的皮下组织作轻柔缓和的回旋运动，称为揉法。可分为指揉法、大鱼际揉法、掌根揉法（图4-9、4-10、4-11）。

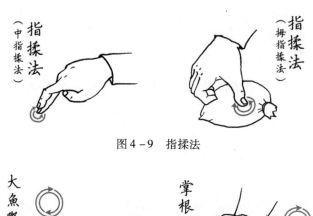

图4-9 指揉法

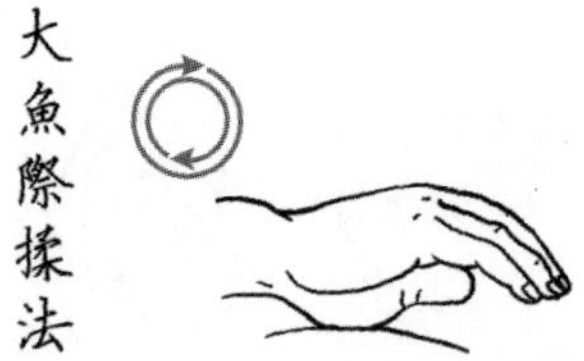

图4-10 大鱼际揉法 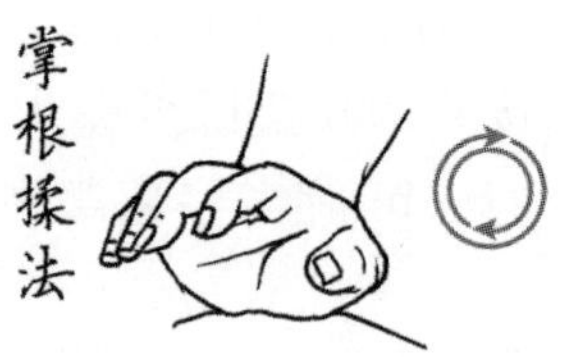　　　　图4-11 掌根揉法

【操作要领】

1. 指揉法：以拇指螺纹面着力于施术部位，余四指置于相应的位置以支撑助力，腕关节微悬。拇指及前部主动施力，使拇指螺纹面在施术部位做轻柔的环旋揉动，频率120～160次/分。

2. 大鱼际揉法：沉肩垂肘，腕关节放松，呈微屈。大拇指和其余四指自然伸直，用大鱼际附着于施术部位上。以肘关节为支点，前臂做主动运动，带动腕关节，频率每分钟120～160次/分。

3. 掌根揉法：肘关节微屈，腕关节放松并略背伸，手指自然弯曲，以掌根着于施术部位。以肘关节为支点，前臂做主动运动，带动腕及手掌连同前臂作回旋揉动，并带动该处皮下组织一起运动，频率120～160次/分。

【临床运用】

1. 本法轻柔缓和，刺激量小，适用于全身各部，能放松机体组织。

2. 有活血祛瘀，消肿止痛等作用，掌揉法常用于治疗脘腹胀痛，胸闷胁痛，便秘泄泻等胃肠道疾患。

3. 指揉法多用于穴位，常与点、按、振等法固定结合，形成 3 或 5 揉 1 点（按、振）的定式。掌揉法多用于腹部，鱼际揉法在面部运用较多。

【注意事项】

1. 揉法应吸定于施术部位，带动皮下组织一起运动，不能在体表上有摩擦运动。操作时向下的压力不可太大。

2. 揉法本意吸定，不能有皮肤摩擦，但在运用中，多"紧揉慢移"。在线性和面状穴区施术时，在保持单次相对吸定的基础上，沿一定线路缓慢移动。紧揉慢移扩大了治疗范围。如七节骨从龟尾向第四腰椎紧揉慢移为补法，反向操作为泻法。

七、运法

附着于治疗穴位，做由此穴向彼穴的弧形推动，或在穴周作周而复始的环形推动，多用拇指指腹，或食、中、无名三指指腹操作。（图 4 - 12）

【操作要领】

1. 环形运动时，不要突然转折。操作要自然，圆形运作时轨迹要圆。

2. 动作流畅而不滞涩，更不可中断。

3. 弧形操作时可始终沿一个方向，也可来回运作。

4. 频率约 80 ~ 120 次/分。

【临床运用】

1. 适用于面状穴位。

2. 运法能平衡起点与终点的关系，如运土入水和运水入土也是消除积滞的常规方法，如运中脘，运太阳，运腹等。

3. 摩擦产热，可适用于阳虚体寒证，如运丹田。

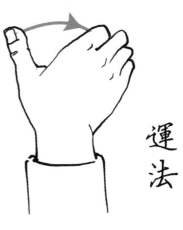

图 4 - 12　运法

【注意事项】

1. 手法操作时宜轻不宜重，宜缓不宜急。

2. 运法、摩法、和旋推法都为圆形轨迹。旋推只用于手指螺纹面，且力度较重；摩法很轻，皮动肉不动；运法较摩法重，是皮动肉也动的方法。

八、捏法

小儿推拿中所指为捏脊疗法。临床有两种术式：一种为拇指前按，双手食、中、无名及小指屈曲并重叠，以食指第 2 指节垂直于脊柱正中或脊柱两次，双手提捏皮肤交替捻动向前（图 4 - 13）；另一种为双手拇指在下方，以拇指桡侧缘顶住皮肤，食、中指前按，三指同时用力提拿皮肤，交替捻动向前（图 4 - 14）。

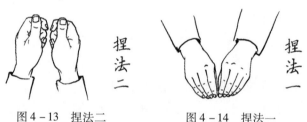

图 4 - 13　捏法二　　　　　图 4 - 14　捏法一

【操作要领】

1. 从龟尾穴向上推动，捏至大椎。

2. 捏起皮肤多少及提拿力度要适宜。捏得太紧，不易向前推进捻动，且易产生疼痛，捏得太松则不易提起皮肤。推进与捏拿时要轻快流利。

3. 捻动向前推动，直线操作，不可歪斜，不可拧转皮肤。

【临床应用】

1. 捏脊具有通经络、培元气、调阴阳、和脏腑、壮身体等作用，攻补兼施，强身健体，为小儿推拿常用方法。

2. 临床常用于治疗消化系统疾病，如小儿消化不良、小儿疳积、腹泻等，现代研究发现其主治范围也在不断扩大，可用于治疗呼吸系统、神经系统、免疫系统疾病，如反复呼吸道感染、遗尿、发热等。

3. 用于体质虚弱，也可促进小儿生长发育，强身健体。

4. 每捏 3 次可向上用力提捏 1 次，称之为捏 3 提 1。

【注意事项】

1. 操作时不可拧转皮肤。

2. 捏 3 提 1 刺激较大，小儿会有哭闹，应于最后操作。

九、捣法

瞬间击打穴位的方法称之为捣法，成人为叩击，小儿为指捣。可用屈曲的中指指端，或以食、中指屈曲的指间关节击打（图 4 – 15）。

【操作要领】

1. 瞬间操作，快起快落。

2. 节奏感强，一般 5～20 次。

【临床应用】

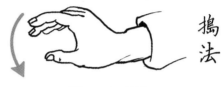

图 4 – 15　捣法

1. 用于点状穴区，特别是四指关节处，能活络通经，镇惊定志，如捣小天心。

2. 用于头部、额部等肌肉较少之处，有醒脑开窍的作用。可用于小儿遗尿、抽动症、多动症及鼻炎、耳鸣耳聋等。

【注意事项】

1. 注意操作击打的准确性。

2. 指间关节自然放松，以腕关节屈曲为主。

3. 起落的距离不能太长。

十、搓法

双手掌面夹持住一定部位，相对用力做快速搓揉，同时做上下往返移动，称搓法（图 4 – 16）。操作时双手对称用力，搓动要快，移动要慢。一般操作 1～2 遍。

【注意事项】

1. 夹持松紧要适度。

2. 双手用力均衡

3. 搓动要快，移动要慢。

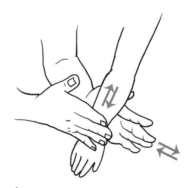

图 4 – 16　搓法

【临床应用】

1. 多用于上下肢、胸廓和胁肋等。

2. 用于四肢活血化瘀，放松肢体。用于胸廓胁肋能理气、化积、化痰、消痞散结。

【注意事项】

1. 操作时应轻巧，切忌粗暴，不用蛮力。

2. 若小儿哭闹时，应减少操作，尤其是胸腹部应注意，以免岔气。

十一、擦法

手掌面附着于胸背部进行直线来回摩擦，称掌擦法，有掌擦法、大鱼际擦法、小鱼际擦法（图4-17）。

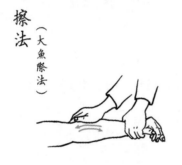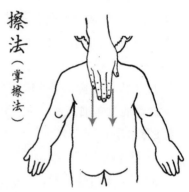

图4-17　擦法

【操作要领】

紧贴体表治疗部位，稍用力下压；腕关节伸直，使前臂与手接近相平；肩关节为支点，上臂主动用力，带动手掌作直线往返摩擦，使热量透达深层组织

【临床应用】

1. 擦法具有温经通络、行气活血、消肿止痛、健脾和胃、提高局部温度、扩展血管、加速血液与淋巴循环的作用。

2. 掌擦胸胁及腹部可治疗脾胃虚寒所致的腹痛、消化不良等。

3. 擦腰背可治疗腰背部病证，如外伤、肿痛等。

4. 三种擦法可配合变化使用。

【注意事项】

1. 直线距离要拉长，动作要均匀连续。

2. 用力适中。压力过大，表皮过热，热能不能深透，且易擦破皮肤；压力过小，热量不宜渗透组织深层。

3. 若直接接触皮肤，于受术部位涂少许介质，可防止皮肤擦破，又可使热量深透。

4. 擦法频率一般在 100 ~ 200 次/分。

十二、摇法

一手托关节近端，另一手扶其远端，做环转运动，称为摇法。若一手扶住患儿头顶后部，另一手托住下颌，做向左或向右环转摇动，称颈项部摇法（图 4 – 18）。

【操作要领】

1. 以一手托住或握住需要摇动关节的近端，另一手握住其远端，双手协调，做相反方向的环转运动。

2. 环转轨迹为一圆锥体。顶点在关节处，底为关节远端肢体所运动的圆形路径。固定和圆形摇动为其基本要点。

3. 摇动的范围由小到大，频率由慢渐快。

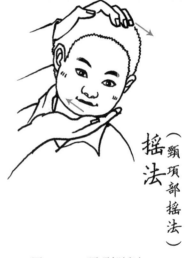

摇法（颈项部摇法）

图 4 – 18　颈项部摇法

【临床应用】

1. 有疏通经络、滑利关节、松解粘连、促使关节功能恢复的作用。主治关节疼痛、肿胀、活动障碍等症。

2. 用于肩、肘、腕、髋、膝、踝等关节，增强其运动范围。

3. 摇动能导引阳气，用于阳虚懒动等。

【注意事项】

1. 摇动不可暴力，频率不宜过快。

2. 如摇动时手下有抵抗感，或者患儿啼哭，应停止操作。

十三、刮法

用工具的光滑边缘着力，沿一个方向推动，形似直推法，但较直推法用力较重（图 4 - 19）。

【操作要领】

1. 用工具的边缘着力于施术部位，沿一个方向推动。

2. 操作时可用润滑介质，如红花油、刮痧油以润滑皮肤。

【临床应用】

1. 有清热凉血、消积导滞、降逆止呕、活血散结的作用。

2. 多用于颈项部、脊柱两侧、腹部、上肢肘弯、下肢腘窝部位。

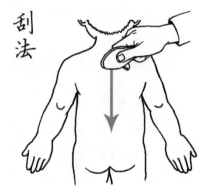

图 4 - 19　刮法

3. 主治高热中暑、外感发热、腹泻呕吐、胸闷等病证。

【注意事项】

1. 刮法操作时力度由轻到重，移动速度缓慢。

2. 一般刮至皮下淤青充血或皮肤红紫色为度。

十四、拍法

用手掌或者手指拍打受术体表的手法称拍法。

掌拍法：五指并拢，掌指关节微屈，掌心微凹成虚掌，腕关节放松，以肘的屈伸发力，平稳地拍打受术部位（图 4 - 20）。

指拍法：术者伸直并拢，借用前臂力量，以中间三个手指的指腹轻巧有节奏地拍打受术部位（图 4 - 21）。

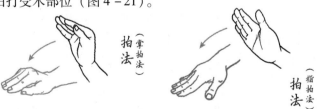

图 4 - 20　掌拍法　　　　　　图 4 - 21　指拍法

【操作要领】

1. 动作轻巧平稳有节律。

2. 腕关节放松，以前臂带动手掌。

3. 掌拍法的指面和掌面同时接触受术部位。

【临床应用】

具有舒筋活络、行气活血的作用。多用于肩背、腰臀及下肢部。主治风湿酸痛、局部感觉迟钝、肌肉痉挛等症。

【注意事项】

十五、 滚法

以小指掌指关节背侧着力，通过前臂的旋转摆动及腕关节的屈伸活动，做连续不断的往返滚动的手法称为滚法（图 4 - 22）。一般每分钟施术 120 ～ 160 次。

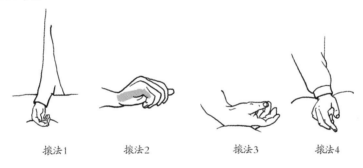

滚法1　　　　滚法2　　　　　　滚法3　　　滚法4

图 4 - 22　滚法

【动作要领】

1. 沉肩：肩关节放松下沉，不可耸肩。

2. 垂肘：肘关节下垂，于身体体侧有一拳左右的距离，肘关节在 120 ～ 160 度。

3. 松腕：腕关节放松，不能挺劲。

4. 指舒：四指自然收拢放松，不可紧握。

【临床应用】

1. 有舒筋活络、滑利关节、放松肌肉、促进血液循环、缓解肌肉韧带痉挛、增强肌肉韧带活动能力及解除疲劳等作用。

2. 常用于颈、肩、腰、背及四肢部。主治肩背颈腰臀及四肢等部位的风湿肌肉酸痛、麻木不仁、婴儿瘫后遗症、运动功能障碍等病证。

【注意事项】

1. 操作时应紧贴治疗部位，不能在治疗面上来回托擦和滑移。

2. 力度与节律要均匀，不能够忽快忽慢，时重时轻。

3. 避免在骨骼突起处滚动，防止损伤。

第三节　常用小儿推拿复式手法

一、打马过天河

【操作部位】 从掌心向上至洪池处。

【操作方法】 医生先用一手拇指运内劳宫，然后屈患儿四指向上，以左右握住，再以食、中二指顶端自总筋、内关、间使，循天河向上一起一落拍打至洪池穴，至此为操作一次，共操作 10 ~ 20 次（图 4 - 23）。亦可以拇中二指由内关起，循天河弹至洪池穴。

【临床应用】 有清热、通经络、行气血的作用。治疗小儿发热恶寒、高热神昏、手臂麻木、抽搐、谵语等。

打马过天河

【文献来源】

《按摩经》："打马过天河，温凉。右运劳宫毕，屈指向上，弹内关、阳池、间使、天河边，生凉退热用之。"

《厘正按摩要术》："打马过天河法，法主凉，能去热病"

《小儿推拿广义》："打马过天河：此法性凉去热，医用左大指掐儿总筋，右大中指如弹琴，当天河弹过曲池，弹九次，再将右大指掐儿肩井、琵琶、走马三穴，掐下五次是也。"

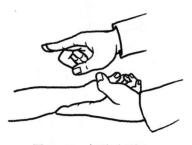

图 4 - 23　打马过天河

《秘传推拿妙诀》："打马过天河：中指午位属马，医人开食中二指弹病者中指甲十余下，随拿上天河位，摇按数次，随用食中二指从天河上一路蜜蜜（密）打至手弯止数次。"

二、黄蜂入洞

【操作部位】两鼻孔

【操作方法】医者以左右扶患儿头部，右手食、中二指轻揉患儿鼻孔20~50次（图4-24）。

【临床应用】有宣通鼻窍、发汗解表的作用。主治外感风寒、鼻塞不通、鼻塞流涕、发热无汗、鼻炎等症。

【文献来源】

《幼科推拿秘书》："黄蜂入洞，此寒重取汗之奇法也。洞在小儿两鼻孔，我食、将二指头、一对黄蜂也。其法屈我大指，伸我食、将二指，入小儿两鼻孔揉之，如黄蜂入洞之状。用此法汗必至，若非重寒阴证不宜用，盖有青天河捞明月法。"

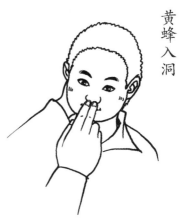

图4-24　黄蜂入洞

《小儿推拿广义》："黄蜂入洞：以儿左手掌向上，医用两手中名小三指托住，将二大指在三关六府之中，左食指靠府，右食指靠关，中掐旁揉，自总经起循环转动至曲池边，横空三指，自下而复上、三四转为妙。"

三、水底捞月

【操作部位】小指掌面至掌心处。

【操作方法】医生以左右握住患儿的四指，右手食、中二指固定患儿的拇指。然后用右手拇指自患儿小指尖，沿小指掌面至指根，经小鱼际运至小天心处，再转入内劳宫穴，如捞明月之状，共操作30~50次（图4-25）。

【临床应用】具有清热凉血、宁心除烦的作用。主治高热神昏、烦躁不安、口渴、衄血、热入营血的实热证，多用于小儿发热。

【文献来源】

《按摩经》："水底捞月最为良，止热清心此是强。""水底捞月：大寒。做法：先清天河水，后五指皆跪，四指随后，右运劳宫，以凉气呵之，退热可用。"

《小儿推拿方脉活婴密旨全书》："水底捞明月主化痰、潮热无双。""水底捞明月法：大凉。做此法，先掐总筋，清天河水，后以五指皆跪，中指向前，众指随后，如捞物之状。"

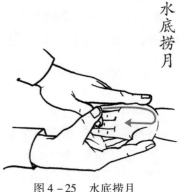

图4-25　水底捞月

《幼科推拿秘书》："水底捞明月、此退热必用之法也。水底者，小指边也。明月者，手心内劳宫也。其法以我手拿住小儿手指，将我大指自小儿指尖旁推至坎宫，入内劳轻拂起，如捞明月之状。再一法，或用凉水点入内劳，其热即止。盖凉人心肌、行背上、往脏腑。大凉之法不可乱用。"

四、猿猴摘果

【操作部位】头部及两耳垂。

【操作方法】患儿取坐位。医者以两手食、中二指夹住患儿两耳尖向上提20~30次，再捏两耳垂向下牵拉20~30次，如猿猴摘果之状（图4-26）。

解析：

1. 两手大、食二指相对握住两耳，向上捏提。

2. 以拇、食二指从上到下依次捻耳，顺序为耳尖→耳郭→耳垂。

3. 向下牵拉耳垂，如摘果之状。

【临床应用】有健脾行气，镇静安神的作用。治疗小儿惊惕不安、夜眠哭闹、四肢抽搐、饮食积滞、寒热往来等。

【文献来源】

《幼科推拿秘书》："猿猴摘果，此剿

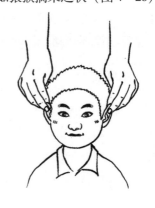

图4-26　猿猴摘果

症疾，并除犬吠人渴之症良法也，亦能治寒气除痰退热。其法以我两手大、食二指提孩儿两耳尖，上往若干数，又扯两耳坠，下垂若干数，如猿猴摘果之状"

《小儿推拿广义》："猿猴摘果：此法性温，能治痰气、除寒退热，医用左手食中指捏儿阳穴，大指捏阴穴，寒证医将右大指从阳穴往上揉至曲池，转下揉至阴穴，名转阳过阴；热证从阴穴揉上至曲池，转下揉至阳穴，名转阴过阳，俱揉九次。阳穴即三关，阴穴即六府也，揉毕再将右大指掐儿心肝脾三指，各掐一下，各摇二十四下，寒证往里摇，热证往外摇。"

五、按弦走搓摩

【操作部位】两胁至肚角。

【操作方法】助手将患儿抱于怀中，并将其两上肢抬起，较大的患儿，则让其两手交叉在两肩上。医者两手五指并拢，从上而下自患儿两胁来回搓摩至肚角处。医者手掌要紧贴皮肤如按弦状。操作 50～100 次。（图 4－27）

【临床应用】理气化痰，消积散结。治疗小儿痰多咳嗽、胸闷不畅、腹胀、腹痛、小儿食积。

【文献来源】

《按摩经》："按弦走搓摩，动气化痰多""按弦搓摩：先运八卦，后用指搓病人手，关上一搓，关中一搓，关下一搓，病人手轻轻慢慢而摇，化痰可用。"

《小儿推拿广义》："按弦搓摩：医用左手拿儿手掌向上，右手大食二指自阳穴上轻轻按摩至曲池，又轻轻按摩至阴穴，如此一上一下，九次为止；阳证关轻的

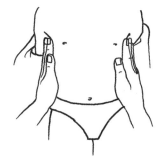

图 4－27　按弦走搓摩

重，阴证关重的轻，再用两手从曲池搓摩至关的三四次，医又将右大食中掐儿脾指，左大食中掐儿脾指，左大食中掐儿斗肘，往外摇二十四下，化

痰是也。"

六、按肩井（总收法）

【操作部位】：肩部和上肢。

【操作方法】：患儿取坐位。医生左右中指点按患儿肩井穴，右手握住患儿食指和无名指，牵拉并摇动患儿上肢20～30次（图4－28）。

【临床应用】有通行一身之气血的作用，提神、开通气血。诸症推出，均可以此法收之。主治感冒、肩背疼痛、上肢活动不利等病症。

【文献来源】

《幼科推拿秘书》："诸症推出，以此法收之，久病更宜用此，久不犯，其法以我左手食指，掐按儿肩井陷中，乃肩膀眼也，又以我右手紧拿小儿食指、无名指，伸摇如数，病不复发矣。"

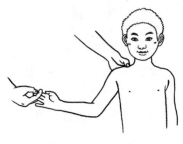

按肩井（总收法）

图4－28　按肩井

七、取天河水

【操作部位】肘横纹中点至掌心。

【操作方法】患儿暴露左前臂，医生以拇指蘸冷水，由洪池穴下推至内劳宫穴，操作100～300次，亦可用食、中二指指腹推（图4－29）。

【临床应用】此手法性大凉，清热退烧。用于小儿热病、发热、汗出不解等。

【文献来源】

《厘正按摩要术》："推天河水，天河水在总筋之上，曲池之下，蘸水由横纹推至天河为清天河水；蘸水由内劳宫推至曲池为大推天河水；蘸水由曲池穴推至内劳宫为取天河水。均是以水济火，取清凉退热之义。"

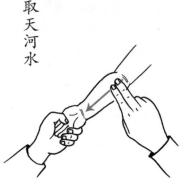

取天河水

图4－29　取天河水

八、飞经走气

【操作部位】从曲池至手。

【操作方法】医者先用右手握住患儿左手四指不动，使掌面与前臂掌侧向上，再用左手食、中、无名、小指四指从曲池穴起，轮流弹跳至总筋穴，操作9遍，再以左手拇、中二指拿住患儿的阴池、阳池二穴不动，然后右手将患儿左手食、中、无名、小指四指做屈伸及左右摆动动作（图4－30）。

【临床应用】能行一身之气，清肺、化痰等作用，常配清肺经、揉肺俞、分推膻中穴治疗咳嗽痰多、胸闷气喘等症。

【文献来源】

《秘传推拿妙诀》："飞经走气，传送之法，医人将大指对病者总心经位立住，却将食中各三指一站，彼此递向前去至手弯止，如此者数次。"

《小儿推拿广义》："飞经走气，此法性温，医用右手捧拿儿手四指不动，左手四指从腕曲池边起，轮流跳至总上九次，复拿儿阴阳二穴，医用右手往上往外一伸一缩，传送其气，徐徐过关是也。"

《小儿推拿方脉活婴密旨全书》："……飞筋走气专传送之；……。飞经走气法：化痰动气。先运五经穴；后做此法。用五指关张，一滚，一笃，做至关中，用手打拍乃行也。"

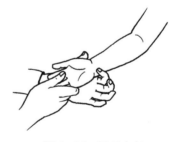

飞经走气

图4－30 飞经走气

九、二龙戏珠

【操作部位】前臂内侧中线，由掌心至肘弯直线上。

【操作方法】医者左手持患儿手部，使其前臂伸直并掌心朝上，以右手食、中二指端自患儿总筋穴起，相互交替向上点按，直至曲池穴，并按揉曲池穴，至此操作一遍，共操作20～30次（图4－31）。

【临床应用】本法镇惊，兼调和气血，有调理阴阳，温和表里，通阳散寒，镇惊定搐的作用。广泛用于寒热不和之寒热往来，四肢厥逆；脾胃不和之呕吐下痢；上下不和之头汗、颈汗，或上热下寒、上寒下热等。对高热、痰浊等所致四肢抽搐、惊厥等症也很有效。在具体调和阴阳的时候，可根据阴阳偏盛偏衰采用不同手法。

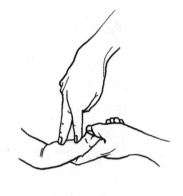

二龙戏珠

【文献来源】

《小儿按摩经》："二龙戏珠：以两手摄儿两耳轮戏之，治惊。眼向左吊则右重，右吊则左重；如初受惊，眼不吊，两边轻重如一；如眼上则下重，下则上重。"

图4-31　二龙戏珠

《小儿推拿方脉活婴密旨全书》："二龙戏珠法，医大指二食指并向前，两小指在两旁徐徐向前，一进一退，小指两旁掐穴半表里也。"

《小儿推拿直录》："二龙戏珠：此法性温，能治慢惊，……。"

《小儿推拿广义》："二龙戏珠：此法性温，医将右大食中三指捏儿肝肺二指，左大食中三指捏儿阴阳二穴，往上一捏一捏，捏至曲池五次。热证阴是重而阳捏轻，寒证阳重而阴轻，再捏阴阳将肝肺二指摇摆二九三九是也。"

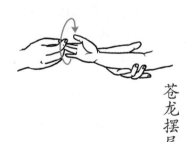

苍龙摆尾

十、苍龙摆尾

【操作部位】手及肘部

【操作方法】医者以左手托患儿之左肘部，右手握患儿食、中、无名、小指，双手配合，左右摆动，如龙摆尾之状，故名苍龙摆尾，操作20~30次（图4-32）

【临床应用】退热，开胸，通便。治疗小儿发热，胸闷，烦躁、腹胀、便秘。

图4-32　苍龙摆尾

【文献来源】

《幼科推拿秘书》："用手拿小儿小指，五指抓住肘，将小指摇动，如摆尾之状，能开闭结也。又或以右手拿儿食指，以我左手拿儿小指往下摇曳，亦似之。"

十一、赤凤点头

【操作部位】 食指及肘部

【操作方法】 医生用左手托患儿肘部，右手拇指及食中二指捏住患儿之食指，上下摇动，如赤凤点头状（图4-33）。摇20~30次。

【临床应用】 消胀定喘，通关顺气，补血宁心。治疗小儿疳积、腹胀、惊惕不安、咳喘胸闷、上肢麻木。

【文献来源】

《小儿推拿全书》："赤凤摇头治木麻""赤凤摇头，此法，将一手拿小儿中指，一手五指，抓住小儿肘，将中指摆摇，补脾，和血也。"

《秘传推拿妙诀》："赤凤摇头，医用右大、食二指，拿病者大指头摇摆之；向胸内摆为补，向外摆为泄。又医将一手拿病者曲池，将一手拿病者总心经处，揉摆之为摇肘，亦向胸内为补，外泄。"

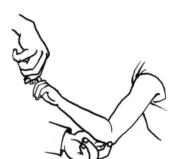

赤凤点头

图4-33 赤凤点头

《小儿推拿广义》："赤凤摇头，法曰将小儿左手掌向上，医左手一食中指轻轻捏儿肘，医大食指先掐儿心指即中指，朝上向外顺摇二十四下，次掐肠指即食指，仍摇二十四下，再捏脾指即大指二十四，又捏肺指即无名指二十四，末后捏肾指即小指二十四，男左女有，平向有外，即的顺女逆也。在此即是运肘，先做各法完后做此法，能通关顺气，不拘寒热，必用之法也。"

《幼科推拿秘书》："赤凤摇头，此消膨胀舒喘之良法也。通关顺气，不拘寒热，必用之功。其法以我左手食将二指，掐按小儿曲池内，作凤二眼，以我右手仰拿儿小食无名四指摇之，似凤凰摇头之状。"

《厘正按摩要术》："赤凤摇头法：法治寒热均宜，能通关顺气。"

十二、凤凰展翅

【操作部位】手腕及手背部

【操作方法】医者以两手食、中二指固定患儿的腕部，同时以拇指掐揉患儿精宁、威灵二穴，同时令患儿腕关节上下摆动如凤凰展翅状。操作30~40次（图4-34）。

【临床应用】温肺，开窍，定喘，降逆，镇静，定惊、顺气和血。治疗小儿哮喘，胸闷憋气，噎膈、呃逆、虚热寒痰等。

【文献来源】

《小儿推拿广义》："凤凰展翅：此法性温，治凉。医用两手托儿手掌向上于总上些，又用两手上四指在下两边爬开二大指在上阴阳穴往两边爬开，两大指在阴阳二穴往两边向外摇二十四下，掐住捏紧一刻，医左大食中三指侧拿儿肘，手向下轻摆三四下，复用左手托儿斗肘上，右手托儿手背，大指掐住虎口，往上向外顺摇二十四下。"

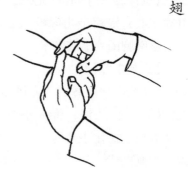

图4-34 凤凰展翅

解析：

1. 双手握儿腕部，分推阴阳二穴二十四次，并掐捏阴阳二穴。

2. 一手拿儿手肘处，使儿手摆动3~4次。

3. 再用另手托儿手背，拇指掐住虎口，向外上方顺时针摇动2次。

《幼科推拿秘书》："凤凰单展翅：此打嗝能消之良法也，亦能舒喘胀，其性温，治凉法。用我右手单拿儿中指，以我左手按掐儿斗肘穴圆骨，慢摇如数，似凤凰单展翅之状，除虚气虚热俱妙。"

《厘正按摩要术》："双凤展翅法，法治肺经受寒……"

十三、运土入水

【操作部位】拇指的桡侧、掌边及小指端的尺侧缘。

【操作方法】医生以左手握住患儿之手，以拇、中二指捏住患儿拇指并使其掌心朝上。医生用右手拇指端自患儿拇指根沿手掌边缘，经小天心运至小指根，称运土入水（图4－35）。一般操作100～200遍。

【临床应用】有清脾胃湿热、利尿止泻的功效。主治脾胃湿热而致腹胀腹泻、小便短赤、痢疾等病症。

【文献来源】

《幼科推拿秘书》："运土入水，补。土者，脾土也，在大指。水者，坎水也，在小天心穴上。运者从大指上，推至坎宫。盖因丹田作胀、眼睁、为土盛水枯，运以滋之，大便结甚效。"

《厘正按摩要术》："由脾土起，经艮、坎、乾三宫旁过，至肾水止为运土入水。治泄泻。"

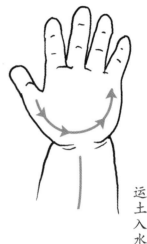

图4－35　运土入水

十四、运水入土

【操作部位】拇指的桡侧、掌边及小指端的尺侧缘。

【操作方法】医生以左手握住患儿之手，以拇、中二指捏住患儿拇指并使其掌心朝上。医生用右手拇指端自患儿小指根沿手掌边缘，经小天心运至拇指根，称运水入土（图4－36）。操作100～200次。

【临床应用】有健脾助运、润燥通便之作用。主治脾胃虚弱而致完谷不化、腹泻、疳积、食欲不振、便秘等症。

【文献来源】

《幼科推拿秘书》："运水入土地，土者胃

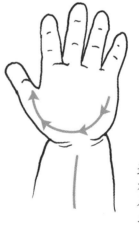

图4－36　运水入土

土也，在板门穴上，属艮宫；水者，肾水也，在小指外边些。运者以我大指，从小儿小指侧巅，推往乾坎艮也。此法能治大小便结，身弱肚起青筋，痢泻诸病，盖水盛土枯，推以润之，小水勤动甚效。"

《小儿推拿方脉活婴密旨全书》："运水入土：能治脾土虚弱、小便赤涩。"

十五、开璇玑

【操作部位】胁肋及脘腹部。

【操作方法】施术者用两拇指由患儿璇玑穴开始，顺肋间隙向两旁分推；再由鸠尾向下直推至神阙；然后顺时针摩腹或在脐两旁推拿；最后从脐中向下推至小腹。

【临床应用】宽胸理气，健脾和胃。

1. 上焦之气逆、气聚、气闭，证见咳嗽、哮喘、痰鸣、胸闷、烦躁、身热、鼻塞、流涕、泪多等，均可配合此法。

2. 中焦气逆、积滞之呕吐、呃逆、胀满、疼痛、泄泻等症也可适用本法。由于该法的操作从上向下，能引上焦之气下行，所以该法是临床重要的降法之一，只要有气逆，即气之升散太过，均可用之。

3. 下焦潜纳无力。如久喘、少气、遗尿等，也可用该法助气下行。

【文献来源】

《幼科集要》："武宁杨光斗曰：璇玑者，胸中、腹中、气海穴（在脐下）也。凡小儿气促，胸高，风寒痰闭，夹食腹痛，呕吐泄泻，发热搐搦，昏迷不醒，一切危险急症……"

十六、揉脐及龟尾并推七节骨

【操作部位】肚脐、第四腰椎至尾骨端。

【操作方法】患儿仰卧，医者分别揉脐及龟尾穴各2~3分钟；然后令患儿俯卧位，医生以拇指指腹或食、中、无名指三指指腹自第四腰椎推至尾骨为泻；反之，自尾骨推向腰椎为补，推50~100次。

【临床应用】本法有止泻痢、通大便之功。主治腹泻、痢疾、脱肛等病症。若治赤白痢疾，必先泻后补，先用泻法配清大肠、清肺经、清小肠、运八卦等，待大肠热毒已去，改用补法配补大肠经、小肠经、补脾土。用泻法时配合清大肠经、揉支沟治疗小儿便秘。

【文献来源】

《幼科推拿秘书》："此治痢疾水泻神效。此治泻痢之良法也。龟尾者，脊骨尽头间尾穴也。七节骨者，从头骨数第七节也。其法以我一手，用三指揉脐，又以我一手，托揉龟尾。揉迄，自龟尾擦上七节骨为补，水泻专用补，若赤白痢，必自上七节骨擦下龟尾为泄，推第二次，再用补。先去大肠热毒，然后可补也。伤寒后骨节痛，专擦七节骨至龟尾。"

十七、飞金走气

【操作部位】前臂内侧中线，由掌心至肘弯直线上。

【操作方法】医者以左手握患儿左手背，令其手心朝上，滴凉水于内劳宫处，用右手中指引水上天河，同时用口吹气（图40）。反复操作 10 ~ 20 遍。

【临床应用】清热泻火，消胀。治疗急性失音，脘腹胀满。

【文献来源】

《幼科推拿秘书》："此法去肺火。清内热，消膨胀。救的声音之妙法也。金者，能生水也；走气者，气行动也。其法性温。以我将指蘸凉水置内牢宫，仍以将指引牢宫水上天河去。前行三次，后转一次，以口吹气，微嘘跟水行，如气走也。"

十八、天门入虎口

【操作部位】拇指内侧端至虎口直线上。

【操作方法】患儿取坐位或仰卧位，医者坐其身前，用一手捏住患儿四指，使食指桡侧向上，另一手拇指螺纹面的桡侧着力，自食指尖的桡侧命关处直推向虎口处，然后再用大指端掐揉虎口穴约数十次左右（图4－37）。

【临床应用】温经散寒，止吐泻。治疗小儿脾虚腹泻，呕吐，疳积等。

【文献来源】

《幼科推拿秘书》："天门入虎口重揉斗肘穴，此顺气生血之法也。天门即神门，乃乾宫也。斗肘，膀膊下肘后

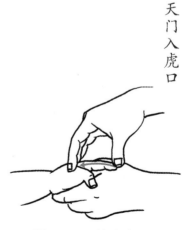

图 4－37　天门入虎口

一团骨也。其法以我左手托小儿斗肘，复以我右手大指叉入虎口，又以我将指管定天门，是一手拿两穴，两手三穴并做也。然必曲儿小手揉之，庶斗肘处得力，天门虎口处又省力也。"

《按摩经》："天门入虎口，用右手大指掐儿虎口，中指掐住天门，食指掐住总位，以左手五指聚住肘，轻轻慢慢而摇，生气顺气也。又法：自乾宫经坎艮入虎口按之，清脾。"

《秘传推拿妙诀》："大指食指中间软肉处为虎口，医人用大指自病者命关推起至虎口，将大指钻掐虎口。又或从大指端推入虎口，总谓天门入虎口。"

复式推拿手法小结：

纵观历代小儿推拿文献，复式操作均独立于单穴单手法"手诀"中，《小儿推拿秘旨》归纳为"十二手法诀"，《小儿推拿秘诀》称"手上推拿法"，《幼科推拿秘书》归纳为"十三大手法"，其后书中还有"大手术"或"复合手法"的称谓。这和小儿推拿复式操作的二种手技特点有关：一是按序配伍施术，二是多穴并施手法（又称联穴法）。

按序配伍施术即按一定顺序将推拿操作（简称术）配伍施用，如《小儿按摩经》中复式操作"水底捞月"："做法：先清天河水，后五指皆跪，中指向前跪，四指随后，右运劳宫，以凉气呵之，退热可用"。此句文意表述欠清，结合《保赤推拿法》《万育仙书》可知应为：先清天河水，后以屈曲的中指背节突起右运劳宫，有退热功效。又如《小儿推拿广义》中的"双凤展翅"："医用两手中食二指捏儿两耳，往上三提出，次捏承浆，又次捏颊车及听会、太阴、太阳、眉心、人中完"。这种按序配伍施术类操作可仿中药配伍的固定组合称术对（二个术的配伍，如上述的"水底捞月"）或术组（二个以上术的配伍，如上述的"双凤展翅"）即按序配伍施术类复式操作是固定的术对或术组。小儿推拿常用之术不过百种，而所见之病，以有限之术治无畏之病，意欲按术施证，无异于刻舟求剑，故古今推拿学者均重视术对或术组这种配伍施术法。

多穴并施手法指以一手对多穴或两手对多穴同时施用推拿手法，如《小儿按摩经》中复式操作"天门入虎口"用右手大指插入小儿虎口，中指掐住天门，食指掐住总位，以左手五指聚住斗肘，轻轻慢慢而摇，生气顺气也"。此法正如《幼科推拿秘书》所云："是一手拿两穴，两手三穴并做也"。《幼科推拿秘书》中"十三大手法"均有多穴并施手法的特点。多穴并施手法可发挥穴位协同调节作用，有普通术对或术组难以替代的疗效。

由此可见，复式操作的手技特点是提高小儿推拿临床疗效的实践结晶，复式操作的古称尤"手诀"或"大手法"符合复式操作的手技特点，而现今推拿手法与推拿操作的概念已不再混称，推拿操作是推拿手法与穴位的结合。

在明清小儿推拿专著中，可见复式操作的临床应用相当广泛。以《小儿按摩经》婴童杂症中十一病的推拿处方为例，有五种病证的推拿处方应用了复式操作，涉及水底捞月、凤凰展翅、黄蜂入洞、揉脐及龟尾和天门入虎口五种复式操作。特别是清代骆如龙的《幼科推拿秘书》不仅由博返约，将小儿推拿复式操作归为"十三大手法"且临床上能灵活随症应用和辨证配伍施用，如"诸热门·风热"处方中随症应用："四肢掣跳用二龙戏珠，便结用双龙摆尾、退六腑"，"痰喘门"处方中辨证配伍应用："嘴唇红，按弦搓摩、揉脐及肩井、曲池"，"气吼发热，揉承山、天门入虎口、揉斗肘、赤凤摇头、飞金走气"。清代夏禹铸的《幼科铁镜》重视曲儿小指重揉外劳之黄蜂入洞法治脏腑有寒，并常用退六腑与水底捞月、引水上天河相须配伍治心经有热。近代小儿推拿名医马玉书提倡广泛应用复式操作来减缓病人痛苦，增强疗效。她以"推拿代药骈言"阐明了20种操作且多为复式操作的药性，扩大了这些复式操作的适用范围。

当今山东三大小儿推拿流派中，孙重三推拿法长于应用林淑圃的"十三大手法"，包括摇斗肘、打马过天河、黄蜂入洞、水底捞月、飞经走气、按弦搓摩、二龙戏珠、苍龙摆尾、猿猴摘果、揉脐及龟尾并擦七节骨、赤凤点头、凤凰展翅和总收法。孙重三早年师从林淑圃老中医，"十三大手法"更是经过几代言传师教，沿用至今，孙氏在临床上治疗任何疾病总是用上两三招复式操作，对每个患儿治疗结束时必用总收法。现给出孙老治若干小儿常见病的推拿处方：内伤咳嗽用分手阴阳、运内八卦、补肾水与脾土、按弦搓摩、揉膻中与肺俞；胃热呕吐用退六腑、逆运内八卦、清补脾、推天柱骨配按弦搓摩、按肩井；湿热腹泻用退六腑、清补脾、清小肠、清大肠、揉脐及龟尾、苍龙摆尾、拿肚角；脾虚泻用推三关、多补脾土、顺运内八卦、运土入水、补肾水、推上七节、揉脐及龟尾。常见证加减选穴中，高热不退用水底捞月、打马过天河。从中可以看出，孙老长于复式操作的辨证配伍应用。

山东张汉臣推拿法和三字经派推拿法少用复式操作，但据复式操作的手技特点勇于创新。张汉臣推拿法长于按序配伍施术，临床应用大量术对或术组作为处方的基本单元，理法严谨，如用补脾土配推三关以补气活血，温通经络；揉肾纹配合阴阳、清天河行痰散结，治痰结喘嗽；补脾土配补肾水、揉外劳治脾虚证等；三字经派推拿法以术组作为部分小儿常见病的基础方。治外感病、肺系病用清肺、平肝、清天河；脾胃病用运八卦、清胃、清天河水；脑病、惊风用揉阳池、揉二马、捣小天心等。山东张汉臣推拿法和三字经派推拿法也重视多穴并施手法，如张汉臣揉二马法："取本穴时，医者左手持患儿左手，食指垫于患儿小横纹处穴，医者第3指~5指并拢，插入患儿无名指及小指中间，拇指按住患儿第2指~4指根节，然后医者以右手中指微侧放在本穴上进行操作"。此操作同时刺激了二马和小横纹穴，前者有"顺气散结，利水通淋"之功，后者有"开胸散结，消郁热，化痰液"之效，故张氏揉二马法"对肺部有干性啰音久不消失者，用之最效"，且"治小便闭塞，疗效明显"。又如三字经派推拿法的平肝清肺两穴联推法，既发挥穴位的协同调节作用，又节省了推拿时间。

另外，湖南刘氏推拿法不仅推治终了必用按肩井总收法，也常用术对作为处方单元，如以揉膻中配揉肺俞治小儿呼吸系疾病，以揉中脘或神阙配捏脊治小儿消化系疾病。陕西儿科名医午雪峤常用猿猴摘果配伍揉五指节、清心、平肝、补脾土作为治疗小儿夜啼的基本方，猿猴摘果乃午老独到手法：医生双手拇指分别捏住患儿双侧耳郭，并同时用手中指按住患儿头部摇动3次，上提双耳尖3次，捻双耳垂3次，向下坠双耳垂3次，如上反复操作5遍~7遍。临床也喜用多穴并施手法，如右食、中、无名三指齐揉双天枢与中脘以健脾消食，导滞止泻；双手齐揉左足三里、三阴交以健脾渗湿；双手齐揉两侧风池与太阳穴，以疏风解表等。

总之，明于小儿推拿复式操作的手技特点之理，可不拘于古法，在借鉴前人经验的基础上大胆创新，创造出各种各样的推拿操作，以提高推拿疗效。

下篇 保健篇

第五章 小儿保健推拿

第一节 小儿健脑益智保健推拿

一、相关知识

与小儿脑发育相关的脏腑生理功能：肾、心的生理功能

智力与脑、肾密不可分。脑为元神之府，主宰人体的生命活动。脑主精神意识功能正常，则精神饱满，意识清楚，语言清晰，思维灵敏，记忆力强；反之，则出现精神萎靡，反应迟钝，记忆力下降，狂躁易怒或神志错乱。脑主感觉运动功能正常，则视物清明，听觉、嗅觉灵敏，感觉、运动正常；反之，则出现听觉失聪，视物不明，嗅觉不灵，感觉异常和运动失常。脑由髓汇聚而成，又称"髓海"，髓又是由肾精所化生的，所以脑的生理功能与肾的关系尤为密切。

肾与膀胱、骨、髓、脑、发、耳等构成肾系。肾藏精，主生殖与生长发育；统摄一身之水液；主纳气；主骨、生髓、通于脑；开窍于耳及前后二阴，其华在发，其色黑，五行中属水。肾为人体脏腑阴阳之本，生命之源，被称为"先天之本"。

肾最主要的生理功能是肾藏精，主生殖与生长发育。肾精主要分为先天之精和后天之精。先天之精又称"肾本脏之精"，是与生俱来的，承受于父母，是构成人体的原始生命物质，是生命的基础。先天之精藏于肾中，是人体生育繁殖的基本物质，所以又被称为"生殖之精"。后天之精又称"五脏六腑之精"，来源于饮食水谷，是由脾胃化生并灌溉五脏六腑。后天之精是维持人体生命活动，促进机体生长发育的基本物质。先天之精与后天之精来源虽然不同，但却同藏于肾，二者相互依存，相互为用，共同促进机体的生长、发育和生殖。

小儿初生，生长发育旺盛，对精血需求与日俱增；同时，小儿离开母体后，先天之精已经不再增加，将随人体的利用而不断消耗，所以，一般认为小儿"肾常不足"。小儿先天"肾常不足"，若加之父母体弱多病，或孕期调护不当，产时损伤等原因，极易导致小儿肾精亏虚，从而出现一系列病症。如脑瘫等先天发育不全的疾病；五迟五软、矮小等身体发育迟缓的症状；遗尿、语言障碍等各种反射建立不全或迟缓的症状及明显智力发育迟缓等病症。因此，以"补肾益精以充髓养脑"的思路对小儿进行保健推拿，可促进小儿生长发育及智力开发，起到健脑益智的良好作用。

此外，小儿脑发育与心的功能密不可分。心被称为"君主之官"，为脏腑之大主，生命之主宰。心的主要生理功能是主神志、主血脉。心主神志又称为心藏神，神指人的精神活动，包括意识、思维和情志活动。这些本属于大脑的生理功能，是大脑对外界事物的反映，但中医学将脑的功能主要归属于心，将心作为脑的代称。心主神志的生理功能正常，则精神振奋，神志清晰，思维敏捷，对外界信息反应灵敏而正常。因此，小儿健脑益智保健推拿亦应考虑心的生理功能对小儿的影响。

二、小儿常见脑发育相关病症及推拿疗法

1. 脑瘫；2. 语言障碍；3. 遗尿；4. 婴幼儿运动发育迟缓综合征；5. 尿频；6. 胎怯；7. 维生素 D 缺乏性佝偻病。

脑　瘫

小儿脑瘫为小儿脑性瘫痪的简称，是指出生前至出生后 1 个月内由于各种原因（如感染、出血、外伤等）引起的非进行性中枢性功能运动障

碍，可伴有智力低下、惊厥、听觉与视觉障碍及学习困难等，是多种原因引起脑损伤而致的后遗症。属中医"五迟""五软"范畴。

【发病原因】

小儿脑瘫主要是由于先天不足，或后天失养，或病后调护不当，导致精血不足，不能充养脑髓。而脑为元神之府，脑髓不充，导致智力低下，反应迟钝，语言不清，咀嚼无力，时而流涎，四肢无力，手软不能握持，足软不能站立。

【临床表现】

小儿出生不久经常少哭、少动、过分安静；或多哭、易激惹、易惊吓。喂哺困难，吮吸无力，吞咽困难。动作不协调、不对称，经常出现异常姿势和动作。运动发育落后，抬头和坐立困难，步态不稳，四肢运动不协调，可伴有智力低下。

【基本治法】 开窍益智，强筋健骨

【推拿处方】

1. 患儿取仰卧位：（1）手部操作：补脾经 300 次，补肾经 300 次，掐揉四横纹（先横向推四横纹 100 次；再由食指至小指依次掐揉四横纹，揉 3 掐 1，共 10 遍），运内八卦 100 次，揉小天心 50 次，推三关 100 次。（2）头颈部操作：大开天门 50 次，摩囟门（若囟门已闭，百会代替）100 次，振囟门 1 分钟，按揉百会、四神聪、攒竹、鱼腰、太阳、耳前三穴（耳门、听宫、听会）各 10 次，按揉胸锁乳突肌及颈后肌群 1~2 分钟。（3）腹部操作：摩腹 100 次。（4）上肢部操作：滚肩部（配合肩的前屈、后伸、外展等被动运动），按揉上肢（以掌或大鱼际按揉），拿上肢（从肩部拿捏之腕部），捻、拔伸五指（先捻动，再拔伸，再做五指被动屈伸运动），点按合谷、曲池、手三里，搓上肢。共约 5 分钟。（5）下肢部操作：按揉下肢，外展外旋髋关节（充分按揉后牵拉），约 3 分钟。揉足三里 50 次。

2. 患儿取俯卧位：（1）背部操作：弹拨、按揉脊柱（由上至下，各 5 遍），按揉脾俞、胃俞、肝俞、肾俞各 100 次；捏脊 10 次。（2）下肢部操作：拿揉下肢后侧肌群（配合被动伸髋屈膝动作）2 分钟，牵拉跟腱（固定膝关节，被动牵拉并过度背曲足部）1 分钟。

【预防与调护】

1. 定期检查，及早预防。定期产前检查，对患有严重疾病的或接触了致畸物质，妊娠后可能危及孕妇生命安全或影响胎儿正常发育的，应在医生指导下避免怀孕。孕妇不可过度饮酒，避免接触有毒物质，避免不必要的 X 线照射，否则胎儿脑部易受损害。

2. 合理饮食，营养均衡。脑瘫患儿由于体质较弱，极易感染疾病而影响机体康复，应注意适度增加营养，合理搭配。

3. 注意心理调适。在医生指导下，鼓励患儿积极主动运动，坚持功能康复锻炼，培养生活自理能力，帮助患儿树立战胜疾病的信心，避免因伤残而产生自卑、孤独的异常心理状态。

语言障碍

小儿言语与语言障碍为临床较为常见的复杂综合征。言语与语言障碍有区别，前者属于试听途径的基本言语交际过程障碍，后者指造句、表意或理解他人言语等较高级过程障碍。虽然表现形式不同，但最终影响小儿语言交流与沟通，影响小儿学习、发育和日常生活，现将其统称为"小儿语言障碍"。

现代医学认为，引起小儿语言障碍的原因很多，可因言语运动障碍、听觉及听力障碍、视觉及视力障碍、智能障碍、行为与心理异常、神经系统病变、精神活动异常和环境剥夺等引起。

【发病原因】

1. 语言障碍与脑。脑为元神之府，人的思维意识和情志活动都与脑密不可分。脑主精神意识的功能正常，则小儿语言清晰，思维灵敏，反之，则反应迟钝，言语不清。脑又主感觉运动，眼、耳、口、鼻、舌这五脏外窍，皆位于头面，与脑相通，因此，语言与脑也密切相关。若脑髓空虚，脑主感觉运动功能失常，则可能出现言语障碍。

2. 语言障碍与心。心主神明，主宰人的生命活动，且心开窍于舌，与发音有关。神明则思维清晰，言辞达意，语言流利；神不明则谵语、妄语。心火上炎、痰火扰心、痰迷心窍都可导致心神不明而影响语言功能。

【临床表现】

不会说话或说话费力，发声和发音不清，鼻音过重或说话晚，口吃或突然失语（小儿原有的听说读写和计算功能减弱或丧失）。

【基本治法】 益精填髓，健脑益智

【推拿处方】

1. 患儿取仰卧位：（1）手部操作：补脾经 200 次，补心经 100 次，补肺经 200 次，补肾经 300 次，清肝经 300 次，揉二人上马 100 次，捣小天心 50 次，揉外劳宫 200 次，推三关 300 次。（2）头面部操作：摩囟门（先在囟门 2 分钟，再揉 2 分钟，最后振囟门 1 分钟）（3）胸腹部操作：按揉天突（揉 3 按 1，约 1 分钟），搓摩胁肋 5 遍。（4）下肢部操作：揉足三里 100 次，点涌泉 10 次。

2. 患儿取俯卧位：（1）后枕部及颈项部：按揉哑门 100 次，推天柱骨 50 次。（2）背部操作：按揉心俞 100 次，按揉脾俞 100 次，按揉肾俞 100 次；横擦腰骶（以热为度），捏脊 10 次。

若小儿失聪失语，语言错乱，动作不自主，或喉间痰鸣，吞咽困难，可加掐揉五指节 10 遍，掐揉四横纹 10 遍，揉掌小横纹 100 次。

【预防与调护】

1. 注意孕母的孕期保健，如均衡营养、适量运动、充足睡眠、慎用药物；避免产伤和小儿颅脑外伤。

2. 对口吃，或发音不清的患儿，应鼓励其说话，认真听其倾诉，不轻易打断其正在进行的表述。鼓励小儿高声朗读课文，并跟随老师或家长学习标准语言。

3. 推拿注意事项。小儿语言障碍的原因十分复杂，无论是大脑还是外周的感官、发音、构音器官发生异常，都会影响言语形成，因此治疗周期也较长。

婴幼儿运动发育迟缓综合征

婴幼儿运动发育迟缓综合征是指患儿在婴儿或幼儿时期，由于先天发育不良或营养摄入不足等原因导致的以运动功能比正常同龄儿发育落后为主要临床表现的一组证候群。孕母年龄偏大、早产、新生儿窒息等因素容易引发，常伴体格、语言、智力发育落后及心理发展落后现象，但不伴有异常的肌张力和姿势异常。属于中医学的"五迟""五软"范畴。

【发病原因】

婴幼儿运动发育迟缓主要是由于先天禀赋不足，或后天调护不当，导致肝肾亏虚，气血不足，骨骼筋肉失于濡养而引起。先天不足是主要原因。

1. 先天不足。父母体质较弱，父精不足、母血亏虚，或孕期母体罹患疾病、用药不当、双胎多胎、营养不良等，导致小儿先天禀赋不足，肾气亏虚，脏腑功能受损。

2. 后天失养。分娩难产，窒息缺氧，或黄疸、脑炎、惊风、外伤等疾病，或喂养不当均可造成患儿心脾气血不足，肝肾亏虚。

【临床表现】

发育迟缓，坐起、站立、行走明显晚于正常同龄小儿，肢体软弱，肌肉松弛，有的可伴有智力低下。

【基本治法】强筋健骨

【推拿处方】

1. 患儿取仰卧位：（1）手部操作：补脾经300次，补肾经300次，揉肾顶100次，运内八卦100次，揉小天心50次，推三关100次。（2）头颈部操作：大开天门50次，摩囟门2分钟，振囟门1分钟，按揉百会100次，按揉胸锁乳突肌及颈后肌群1~2分钟。（3）腹部操作：揉膻中100次，摩腹100次，振腹1分钟。（4）上肢部操作：按揉上肢（以掌或大鱼际按揉），点按肩髃、尺泽、合谷等穴，捻、拔伸五指（先捻动，再拔伸，再做五指被动屈伸运动），共约3分钟。（5）下肢部操作：按揉下肢，外展外旋髋关节（充分按揉后牵拉），约3分钟。按揉足三里50次，按揉三阴交50次，按揉太冲50次。

2. 患儿取俯卧位：（1）背部操作：按揉脊柱（由上至下，各5遍），按揉脾俞、胃俞、肝俞、肾俞各100次；横擦腰骶部（透热为度），捏脊10次。（2）下肢部操作：拿揉下肢后侧肌群（配合被动伸髋屈膝动作）2分钟，牵拉跟腱（固定膝关节，被动牵拉并过度背曲足部）1分钟。

【预防与调护】

1. 早发现、早干预。应熟悉小儿各个时期的生长发育规律，发现异常立即治疗。尤其在小儿囟门闭合之时，通过囟门可直接刺激大脑皮层，应多做囟门保健按摩。

2. 合理喂养。提倡母乳喂养，适时合理添加辅食；适度增加营养，食物种类多样，合理搭配。

3. 适量运动干预。在医生指导下，坚持功能锻炼，鼓励患儿积极主动运动。

遗 尿

遗尿是指3岁以上小儿在睡眠中不知不觉小便排出，醒后方觉的一种病症。3岁以下婴幼儿，脑髓未充，智力未健，排尿自控能力尚未形成，尿床不属病态；学龄儿童由于睡前饮水过多，或疲劳导致夜晚熟睡不醒，偶有遗尿，也属正常。本病男孩多于女孩，部分有明显家族史，且病程较长，易反复发作，重者白天睡眠也会发生遗尿。本病应及早治疗，以免患儿产生自卑感，影响身心发育。

【发病原因】

儿童遗尿多为肾气不足，膀胱虚寒所致。肾为先天之本，开窍于前后二阴，膀胱主藏尿液，与肾互为表里。如早产、双胎等，使得肾阳不足，下元虚冷，不能温养膀胱，膀胱气化功能失调，不能制约尿液，而为遗尿。

【临床表现】

睡眠中不自主排尿，轻者数夜遗尿1次，重者每夜遗尿1~2次，甚至更多。有的可见面色苍白、神疲乏力、畏寒肢冷或智力稍差等。

【基本治法】温阳补肾，固摄膀胱

【推拿处方】

1. 患儿取仰卧位：（1）手部操作：补脾经200次，补肺经200次，补肾经500次，揉肾顶100次，揉二人上马100次，揉外劳宫200次，推三关300次。（2）头面部操作：揉、振百会（揉三振一，约2分钟）（3）腹部操作：摩腹200次，振腹1分钟，揉气海及丹田（同时操作）200次。（4）下肢部操作：揉足三里100次，推三阴交（向上直推）100次。

2. 患儿取俯卧位：（1）背部操作：按揉肺俞100次，按揉脾俞100次，按揉肾俞100次；横擦腰骶（以热为度），捏脊10次。

若小儿睡卧不宁，烦躁不安，或潮热，盗汗，五心烦热，加打马过天河（皮肤潮红为度），清心经200次，揉小天心100次，擦涌泉（以热为度）。

【预防与调护】

1. 调整生活作息。注意劳逸结合，白天不宜让小儿过度疲劳，睡前不使小儿过度兴奋。睡觉前让小儿排尿，并避免饮水过多。

2. 培养定时排尿习惯。通过认真观察和记录，掌握小儿尿床的时间，提前叫醒或利用尿床警报器，培养小儿定时排尿的习惯。

3. 注意心理调适。不要斥责、打骂小儿，耐心做小儿思想工作，消除小儿恐惧心理，鼓励小儿树立治愈疾病的信心，不尿床时进行褒奖；鼓励小儿自己更换床单，增强小儿责任感。

4. 膀胱功能训练。让孩子白天逐渐延长两次排尿之间的时间。当其欲小便时，让其适当忍耐，以增加膀胱舒张功能，增长时间。训练最好在医生指导和家长监督下实施。

尿　频

尿频是以小便次数增多为特征的儿科常见肾系病症。多因小儿先天肾气不足，或病后体虚等原因引起。尿频好发于学龄前儿童，尤以婴幼儿发病率高，女孩多于男孩，预后良好。婴儿时期因脏腑之气不足，气化功能尚不完善，小便次数稍多；或天气寒凉时，饮水过多，身体出汗又少，体内水分只能从膀胱排出，尿量会相应增多；或受到惊吓、精神紧张时，尿量也会比较多，若无尿急及其他不适者，不为病态。

西医学认为，小儿的大脑皮质发育尚未完善，对初级排尿中枢的抑制能力较弱，容易受外界不良刺激的影响而出现尿频，故临床小儿尿频多为神经性尿频，即非感染性尿频或称"白天尿频综合征"。

【发病原因】

尿频主要病位在肾与膀胱，病邪主要为湿热。尿频的发生，有因湿热之邪流注下焦者；有因脾肾本虚或肾阴损伤，湿浊蕴结，下注膀胱者。亦有因脾肾气虚，气不化水，而致小便频数，淋漓不畅者，此乃纯虚之证。

【临床表现】

白天排尿次数增多，每天 20～30 次，较轻者 40～60 分钟排尿 1 次，较重者 5～8 分钟排尿 1 次，甚至每小时 10 多次，但每次尿量较少，有时仅几滴。有的可见尿液浑浊，尿急，尿道有灼热感，小腹坠胀，腰部酸痛，发热烦躁等；有的可见畏寒肢冷，眼睑浮肿等。

【基本治法】 清利湿热，温补脾肾

【推拿处方】

1. 患儿取仰卧位：（1）手部操作：补脾经200次，补肾经300次，清心经200次，清小肠200次，运土入水及运水入土各20次，揉二人上马100次。（2）头面部操作：摩、揉百会（先在百会50次，再揉三振一，约1分钟）（3）腹部操作：摩腹100次，揉丹田100次，振腹1分钟。（4）下肢部操作：揉足三里100次，按揉三阴交100次，按揉涌泉100次。

2. 患儿取俯卧位：（1）背部操作：横擦腰骶（以热为度），捏脊10次。

若起病急，尿道灼热疼痛，尿液浑浊，小腹坠胀，腰部酸痛，常伴发热、烦躁、头痛身痛等，可加清天河水100次，退六腑200次，捣小天心50次，推下七节骨（以热为度），推箕门200次。

若病程日久，尿液清冷，小儿神倦乏力，食欲不振，畏寒怕冷，眼睑浮肿可加揉外劳宫100次，推三关200次，点揉肾俞、命门、腰阳关各10次，推上七节骨（以热为度）。

【预防与调护】

1. 积极防治原发病。如控制感染，治疗泌尿系疾病，切除过长包皮等。

2. 注意合理膳食。加强营养，适当补充钙、锌等矿物质和微量元素，减少多糖、多盐、生冷、辛辣刺激及利尿食物的摄入。

3. 注意心理调适。鼓励小儿延长排尿间隔时间，稍有进步，便给予奖励，增强治疗信心。对尿裤小儿，给予安慰，做好解释，不增加其心理负担，避免精神性或心理性尿频。

4. 注意日常调护。适当控制饮水，注意局部清洁卫生，勤换内衣内裤。

胎　怯

胎怯是指胎禀怯弱，即以新生儿体重低下、身材矮小、脏腑形气均未充实为主要特征的一种新生儿疾病，又称"胎弱"。

本病与西医学低出生体重儿相近，包括早产儿与小于胎龄儿。早产儿

多与孕母患妊娠高血压综合征，早期破水、胎盘早期剥离或前置胎盘，多胎妊娠或羊水过多等因素关系密切；小于胎龄患儿与各种原因导致的胎盘功能失常有关，如妊娠高血压综合征及感染等。因患儿先天发育不良，各系统功能较低下，容易引发各系统的感染，必须加强护理，发现问题及早对症处理，若失于救治，则死亡率随出生体重的减少而急剧上升，即使存活，也会对未来的体格发育和智能发育产生不良影响。

【发病原因】

小儿胎怯主要因为先天禀赋不足，肾脾两虚，化生无源，涵养不足所致。父母肾精不足，气血亏虚，致胎儿禀赋不足；或孕期调护不当，导致脾的运化失调，水谷精微不能充养胎儿先天之精，均可导致胎儿脏腑功能虚衰而致胎怯。

【临床表现】

精神萎靡，形体瘦小，面色无华，气弱声低，吮乳无力，筋弛肢软为主要表现。有的可见头大，囟门凹陷，指甲软短，毛发稀黄；有的可见皮肤干皱，四肢欠温，腹胀泄泻。

【基本治法】 补肾健脾

【推拿处方】

1. 患儿取仰卧位：（1）手部操作：补脾经300次，补肺经200次，补肾经300次，揉肾顶100次，揉板门100次，揉外劳宫200次，揉一窝蜂100次，推三关200次。（2）头面部操作：推拿囟门（先在囟门2分钟，再揉囟门2分钟，最后振囟门1分钟。如囟门已闭则百会代之）。（3）腹部操作：摩腹200次，振腹1分钟，揉脐及丹田（可同时操作）200次。（4）下肢部操作：揉足三里100次，推三阴交（向上直推）100次，擦涌泉（透热为度）。

2. 患儿取俯卧位：背部操作：摩脊（掌摩脊柱自上而下，5遍）；按揉脾俞100次，按揉肾俞100次，按揉大肠俞50次，按揉膀胱俞50次；横擦腰骶（肾俞、命门、八髎为主，以热为度）；揉龟尾100次；捏脊10次。

【预防与调护】

1. 本病以预防为主，故须注意孕母的孕期保健，如均衡营养、适量运动、充足睡眠和愉快心情等。

2. 保持居室空气新鲜，注意保暖，采取各种措施保证患儿体温稳定在 36.5~37.5℃（肛温）。

3. 尽量采用母乳喂养，患儿用品均应消毒后使用，工作人员也应严格遵守消毒隔离制度，预防患儿感染。

4. 加强护理，发现并发症必须及时处理。

维生素 D 缺乏性佝偻病

维生素 D 缺乏性佝偻病是指由于维生素 D 不足使钙磷代谢失调，产生以骨骼病变为主要特征的一种全身慢性营养不良性疾病。临床以多汗，夜啼，烦躁，枕秃，肌肉松弛，囟门迟闭，甚至鸡胸、肋翻，下肢弯曲等为特征。本病多见于 3 岁以下小儿，尤以 6~12 个月婴儿发病率较高。早发现、早干预，则预后良好。反之，病程迁延，治疗失宜，可遗留骨骼畸形，影响小儿生长发育。

【发病原因】

主要是由于先天禀赋不足，后天喂养失宜，脾肾亏虚所致。

1. 孕期失常。孕妇饮食起居，精神调摄，均事关胎儿营养与发育。如孕妇起居无常，营养失调，或疾病影响，可造成胎元精气不充，胎儿脾肾不足。

2. 哺育失常。缺乏母乳，人工喂养不当，添加辅食的质和量不能满足小儿生长发育需要，致使营养失衡，脾肾亏虚。

3. 日照不足。长期不见阳光，活动较少，阳气不足，气血生化障碍，致脾肾亏虚。

西医学认为，本病由于患儿日光照射不足，或维生素 D 摄入不足，或生长发育过快，或由于肝肾损害，导致钙磷代谢失常，引起一系列神经精神症状，如纠正不及时，最终导致骨骼发育障碍或畸形。

【临床表现】

1. 初期：食欲减退，多汗，易惊，烦躁，易激惹，爱哭闹，毛发稀疏，枕秃。

2. 激期：囟门迟闭，方颅，鸡胸，肋骨串珠，"O"形腿或"X"形腿、脊柱侧弯等骨骼畸形。

【基本治法】 补肾健脾

【推拿处方】

1. 患儿取仰卧位：（1）手部操作：补脾经 500 次，补肾经 500 次，揉肾顶 100 次，清心经 100 次，运内八卦 100 次，揉二人上马 200 次，推三关 200 次。（2）头颈部操作：囟门推拿（先在囟门 2 分钟，再揉囟门 1 分钟，最后振囟门 1 分钟），拿五经 5 遍。（3）胸腹部操作：点揉天突（揉 3 点 1，5 遍），开璇玑 3 遍，搓摩胁肋 5 遍，摩腹 100 次。（4）下肢部操作：按揉下肢 2 分钟，点揉足三里 200 次。

2. 患儿取俯卧位：背部操作：弹拨、按揉脊柱（由上至下，各 5 遍），按揉肺俞、脾俞、胃俞各 100 次，上推七节骨（以热为度），横擦腰骶（以热为度），捏脊 10 次。

若骨骼畸形明显，如头颅方大，鸡胸，漏斗胸，"O" 形腿或 "X" 形腿，出牙、行走迟缓等，可加摩运丹田 2 分钟，按揉阳棱泉、悬钟各 100 次，拿揉太溪 50 次，并增加补肾经操作时间。

【预防与调护】

1. 适当多晒太阳。孕妇或小儿应加强户外活动，多晒太阳，并适当暴露皮肤。

2. 合理喂养。提倡母乳喂养，及时添加辅食，每天补充维生素 D 及钙剂，平时多摄入富含钙和维生素丰富的食物，如鸡蛋、奶制品、鱼类、瘦肉、动物肝脏、胡萝卜等。

3. 避免婴儿过早过多地坐、立、行，以防发生骨骼变形；注意坐立行走的正确姿势。

4. 推拿注意事项。每天早晚各操作一次，尤其是 3 岁以前小儿。如果畸形严重，则宜在 4 岁以后择机进行手术矫正。

三、小儿健脑益智日常保健推拿方法

小儿的正常发育，是由肾的元阴元阳相互协助，相互支持，相互影响的结果。肾藏精生髓，髓又上通于脑，故精足则令人神智聪慧。所以健脑益智保健推拿能促进小儿智力开发，使其身心健康，精神愉快。

【处方】

补脾经 300 次，补肾经 300 次；开天门 50 次，推坎宫 50 次，揉太阳 50 次；囟门推拿法（摩囟门 2 分钟，振囟门 1 分钟，囟门已闭，若囟门已闭合以百会代之）；摩脐 2 分钟，摩丹田 3 分钟；拿五经、拿颈项、拿肩井各 3 遍；按揉心俞、脾俞、肾俞各 50 次，横擦腰骶部（以透热为度），捏脊 5~8 遍。

【操作方法】

1. 患儿取仰卧位：

（1）手部操作：

①补脾经：以拇指指腹在小儿拇指螺纹面做顺时针旋推，约 300 次。

②补肾经：以拇指指腹在小儿小指螺纹面做顺时针旋推，约 300 次。

（2）头面部操作：

①开天门：以两拇指指腹从两眉正中向前发际交替直推，约 50 次。

②推坎宫：以两拇指指腹自眉心同时向眉梢分推，约 50 次。

③揉太阳：以两拇指或中指指腹置于太阳穴处做环形揉动，约 50 次。

④囟门推拿法：以右手掌置于小儿前额，食、中、无名三指并拢置于囟门，缓缓摩动约 2 分钟；以指腹或掌根高频率振动囟门约 1 分钟。

（3）腹部操作：

①摩脐：以食、中、无名三指指腹置于小儿肚脐处，做环形摩动，约 2 分钟。

②摩丹田：用手指或手掌轻放在小儿丹田处，做环形有节律的摩动，约 3 分钟。

2. 患儿取俯卧位

（1）头及项肩部

①拿五经：五指自然分开，中指指腹置于小儿督脉前发际处，五指指腹用力，由前向后依次拿捏，约 3 遍。

②拿项部：用拇指与食中二指相对用力拿捏小儿项部，约 3 遍。

③拿肩井：用拇指与食中二指相对用力拿捏小儿肩井穴周围肌肤，可双手同时或交替拿，约 3 遍。

（2）背部操作

①按揉心俞、脾俞、胃俞：以双手拇指指腹同时按揉小儿双侧心俞、脾俞、肾俞各 50 次。

②横擦腰骶部：以手掌小鱼际在小儿腰骶部横向来回擦动数次，透热即止。

③捏脊：以拇指在前、其余手指在后的二指捏法或食、中二指在前、拇指在后的三指捏法均可，由下至上，操作 5~8 遍。为加强刺激，在最后两遍时，每捏 3 次向上提拿 1 次，即捏三提一。

若小儿为脑瘫患儿或运动功能发育迟缓，属中医五迟五软范畴者，可参考上述脑瘫及婴幼儿运动发育迟缓综合征的推拿方法，结合运动关节类手法进行推拿。

【保健作用】

补肾益精，健脑益智。促进小儿大脑发育，增强小儿记忆力，令小儿智慧聪明。尤其适宜 3 岁以下肾精亏虚所导致的生长发育缓慢、反应较为迟钝的小儿。

【注意事项】

1. 孕母在孕期应注意合理膳食、均衡营养，参加适量运动，保持愉悦的心情和充足的睡眠，谨慎用药；生产时避免产伤和小儿颅脑外伤。

2. 提倡母乳喂养，适时合理添加辅食；适度增加小儿营养，食物种类多样，合理搭配。

3. 熟悉小儿各个时期的生长发育规律，尤其在小儿囟门闭合之前，应多做囟门保健按摩，通过囟门直接刺激大脑皮层。

4. 推拿的同时应鼓励患儿积极主动运动。

5. 对五迟、五软、脑瘫后遗症小儿等，需要长期坚持，可每日操作 1 次。

第二节　小儿健脾和胃保健推拿

一、脾、胃的生理功能

脾与胃同居中焦，互为表里，在五行中属土。脾胃被称为"后天之本""气血生化之源"，共同完成饮食的消化吸收及精微物质的输布。

胃的生理功能主要表现在两方面，第一，胃主受纳水谷，也就是饮食入口，经过食管进入胃中，由胃加以接受和容纳。胃的受纳功能是饮食物进一步消化吸收的基础，对于人体的生命活动是十分重要的，能进食，说明胃的受纳功能强；不能食，说明胃的受纳功能弱。第二，胃主腐熟水谷，也就是胃将受纳的食物进行初步消化，并形成食糜。腐熟之后，其中营养精微物质经脾的运化而营养全身，未被消化的食糜则下传于小肠进一步消化。

脾的生理功能主要体现为脾主运化，也就是脾将胃腐熟后的饮食水谷化为精微，并将营养精微物质吸收转输至全身各脏腑组织。人体出生后，各脏腑组织器官皆依赖脾所化生的水谷精微以濡养，进而维持人体的生长、发育及生命活动，所以脾被称为"后天之本"。而脾所运化的水谷精微也是生成气血的物质基础，所以，脾又被称为"气血生化之源"。脾的运化功能正常，机体的消化功能才能健全，营养精微物质才能不断化生，从而气血也会充足，全身脏腑组织器官才能得到充分的营养，从而维持他们的正常生理功能。

小儿由于脏腑形态发育未全，脾胃娇嫩，所以运化功能较差；同时，小儿生长发育迅速，气血需求旺盛，所以小儿脾胃运化水谷的负荷相对过大，因此便有小儿"脾常不足"的观点。本身脾常不足，若后天又调护不当，极易导致脾的运化失常，进而产生许多症状，如恶心呕吐、食积、腹胀、腹泻、便秘等胃肠道症状；或贫血、消瘦、发育迟缓等气血生成不足的症状。应用健脾和胃保健推拿的方法可加强脾胃的运化功能，增强食欲，促进消化，调理气血，提高小儿身体素质，增强抵御疾病的能力。因此，"健脾和胃"推拿方法是小儿保健最为重要的手段之一。

二、小儿常见脾胃病症及推拿疗法

1. 厌食；2. 便秘；3. 泄泻；4. 积滞；5. 疳证；6. 呕吐；7. 腹痛；8. 流涎。

厌　食

厌食是指小儿较长时期不欲进食，甚至拒绝进食的一种病症。主要是由于喂养不当、饮食不节、先天不足或病后失调等，导致脾胃不和，受纳运化功能受损而引起。本病多见于1~6岁小儿，夏季暑湿当令时节，脾为湿困，常会加重病情。患儿除厌食外，一般无其他不适，精神状态较为正常，预后良好。若长期不愈，致使营养缺乏，患儿可出现面色少华、形体消瘦等症状，可影响其生长发育，故应及时治疗。

【发病原因】

1. 喂养不当。小儿饮食没有规律、没有节制，或乳食品种调配、变更失宜，均易损伤小儿脾胃，出现食欲不振或厌恶进食之症。

2. 脾胃虚弱。小儿先天脾常不足，若后天失养，脾胃更为虚弱，致使脾胃运化功能失职而致厌食。

3. 病后失治。小儿罹患疾病，失治误治，尤其乱投补品或过用寒凉，易导致脾胃受损而出现厌食。

4. 情绪不畅。小儿情绪不畅，肝气不舒，可影响脾胃运化功能，导致厌食。

【临床表现】

患儿面色少华或萎黄，不思乳食或拒绝进食，形体偏瘦，精神状态一般。有的可见皮肤干燥，缺乏润泽，大便干结，或稍进食，大便中夹有不消化残渣，且容易出汗。

【基本治法】 健脾和胃

【推拿处方】

1. 患儿取仰卧位：（1）手部操作：补脾经300次，清大肠200次，揉板门200次，运内八卦300次，掐揉四横纹（先横向推四横纹100次；再由食指至小指依次掐揉四横纹，揉3掐1，共10遍）。（2）腹部操作：摩腹200次。（3）下肢部操作：揉足三里200次。

2. 患儿取俯卧位：（1）背部操作：按揉脾俞、胃俞、肝俞各200次；捏脊10次。

【预防与调护】

1. 注意合理膳食。养成良好的饮食习惯，进食有规律、有节制，少食肥甘黏腻之品，不随意吃零食。

2. 注意心理调适。父母应当多向孩子讲解各种食物的营养价值，耐心引导孩子品尝不喜欢的食物，既不盲目迁就，也不过分勉强，创造良好的进食氛围。

3. 注意调节生活起居。保证患儿充足睡眠，培养有规律的生活起居习惯。

便　秘

便秘是指排便次数减少或秘结不通、粪质干燥坚硬或欲大便而排时不爽、艰涩不畅为主要症状的一种儿科常见病症。本病多与小儿的体质、饮食习惯及生活无规律有关，突然改变生活环境，或过食辛辣香燥，或饮食过于精细，均可发生便秘。

本病相当于西医学的功能性便秘，多种原因导致胃肠道的蠕动功能紊乱，粪便在肠道内停留时间过久（＞48小时），水分被吸收过多，以致排出困难。

【发病原因】

1. 邪热积聚，大肠闭塞不通

2. 气血不足，肠道津液亏虚

【临床表现】

患儿大便次数减少，每周排便次数少于两次。大便干燥坚硬，难以排出，食量减少，腹胀腹痛，口臭口干，心烦不安。便秘属虚证者可见虽有便意，但难以排出，汗出，气短乏力，面白神疲。

【基本治法】导滞通便

【推拿处方】

1. 患儿取仰卧位：（1）手部操作：清大肠300次，清补脾经（来回推）200次，补肾经100次，运水入土100次，退六腑300次，按揉膊阳池200次。（2）腹部操作：摩腹5分钟，捏挤肚脐10次。（3）下肢部操作：揉足三里200次。

2. 患儿取俯卧位：（1）背部操作：推下七节骨200次，揉龟尾200次，捏脊10次。

【预防与调护】

1. 注意合理膳食。对于以奶粉喂养为主的婴幼儿，奶粉调制不宜过浓。对于断奶后的小儿，主食不宜过于精细，鼓励宝宝多吃富含纤维素的蔬菜及水果，少吃辛辣刺激性食物。

2. 多饮水。大便的质地与次数和饮水量有关，如肠腔内保持足量的水分软化大便，大便就容易排出。

3. 养成定时排便习惯。生活作息要有规律，培养按时大便的习惯，改掉排便时看书或看手机、玩电子游戏等不良习惯。

4. 积极参加体育锻炼。多运动有助于促进胃肠蠕动，利于排便。

泄　泻

泄泻是以大便次数增多、粪质稀薄或甚如水样为特征的一种小儿常见病。主要是由于小儿脾常不足，加之喂养不当、饮食失节，或感受外邪，导致脾胃运化功能失调而引起。本病一年四季均可发生，尤以夏、秋两季为多。发病人群以2岁以下婴幼儿最为多见。泄泻较轻者如治疗得当，预后良好；久泄迁延不愈者，则可影响小儿的营养和发育。重症患儿还可以产生脱水、酸中毒等一系列严重症状，甚至危及生命，故应及时治疗。

西医学称本病为"小儿腹泻"，见于多种消化系统疾病。

【发病原因】

1. 感受外邪。小儿脏腑娇嫩，肌肤薄弱，又冷暖不知自调，易受外邪侵袭而发病。风、寒、暑、湿、燥、火均可致泻，其中，尤以湿邪最为常见，而长夏时节多湿，所以泄泻以夏秋为多见。

2. 饮食不当。小儿脾常不足，运化能力弱，饮食不知自节，若喂养不当，饮食不节或不洁，过食生冷瓜果或油腻难消化食物，皆能损伤脾胃，影响运化功能而引起泄泻。

3. 脾胃虚弱。小儿先天禀赋不足，后天调护不当或久病不愈，导致脾胃虚弱，运化功能失职，形成脾虚泄泻。

【临床表现】

大便次数增多，每日3~5次，重者多达10次以上。大便清稀，如水样或蛋花汤样；或色褐臭秽，有少许黏液；或大便夹有乳凝块或食物残渣；可伴有恶心、呕吐、发热、腹痛、乏力等症状。

【基本治法】健脾利湿止泻

【推拿处方】

1. 患儿取仰卧位：（1）手部操作：补脾经300次，推大肠经（来回推）300次，板门推向横纹100次。（2）腹部操作：揉中脘100次，揉天枢100次，摩腹200次。（3）下肢部操作：揉足三里200次。

2. 患儿取俯卧位：背部操作：推七节骨200次，揉龟尾200次；横擦腰骶（以热为度）。

若大便颜色较淡，无明显臭味，或伴发热、口不渴，七节骨为向上推，原处方再加运内八卦 100 次，推三关 100 次；若大便色褐而臭，或酸臭如败卵，腹部胀痛，口臭，伴恶心呕吐，用清大肠，七节骨为向下推，原处方再加揉板门 100 次，退六腑 100 次。

【预防与调护】

1. 注意饮食卫生。食物应当新鲜、卫生，不吃受到污染或变质食物；餐具保持清洁；饭前、便后要洗手。

2. 饮食要有节制。添加辅食应由单一逐渐到多样，由少量到多量；饮食有规律，不要暴饮暴食；泄泻期间适当控制饮食，吐泻严重及伤食泄泻患儿可暂时禁食，随病情好转，逐渐进食清淡易消化食物。

3. 合理喂养。提倡母乳喂养，不宜在夏季及小儿有病时断奶。

4. 注意皮肤护理。保持皮肤清洁干燥，勤换尿布。每次大便后，要用温水清洗臀部并扑上爽身粉，防止发生红臀。

积 滞

积滞是指小儿内伤乳食，乳食停滞不化，以不思乳食，食而不化，脘腹胀满，大便不调为特征的一种儿科常见病。各种年龄均可发病，尤以婴幼儿多见。脾主升，主运化水谷精微，胃主降，主受纳腐熟水谷，若小儿喂养不当、乳食不节，伤及脾胃；或先天脾胃虚弱，均可导致脾胃升降失职，乳食停聚不化，积滞内停。

西医学认为本病属于消化不良综合征范畴。患儿自我控制能力较弱，初期由于家庭因素、环境因素、心理因素等使患儿产生较强摄食愿望，促使患儿暴饮暴食，从而加重胃肠负担，影响消化吸收功能，导致食物积滞不化。

【发病原因】

1. 乳食伤脾。喂养不当，饮食过量或无定时，或过食肥甘生冷，损伤脾胃，影响脾胃升清降浊功能，导致乳食积滞内停。

2. 脾胃虚弱。小儿本身脾常不足，若后天饮食不节或病后调护不当等，可损伤脾胃功能，致使乳食停滞，难以消化吸收。

【临床表现】

小儿不思乳食，食而不化，脘腹胀满，大便溏泄或便秘，气味酸臭，可伴有烦躁、夜间哭闹、呕吐、腹痛等症状。

【基本治法】消积导滞

【推拿处方】

1. 患儿取仰卧位：（1）手部操作：补脾经 300 次，清胃经 200 次，掐揉四横纹（先横向推四横纹 100 次；再由食指至小指依次掐揉四横纹，揉 3 掐 1，共 10 遍），运内八卦 100 次，揉板门 200 次，推三关 100 次。（2）腹部操作：按揉中脘 100 次，揉脐及丹田，分推腹阴阳 100 次，摩腹 200 次。（3）下肢部操作：揉足三里 100 次。

2. 患儿取俯卧位：（1）背部操作：按揉脾俞、胃俞各 100 次，揉龟尾 100 次，捏脊 20 次。

若小儿便秘，加清大肠经 200 次，推下七节骨 100 次。

【预防与调护】

1. 合理调节饮食。增加辅食应遵循先稀后干，先素后荤，先软后硬，先少后多的原则；饮食有节制、有规律，不要暴饮暴食，不过食生冷肥甘食物；摄取食材新鲜卫生、营养全面，不挑食、偏食，少吃零食。

2. 注意病后调理。病情好转，食欲增加时，注意不要过多进食，循序渐进，由少至多，且食易消化食物。

3. 积极锻炼身体。坚持锻炼，积极参加户外活动。

疳　证

疳证是指由于喂养不当，饮食失调，或多种疾病的影响，导致脾胃功能受损，气液耗伤，肌肤、筋骨、经脉、脏腑失于濡养而形成的一种慢性消耗性疾病。临床以面黄肌瘦、毛发枯焦、精神萎靡或烦躁、饮食异常为特征。本病发病无明显季节性，多见于 5 岁以下儿童。疳证起病缓慢，病程迁延，严重者可影响小儿生长发育，古人将其列为儿科四大要证之一。随着生活和医学水平提高，本病发病率逐渐降低，病情也逐渐减轻。

相当于西医学的因消耗性疾病或消化不良引起的婴幼儿营养障碍性疾病。

【发病原因】

1. 喂养不当。小儿脾常不足，乳食又不知自节，若乳食太过，损伤脾胃运化功能，导致食积，积久不消，转而成疳；若乳食太少，机体营养精微摄取不足，无以化生气血，而致疳积。

2. 疾病影响。小儿长期患病，尤其是呕吐、慢性腹泻、长期便秘等，导致脾胃虚弱，化生气血不足，久而成疳。此外，慢性咳喘、肺结核、解颅、发育迟缓、慢惊风等都可能引起营养吸收障碍而致疳证。

3. 先天不足。小儿体虚，脾胃运化功能虚弱，机体水谷精微摄取不足，导致疳证。

【临床表现】

小儿形体消瘦，体重低于正常平均值的 15%～40%，面色萎黄无光，毛发干枯稀疏，精神不振或烦躁易怒，大便干稀不调或腹胀。

【基本治法】健脾和胃

【推拿处方】

1. 患儿取仰卧位：（1）手部操作：补脾经 300 次，清胃经 200 次，掐揉四横纹（先横向推四横纹 100 次；再由食指至小指依次掐揉四横纹，揉 3 掐 1，共 10 遍），揉板门 200 次。（2）腹部操作：按揉中脘 100 次，按揉天枢 100 次，摩腹 200 次。（3）下肢部操作：揉足三里 200 次。

2. 患儿取俯卧位：（1）背部操作：按揉脾俞、胃俞各 200 次，推七节骨（先下推 100 次，再上推 100 次），横擦腰骶（令热），揉龟尾 200 次，捏脊 10 次。

【预防与调护】

1. 注意合理喂养。提倡母乳喂养，不要过早断乳，断乳后给予易消化而富有营养的食物；添加辅食应遵循由单一到多样、由少量到多量的原则；乳食宜定时定量，不要过饥过饱。

2. 注意调节生活起居。保证患儿充足睡眠；纠正挑食、偏食、吃零食的不良生活习惯；多做户外活动，多晒太阳。

呕　吐

呕吐是指因胃失和降、胃气上逆，导致乳食由胃经口而出的一种病症，是小儿的一种常见病。多因乳食不节、不洁，或感受风寒暑湿等外邪，或受到惊恐，或脾胃虚弱引起。本病无年龄的限制，但夏秋季节易于患病。

呕吐可见于多种消化道病症中，如胃肠道功能紊乱、急性胃炎、胃溃瘀等。由于婴儿的胃呈水平状，胃肌发育不全，贲门松弛，若因哺乳过多或过急，哺乳后乳汁易从口角溢出，称之为溢乳，不属病态。

【发病原因】

1. 感受外邪。小儿脏腑娇嫩，脾胃薄弱，风寒或暑湿之邪侵袭，导致胃失和降，胃气上逆而呕吐。

2. 乳食所伤。小儿乳食不节，或过食生冷、油腻、辛辣食物；或喂养不当，进食过急等因素，导致脾胃受损，影响气机升降，致使胃气上逆而呕吐。

3. 脾胃虚弱。小儿先天脾胃虚弱，运化功能失司，可导致胃失濡养，胃气上逆而发呕吐。

4. 暴受惊恐。小儿神气怯弱，易受惊恐，以致气机逆乱，发生呕吐。

【临床表现】

有乳食、水液等从口中而出，可伴有口臭、厌食、胸闷、腹胀或嗳气、烦躁、大便臭秽等症状。

【基本治法】和胃降逆止呕

【推拿处方】

1. 患儿取仰卧位：（1）手部操作：清胃经300次，补脾经200次，揉推板门200次，运内八卦100次，掐揉四横纹（先横向推四横纹100次；再由食指至小指依次掐揉四横纹，揉3掐1，共10遍），苍龙摆尾20次。（2）腹部操作：搓摩胁肋8遍，分推腹阴阳8次，摩腹200次。（3）下肢部操作：揉足三里200次。

2. 患儿取俯卧位：（1）颈项部操作：推天柱骨（令局部潮红）。（2）背部操作：按揉脾俞、胃俞各100次；捏脊10次。

若呕吐物酸臭，心烦口渴，大便秘结，可加用清大肠100次，退六腑100次，推下七节骨100次。

【预防与调护】

1. 注意调节饮食。平时饮食有节、有洁；喂养得当，冷热适度，添加辅食由单一到多种，由少量到多量，由细到粗。呕吐患儿，较轻者可进食少量易消化食物，较重者应暂时禁食，必要时经脉补液。

2. 注意合理体位。喂奶时将小儿立着斜向40°左右，边喂边轻拍背部，喂完后可俯卧位，将上身翘抬30°左右；睡眠时，适当抬高头部，并使头保持侧位；呕吐时将患儿头部置于侧卧位，以防呕吐物呛入气管。

腹 痛

腹痛是指以胃脘部、脐周及耻骨以上部位发生疼痛为主症的疾病。腹痛为小儿常见证候，可发生于任何年龄与季节，婴幼儿不能言语，多表现为无故啼哭。引起腹痛的原因很多，几乎涉及各科疾病，多由感受寒邪、乳食积滞、感染蛔虫或脾胃虚寒等，导致腹部气血瘀滞、经络闭阻，不通则痛而引起腹痛。

【发病原因】

1. 感受寒邪。由于护理不当，衣被单薄，或气候突然变化，致使小儿腹部为风寒冷气所侵袭。寒主收引，寒凝则气滞，导致经络气血不通，不通则痛。

2. 乳食积滞。小儿先天脾常不足，运化能力弱，乳食又不知自节，容易伤食。如暴饮暴食，或过食肥甘厚味、生冷瓜果，或误食不洁食物，导致食物停滞肠胃，气机受阻，升降失和，而致腹痛。

3. 蛔虫感染。由于感染蛔虫，扰动肠中，或窜行胆道，或虫多而扭结成团，阻滞气机，不通则痛。

4. 脾胃虚。小儿本身脾胃虚弱，或久病脾虚，导致脾阳不振，运化失职，寒湿内停，损伤阳气，从而阴寒内盛，气机不畅，腹部绵绵作痛。

【临床表现】

患儿腹痛时常啼哭不止，哭声响亮，严重者多脸色潮红，也可见口周苍白，紧握双拳，两腿屈曲，汗出或翻滚。

因受凉或饮食生冷而致腹痛的小儿，痛处喜暖，得温则舒，遇寒加重，严重者可见额头冷汗，唇色紫暗；因食积导致腹痛的小儿，腹胀、拒按、厌食，可伴有烦躁、便秘、呕吐等症状；感染蛔虫的腹痛，发作突然，以脐周为主，时发时止，有时可在腹部触到蠕动的块状物，小儿形体消瘦，食欲不佳；脾胃虚寒导致的腹痛，病程长，腹痛绵绵，喜温喜按，反复发作，小儿精神倦怠，面色萎黄。

【基本治法】 调理气机，疏通止痛

【推拿处方】

1. 患儿取仰卧位：（1）手部操作：补脾经200次，掐揉四横纹（先横

向推四横纹 50 次；再由食指至小指依次掐揉四横纹，揉 3 掐 1，共 5 遍），运内八卦 100 次，揉板门 100 次，揉外劳宫 100 次，按揉一窝蜂 300 次。（2）腹部操作：横擦中脘（令热），分推腹阴阳 20 次，摩腹 200 次，拿肚角 3 次。（3）下肢部操作：按揉足三里 100 次。

2. 患儿取俯卧位：（1）背部操作：按揉脾俞、胃俞、肝俞、胆俞、厥阴俞各 100 次；捏脊 10 次。

【预防与调护】

1. 注意合理饮食。饮食有节制，不暴饮暴食，不过食生冷及不洁食物。

2. 注意保暖。注意天气变化，及时增加衣、被，防止腹部受凉。

3. 餐后应稍作休息，不要立即做剧烈运动。

流　涎

流涎俗称流口水，是指小儿唾液过多而不自觉从口内流出的一种病症。多由于喂养不当，如喂养母乳过热，导致脾胃湿热，熏蒸于口，或脾胃虚弱等引起。多见于 1 岁左右的婴儿，常发生在断奶前后。

流涎可分为生理性和病理性两大类。生理性流涎指 1 岁以内的婴幼儿因口腔容积小，唾液分泌量大，加之出牙对牙龈的刺激，大多都会流涎。随着生长发育，此现象会逐渐消失。病理性流涎可见于多种疾病中，如口腔黏膜炎症、面神经麻痹、唾液分泌功能亢进、脑膜炎后遗症等。小儿推拿主要针对以喂养不当所引起的病理性流涎。

【发病原因】

1. 脾胃湿热。喂养母乳者平素进食过多辛辣炙烤食品，导致乳汁蕴热；或喂养不当，添加辅食过于肥甘油腻，均可导致脾胃湿热，熏蒸于口，津液外溢，而见流涎。

2. 脾胃虚弱。小儿先天禀赋不足，脾胃虚弱；或未能及时添加辅食，患儿营养不足，不能充分濡养脾胃，均可导致脾气虚弱，气虚无法固摄津液，而致流涎。

【临床表现】

唾液不断从口中流出，甚至胸前衣服也被浸湿，时间长者口腔周围可出现红疹及糜烂。有的患儿可伴有口臭、食欲不振、腹胀、便秘等症；有的患儿面色萎黄，肌肉消瘦，懒言乏力。

【基本治法】运脾止涎

【推拿处方】

1. 患儿取仰卧位：（1）手部操作：推脾经（来回推）300 次，清胃经 200 次，清大肠经 200 次，补肾经 200 次，掐揉四横纹（先横向推四横纹 100 次；再由食指至小指依次掐揉四横纹，揉 3 掐 1，共 10 遍），运内八卦 100 次，退六腑 100 次，推三关 100 次。（2）腹部操作：分推腹阴阳 20 次，摩腹 200 次。（3）下肢部操作：按揉足三里 100 次。

2. 患儿取俯卧位：（1）按揉百会 100 次。（2）背部操作：按揉脾俞、胃俞各 100 次；捏脊 10 次。

【预防与调护】

1. 患病后，大人不宜用手捏患儿腮部。

2. 患儿下颌部、颈部及胸前宜保持干燥。

3. 清淡饮食，注意营养均衡，宜多食富含维生素及蛋白质的食物，忌食肥甘油腻、辛辣刺激的食物。

三、小儿健脾和胃日常保健推拿方法

【处方】补脾经 500 次，掐揉四横纹 3～5 遍，运内八卦 100 次，揉板门 100 次，按揉中脘 50 次，摩腹 6 分钟，振腹 1 分钟，按揉足三里 200 次，按揉脾俞、胃俞各 50 次，捏脊 5～10 遍。

【操作方法】

1. 患儿取仰卧位

（1）手部操作：

①补脾经：操作者以拇指指腹在小儿拇指螺纹面做顺时针旋推，约 500 次。

②掐揉四横纹：操作者先用拇指指腹从小儿食指向小指横向推四横纹 100 次，再由食指至小指依次掐揉四横纹，揉 3 掐 1，约 3～5 遍。

③运内八卦：操作者以拇指指腹沿小儿掌心内八卦穴做环形推动，约 100 次。

④揉板门：操作者以拇指指腹吸定在小儿大鱼际上，带动大鱼际做环旋揉动，约 100 次。

（2）腹部操作：

①按揉中脘：操作者用指或大鱼际置于小儿中脘穴处作按揉，约50 次。

②摩腹：操作者用手掌轻放在小儿腹部，做环形有节律的摩动，顺时针、逆时针各摩 3 分钟。

③振腹：操作者以单掌或双掌置于小儿腹部，前臂强直性收缩，施以高频率振颤，约 1 分钟。

（3）下肢部操作：

①按揉足三里：操作者以双手拇指指腹同时按揉小儿双侧足三里200 次。

2. 患儿取俯卧位

（1）背部操作：

①按揉脾俞、胃俞：操作者以双手拇指指腹同时按揉小儿双侧脾俞、胃俞各 50 次。

②捏脊：操作者以拇指在前、其余手指在后的二指捏法，或食、中二指在前、拇指在后的三指捏法均可，由下至上，操作 5 ~ 10 遍。为加强刺激，在最后两遍时，每捏 3 次向上提拿 1 次，即捏三提一。

若小儿有食积、便秘的现象，可加清大肠 200 次，运水入土 100 次，按揉膊阳池 50 次，退六腑 100 次，推下七节骨 100 次。若小儿有泄泻的现象，可加推大肠（来回推）200 次，揉天枢 100 次，推七节骨 100 次，揉龟尾 100 次，横擦腰骶（以热为度）。

【保健作用】

健脾和胃，消积导滞。能增强食欲，促进消化吸收，促进小儿生长发育，提高小儿身体素质，增强抵抗疾病的能力。适宜脾胃虚弱致食欲不振，消化不良的小儿。

【注意事项】

1. 应在小儿空腹时进行推拿。

2. 可每日或隔日操作 1 次，应长期坚持，效果方佳。

3. 推拿的同时，应注意合理喂养，合理调配饮食。提倡母乳喂养，不要过早断乳，断乳后给予易消化而富有营养的食物；添加辅食应遵循由单一到多样、由少量到多量的原则；乳食宜定时定量，不要过饥过饱；摄取食材新鲜卫生、营养全面，少食生冷、油腻、辛辣刺激性食物；不挑食、偏食，少吃零食，养成良好的饮食习惯。

第三节　小儿保肺保健推拿

一、肺的生理功能

肺居于胸中，在五脏中位置最高，与大肠、皮毛、鼻等构成肺系统，在五行中属金，与四时之秋相应。肺外合皮毛，开窍于鼻，直接与外界相通，所以外邪侵袭机体，无论从口鼻而入，还是从皮毛而入，均易侵犯肺脏而致病。如自然界风、寒、暑、湿、燥、火六淫之邪，尤其是风寒邪气，侵袭人体，常首先犯肺。又因肺叶娇嫩，不耐寒热，无论外感，还是内伤或是他脏病变，多易侵袭或累及于肺。所以，肺被称为"娇脏"。

肺的主要生理功能是肺主气，司呼吸。气是人体赖以维持生命活动的最基本物质，人身之气均由肺所主。肺通过呼吸运动，吸入自然界的清气，呼出体内的浊气，实现体内外气体交换的功能。通过不断地呼浊吸清，吐故纳新，促进了人体气的生成，调节着气的升降出入运动，从而保证了人体新陈代谢的正常运行。肺司呼吸的功能正常，则气道通畅，呼吸调匀。若外邪侵犯肺脏或其他脏腑疾病累及于肺，影响其呼吸功能，则可出现咳嗽、哮喘、胸闷、气短等呼吸失调的症状。

肺的另外一大生理功能是肺主宣发肃降。肺主宣发的生理功能主要体现在三个方面：一是通过肺的宣发将浊气由口鼻排出体外；二是将脾转输的津液和水谷精微布散到全身，濡养脏腑器官、肌肤皮毛；三是宣发卫气，调节肌肤汗孔开合，护卫肌表。一旦肺气失于宣散，则小儿肌表防卫功能受损，抗病能力下降，可出现鼻塞、喷嚏、无汗等感冒症状，或咳嗽、咽喉不利等症。

总之，小儿脏腑娇嫩，腠理不密，卫外功能未固，又因肺为娇脏，不耐寒热，每当气候变化，寒温失常之时，极易感受外邪，所以呼吸系统疾患也是小儿最为常见的。因此，保肺保健推拿在小儿保健推拿中占有重要地位。

二、小儿常见肺系病症及推拿疗法

1. 感冒　附小儿反复感冒；2. 发热；3. 咳嗽；4. 哮喘；5. 鼻渊；6. 鼻窒；7. 汗证

感冒

感冒是指因感受外邪引起的一种常见肺系疾病，以鼻塞、流涕、喷嚏、发热、咳嗽等为主要特征。本病一年四季均可发生，以冬春为多。任何年龄小儿均可发病。普通感冒症状较轻，病程较短，无传染性，俗称"伤风"；时行感冒因感受时行疫疠之气所致，病情重，传染性强，常流行，如流感。

西医学认为，本病主要是患儿机体免疫力相对较低状态下，受到病毒或细菌的侵袭而致，大部分为病毒感染。根据感染病毒类型的不同，可分为急性上呼吸道感染或流感。

【发病原因】

小儿感冒以感受风邪为主，风为百病之长，常兼寒、热、暑、湿、燥邪，以及时邪毒等。气候变化，寒温交替，调护不当等常为发病的诱因。当小儿正气不足、机体抵抗力低下时，外邪便乘虚而入，发为感冒。

【临床表现】主要表现为发热、恶风寒、鼻塞、流涕、打喷嚏、微咳、头痛或全身酸痛。有的患儿可见咳嗽频频，痰多；有的可见腹胀、不思饮食、口臭；有的可见睡卧不宁、惊惕抽搐。

【基本治法】疏风解表

【推拿处方】

1. 患儿取仰卧位：（1）手部操作：清肺经 300 次，补脾经 200 次，掐揉二扇门 100 次，揉外劳宫 200 次，清天河水 100 次。（2）头面部操作：开天门 50 次，推坎宫 50 次，揉太阳 50 次，揉耳后高骨 50 次，黄蜂入洞 30 秒。（3）胸腹部操作：揉膻中 100 次，揉乳根 50 次，揉乳旁 50 次。（4）下肢部操作：按揉足三里 50 次。

2. 患儿取俯卧位：（1）后枕及颈肩部操作：揉风府 50 次，拿风池 30 次，拿肩井 30 次。（2）背部操作：按揉肺俞 100 次；推脊 5~8 次。

若痰多，可加揉掌小横纹 100 次，揉丰隆 50 次；若有食积，可加掐揉四横纹 10 次，捏挤板门 10 次；若睡卧不安，可加捣小天心 20 次。

【预防与调护】

1. 注意气候变化，及时增减衣被。

2. 保持室内空气新鲜、流通。感冒高发时节可用食醋熏蒸法进行空气消毒。

3. 感冒流行期间，少去公共场所，减少和感冒患者接触。

4. 饮食宜清淡，易消化，多食新鲜蔬菜、水果，忌食辛辣、油腻、生冷食物。

小儿反复感冒

小儿反复感冒是指小儿在 1 年内感冒 8 次以上，或半年内 6 次以上，称为小儿反复感冒。多由于小儿正气不足，肺卫不固，外邪犯肺所致。本病好发于 6 岁以下小儿，1～3 岁的婴幼儿最为多见。

本病与西医学的"反复上呼吸道感染"相似。西医认为，本病与患儿的免疫系统功能低下有关，母乳喂养的孩子发病率较低，故提倡母乳喂养。

【发病原因】

主要原因是患儿正气不足，卫表不固。

小儿先天禀赋不足，体质柔弱，脏腑功能低下，抵抗力较差。若后天喂养不当、调护失宜或用药不当，则会进一步损伤正气，一旦气候、环境变化之时，极易感受外邪而发病。外邪侵袭过后，由于正气虚弱，邪毒仍有残余留伏体内，一旦疲劳、受凉等诱发因素出现，极易再次感冒。反复感染，正气日益耗伤，外邪更易入侵。

【临床表现】患儿平时可无异常表现，或时有鼻塞，咽喉不利，懒言乏力，易出汗等症状。发作时症状如"感冒"篇所述。

【基本治法】辅助正气，辅以祛邪

【推拿处方】

1. 患儿取仰卧位：（1）手部操作：补脾经 300 次，按揉内外劳宫（以拇指与食指或中指相对，分别置于外劳宫和内劳宫穴位处，另一手捏住小儿中指指腹，同时按揉）100 次，清天河水 100 次，推三关 300 次。（2）头面部操作：开天门 50 次，推坎宫 50 次，揉太阳 50 次，揉耳后高骨 50

次，黄蜂入洞 30 秒。（3）胸腹部操作：揉膻中 100 次，揉乳根 50 次，揉乳旁 50 次，摩腹 100 次。（4）下肢操作：按揉足三里 100 次。

2、患儿取俯卧位：（1）后枕及颈部操作：横擦枕项部（一手扶患儿前额，一手小鱼际横置于风池、风府穴处，快速来回擦动，边擦边移动至擦遍整个头颈之交，透热为度）。（2）背部操作：按揉肺俞 200 次，擦肺俞、脾俞、八髎（以热为度）；捏脊 10 次。

【预防与调护】

1. 合理喂养。提倡母乳喂养，且不可过早断乳；添加辅食及时、合理；饮食品种多样、营养均衡，不偏食、挑食，勿食过甜、过咸及生冷食物。

2. 调护得当。注意气候变化，及时增减衣被；保持室内空气新鲜；感冒流行期间避免去公共场所。

3. 积极防治慢性病。多种慢性病如维生素 D 缺乏性佝偻病、营养性缺铁性贫血等，均会损伤小儿的正气，降低抵抗力，故应及时治疗。

发　热

发热是指体温异常升高，超过正常范围的一种小儿常见病症。正常小儿腋下温度一般为 36℃ ~ 37℃，故腋下温度超过 37℃，可认为发热。37.1℃ ~ 37.9℃ 为低热，38℃ ~ 38.9℃ 为中度发热，39℃ ~ 41℃ 为高热，超过 41℃ 为超高热。本病无季节性，任何年龄均可发病，是小儿最常见的症状之一。

【发病原因】

1. 外感发热。小儿体质偏弱，抵抗外邪能力不足，加之冷热不能自调，家长护理不当，极易感受风寒、风热等邪气，邪气侵袭体表，邪正相争于肺卫，卫外之阳郁闭而致发热。

2. 内伤发热。小儿乳食不节，导致食积，郁而发热；小儿先天不足，后天调护不当或久病、热病耗伤阴液，阴虚内热。

【临床表现】外感风寒可见发热、无汗、怕冷、头痛、鼻塞、流涕；外感风热可见发热、微微出汗、口干、咽痛、鼻流黄涕；乳食内伤导致的发热可见高热、面红、不思饮食、便秘、烦躁、口渴；阴虚发热表现为午后低热，手足心热，形体消瘦，疲劳乏力。

【**基本治法**】调整脏腑，清退热邪

【**推拿处方**】

1. 患儿取仰卧位：（1）手部操作：补脾经200次，清肺平肝（清肺经和清肝经可同时操作）300次，掐揉二扇门100次，清天河水400次，推三关200次。（2）头面部操作：开天门50次，推坎宫50次，揉太阳50次。（3）胸腹部操作：摩腹100次。（4）下肢操作：推箕门（先以手掌从下至上轻拍，继而从下至上直推，令局部潮红），擦涌泉（令热）。

2. 患儿取俯卧位：（1）后枕及颈肩部操作：推天柱骨（推至局部潮红），拿风池10次，拿肩井10次。（2）背部操作：按揉肺俞200次；推脊（先用摩法自上而下摩脊柱3遍，再自上而下直推脊柱）50次，捏脊10次。

若食积明显者，可加清大肠经100次，退六腑200次，揉板门100次，掐揉四横纹10遍；若长期低热，下午和晚上严重者，加补肾经200次，揉二人上马100次。

【**预防与调护**】

1. 注意日常调护。根据气候变化，适当增减衣被；保持室内空气流通；发病期间避免感受风邪。

2. 注意调整饮食。发热期间宜食清淡、易消化食物，如米汤、稀粥、蔬菜叶、面条等，待热退，精神、食欲好转后，逐渐补充营养，如鱼、蛋、肉等，但忌食油腻食物。

3. 注意适当增加饮水。少量多次的增加饮水，保持口舌滋润，小便通畅。

4. 推拿注意事项。针对小儿发热，推拿手法宜稍重稍快，且多用凉水作介质；推拿过程中不必过分紧张小儿哭闹，一定程度有利于发汗和退热；发热患儿每日可推拿1~2次。

咳　嗽

咳嗽是小儿常见的肺系病症之一，是呼吸道的一种保护性反射作用。凡外感或脏腑功能失调，影响肺的正常宣发肃降功能，造成肺气上逆，均可发生咳嗽。有声无痰为咳，有痰无声为嗽，有声有痰称为咳嗽。本病一年四季均可发生，但冬春两季最为多见。小儿外感咳嗽多于内伤咳嗽，尤其多见于 3 岁以下的婴幼儿。

咳嗽可见于多种呼吸道和肺脏病症中，如感冒等。西医学的气管炎、支气管炎、肺炎等可参考本病治疗。

【发病原因】

1. 外邪袭肺。肺为娇脏，主司呼吸，上连咽喉而开窍于鼻，外合皮毛，主一身之表。外感六淫邪气从肌表、皮毛、口鼻侵入，首先犯肺。小儿肌肤柔弱，冷暖不知自调，极易感受外邪。当风寒或风热之邪外侵，邪束肌表，肺气不宣，清肃失职，肺气上逆而咳。

2. 内邪伤肺。脏腑功能失调，影响及肺。如小儿饮食不节，食积内停，阻碍脾的运化功能，导致水湿内停，痰浊内生，上贮于肺，肺气不得宣畅，引起咳嗽。或小儿平素体弱，肺系疾病迁延不愈，导致肺脏虚弱，肺主气功能失常，肺气上逆而咳嗽。

【临床表现】以咳嗽为主要症状。外感咳嗽可见发热、头痛、鼻塞、流涕等；内伤咳嗽可见久咳不止，食欲不振，形体消瘦、神疲乏力等。

【基本治法】宣肺止咳

【推拿处方】

1. 患儿取仰卧位：（1）手部操作：补脾经 200 次，清肺平肝（清肺经和清肝经同时操作）300 次，运内八卦 200 次，揉外劳宫 100 次，清天河水 100 次。（2）头面部操作：开天门 50 次，推坎宫 50 次，揉太阳 50 次。（3）胸腹部操作：点揉天突（揉三点一，反复操作 1 分钟），推抹前胸（由天突推抹、搓揉至剑突，反复操作 5 遍），揉膻中并乳根、乳旁（食、中、无名三指同时揉 100 次），搓摩胁肋 5 遍，摩腹 100 次。（4）下肢操作：按揉足三里 100 次。

2. 患儿取俯卧位：（1）后枕及颈肩部操作：推天柱骨（推至局部潮红），拿风池 10 次，拿项部 10 次，拿肩井 10 次。（2）背部操作：按揉肺俞 200 次，分推肩胛骨 100 次，推脊（先用摩法自上而下摩脊柱 3 遍，再自上而下直推脊柱）50 次，捏脊 10 次。

【预防与调护】

1. 注意日常调护。根据气候变化，适当增减衣被；保持室内空气流通；发病期间避免感受风邪。

2. 注意合理饮食。平时饮食有节制，少吃辛辣刺激及肥甘油腻的食物。咳嗽期间上述食物更应禁忌，多食清淡、易消化的食物，且注意适当增加饮水。

3. 注意保护咽喉。避免刺激咽喉部的食物及其他因素，如烟尘、喊叫、哭闹等。

4. 积极锻炼身体。平时注意锻炼身体，增强体质，提高机体抵抗力。

哮 喘

哮喘是小儿常见的一种反复发作的哮鸣气喘性肺系疾病。哮指声响，喘指气息，哮必兼喘，故通称哮喘。临床上以发作时喘促气急，喉间痰吼哮鸣，呼气延长，严重时张口抬肩，难以平卧，唇口青紫为特征。哮喘好发于春秋季节，气候突变、寒温失宜、饮食不当等为本病的诱发因素。本病有明显的遗传倾向，初发年龄以1~6岁多见。大多数患儿经治疗可缓解或自行缓解。

本病包括了西医学所称的喘息性支气管炎及支气管哮喘。

【发病原因】

1. 先天不足。小儿先天禀赋不足，肺、脾、肾等脏腑虚弱，导致痰饮留伏。肺气不足，痰邪内伏，肺的肃降功能失常，则气短而喘；先天脾弱，运化失职，痰湿内停，上贮于肺，肺失肃降，肺气上逆而喘。

2. 感受风寒。气候突变，寒温失宜，风寒之邪袭表犯肺，肺气壅塞不通，宣降失常，气逆而喘。

3. 接触过敏原。现代医学认为哮喘的发生，主要是由于过敏状态所致，由于过敏原（如花粉、桃毛、油漆、鱼虾、煤气等）致使细小支气管平滑肌发生痉挛，而产生一系列症状。

【临床表现】常突然发作，发作之前，多有喷嚏、咳嗽等先兆症状。发作时喘促、气急、喉间有哮鸣音，呼吸困难，甚至不能平卧，烦躁不安，口唇青紫。

【基本治法】遵循急则治其标，缓则治其本的原则。发作期以攻邪为主，缓解期以扶正为主。

【推拿处方】

一、发作期

1. 患儿取仰卧位：（1）手部操作：补脾经200次，清肺平肝（清肺经和清肝经同时操作）300次，运内八卦100次，揉板门100次，揉掌小横纹100次，揉外劳宫100次，推三关200次。（2）胸腹部操作：点揉天突（揉三点一，反复操作1分钟），揉膻中并乳根、乳旁（食、中、无名三指同时揉100次），搓摩胁肋5遍。

2. 患儿取俯卧位：（1）后枕及颈肩部操作：按揉定喘穴（大椎旁开0.5寸，双手拇指置于两侧定喘穴按揉100次），推天柱骨（推至局部潮红），拿风池10次，拿项部10次，拿肩井10次。（2）背部操作：按揉肺俞200次，分推肩胛骨100次，擦肺俞、脾俞、肾俞（以热为度），捏脊10次。

咳黄痰，身热面红，大便秘结，热像明显者，可加清大肠经200次，退六腑100次。

二、缓解期

1. 患儿取仰卧位：（1）手部操作：补脾经500次，补肺经500次，补肾经500次，运内八卦100次，推三关200次。（2）胸腹部操作：点揉天突（揉三点一，反复操作1分钟），擦前胸（小鱼际横擦前胸，透热为度），摩腹100次，振揉丹田（3揉1振，约2分钟）。（3）下肢部操作：按揉足三里100次，擦涌泉（透热为度）。

2. 患儿取俯卧位：（1）后枕及颈肩部操作：按揉定喘穴（大椎旁开0.5寸，双手拇指置于两侧定喘穴按揉100次），推天柱骨（推至局部潮红），拿风池10次，拿项部10次，拿肩井10次。（2）背部操作：按揉肺俞200次，擦肺俞、脾俞、肾俞（以热为度），揉龟尾100次，捏脊10次。

【预防与调护】

1. 注意日常调护。生活作息规律，避免过度疲劳，及时防治感冒；避免吸入烟尘及刺激性气体，避免接触过敏性物质或食入过敏性食物，如花粉、尘螨、油漆味、鱼虾等发物、羽毛等。

2. 适当参加体育活动，但运动量应循序渐进，并应得到医生的指导。可鼓励患儿进行游泳锻炼，对于改善哮喘症状有明显效果。

3. 勤做推拿保健。前胸后背为肺所居，经常搓、抹、振、扣之有化痰、顺气、平喘的作用，具有很好地预防和保健作用。

<h1 style="text-align:center">鼻　渊</h1>

鼻渊是指以鼻流浊涕、量多不止为主要特征的一种鼻科常见病，多伴有头痛、鼻塞、嗅觉减退、鼻窦区疼痛或眩晕等症状。

本病相当于西医学的化脓性鼻窦炎，因病毒和细菌侵袭鼻窦，使鼻窦黏膜充血红肿而致。本病有急性和慢性之分，小儿急性化脓性鼻窦炎多与感冒有关，起病急，症状重，涕多脓性，但有自愈倾向，仅约5%的小儿转为慢性鼻窦炎。慢性鼻窦炎因长期流涕，头昏、头痛、健忘可影响小儿的语言、嗅觉、学习、智力等。

【发病原因】（同鼻窒）

1. 感受风邪。肺开窍于鼻，鼻为呼吸之门户，最先感知外界气候变化。外界的风寒或风热邪气，或污染、粉尘、花粉等异物最易影响鼻和肺。外邪致肺失清肃，鼻窍壅塞；或风邪入里化热，炼液成痰，痰热互结导致鼻窍闭塞不通。

2. 肺气虚弱。小儿先天禀赋不足，肺气虚弱，或因感冒不愈等其他疾病耗伤肺气，致使肺气虚不能温养鼻窍。

【临床表现】鼻塞，有大量黏性或脓液性鼻涕，可伴有发热、恶寒、头痛、头昏、咳嗽、嗅觉减退等症状。

【基本治法】宣肺通窍

【推拿处方】

1. 患儿取仰卧位：（1）手部操作：清肺经300次，补脾经200次，运内八卦200次，退六腑200次，推三关100次。（2）头面部（鼻窦局部）操作：开天门50次，推坎宫50次，运太阳50次，揉攒竹50次，按揉迎香穴100次，按揉鼻通穴（鼻软骨与鼻翼交界处）100次，擦鼻翼（双手食指指面快速擦两鼻翼旁，以透热为度）。（3）胸腹部操作：摩腹100次，揉丹田100次。（4）下肢部操作：按揉足三里100次。

2. 患儿取俯卧位：（1）后枕及颈肩部操作：拿风池10次，拿肩井10次，揉大椎10次。（2）背部操作：按揉肺俞50次，按揉肝俞50次，按揉胆俞50次；纵擦脊柱两侧，以透热为度；捏脊5~8次。

【预防与调护】

1. 积极预防感冒。平素坚持锻炼身体，增强机体抵抗力。一旦感冒应多休息，早治疗，同时注意口鼻部防寒，避免鼻腔感染。

2. 合理膳食。饮食应清淡，少食辛辣刺激、肥甘厚味之品，多食维生素丰富的绿色食品，并注意多饮水。

3. 注意擤鼻方式。应两侧交替擤鼻，且不可用力过大，尤其是鼻腔有大量分泌物而鼻塞严重时。不合理的擤鼻方法可使邪毒逆入耳窍，导致耳部疾病。

鼻 窒

鼻窒是指以长期鼻塞、流涕为主要特征的慢性鼻病。本病主要是由于素体虚弱，易感外邪，邪毒直犯鼻窍所致。

鼻窒相当于现代医学的慢性鼻炎，表现为鼻黏膜的充血、水肿，是一种较常见的慢性炎症。鼻炎常可诱发鼻窦炎、咽炎、扁桃体炎、中耳炎、哮喘和支气管炎等，同时还会影响小儿的记忆力、性情，甚至智力等。

【发病原因】

1. 感受风邪。肺开窍于鼻，鼻为呼吸之门户，最先感知外界气候变化。外界的风寒或风热邪气，或污染、粉尘、花粉等异物最易影响鼻和肺。外邪致肺失清肃，鼻窍壅塞；或风邪入里化热，炼液成痰，痰热互结导致鼻窍闭塞不通。

2. 肺气虚弱。小儿先天禀赋不足，肺气虚弱，或因感冒不愈等其他疾病耗伤肺气，致使肺气虚不能温养鼻窍。

【临床表现】

1. 鼻塞为主要症状，呈持续性、间歇性或两鼻孔交替性，日久病重者可见嗅觉减退。

2. 黏液性鼻涕增多，一般为稠厚半透明状。

3. 说话呈鼻音，常用口呼吸。

4. 鼻梁骨胀痛，并常伴有头痛、失眠、注意力不集中，容易疲劳等症状。

【基本治法】 宣肺通窍

【推拿处方】

1. 患儿取仰卧位：（1）手部操作：清肺经 300 次，补脾经 300 次，揉外劳宫 200 次，推三关 200 次。（2）头面部（鼻局部）操作：开天门 50 次，推坎宫 50 次，揉太阳 50 次，黄蜂入洞 30 秒，按揉迎香穴 100 次，按揉山根穴 100 次，按揉鼻通穴（鼻软骨与鼻翼交界处）100 次，熨鼻（双手搓热，覆盖于鼻上）5 ~ 8 次。（3）胸腹部操作：揉膻中 50 次，横擦前胸（以手掌或小鱼际横擦，令其发热）。（4）下肢部操作：按揉足三里 50 次。

2. 患儿取俯卧位：（1）后枕及颈肩部操作：揉风府 50 次，拿风池 10 次。（2）背部操作：按揉肺俞 100 次，擦肺俞（以透热为度）；捏脊 5 ~ 8 次。（3）下肢部操作：擦涌泉（令其发热）

【预防与调护】

1. 坚持锻炼。加强身体锻炼，尤其是加强抗寒能力的训练是有效防止鼻炎的好方法，如冷水洗脸、洗鼻及冷水浴、冬泳等。

2. 注意鼻部卫生保持鼻腔清洁，戒除挖鼻孔等不良习惯。

3. 合理膳食。忌食肥甘厚味及辛辣刺激性食物，多食蔬菜、水果，多饮水。

4. 改善生活环境。保持室内空气新鲜湿润；户外应加强个人防护，减少粉尘吸入。

5. 注意擤鼻方式应两侧交替擤鼻，且不可用力过大，以免邪毒逆入耳窍，导致耳部疾患。

汗 证

小儿汗证，是指小儿在安静状态下，全身或局部出汗过多，或大汗淋漓为主的病症。汗证多见于婴幼儿和学龄前儿童，尤其平素体质虚弱者，则更易发生汗证。

正常出汗是人的生理现象。汗属于津液，由皮肤排出。出汗有助于皮肤润泽，体温调节和废物排出。汗出有生理和病理之分，小儿由于形气未充，腠理疏薄，又为纯阳之体，故较之成人更容易出汗。因为气候炎热、衣被过厚、剧烈活动、喂奶过急等导致的汗出，均属正常生理现象，不为病态。

病理性的汗证有盗汗与自汗之分，夜间入睡后汗出，醒后汗止者为盗汗；白天安静状态下，或稍作活动即汗出较多者为自汗。小儿汗证往往自汗盗汗并见，不宜绝对划分。

【发病原因】

主要原因是患儿正气不足，卫表不固。

若小儿先天禀赋不足，或后天脾胃失调，或久咳久喘致肺气虚弱，因为肺主皮毛、脾主肌肉，肺脾气虚，表虚不固，营卫不和，腠理不密，则汗出不止。

若小儿大病久病之后，气血亏损；气虚不能敛阴，阴亏虚火内炽，迫津外泄为汗，此属阴虚盗汗，或气阴两虚汗出。

若小儿嗜食肥甘，肥生热，甘恋湿，湿热郁蒸，外泄肌表而致汗出。

【临床表现】

小儿全身或局部出汗过多，甚至大汗淋漓。

有的小儿头颈、胸背出汗明显，活动后加重，可伴有神疲乏力；有的可见全身汗出，形体消瘦，心烦，睡眠少；有的可见头部、四肢出汗较多，汗渍色黄，口臭，大便臭秽等。

【基本治法】 调和阴阳

【推拿处方】

1. 患儿取仰卧位：（1）上肢部操作：补肺经200次，清肺经300次，补脾经300次，补肾经200次，揉肾顶100次，揉二人上马100次；清天河水100次，推三关200次，拍肺经（沿手太阴肺经上肢循行部位，节律性拍之，以局部潮红为度），拍前胸后背（两手掌相对，以虚掌夹持小儿前胸后背，节律性拍之约1分钟）。（2）头面部操作：开天门50次，推坎宫50次，揉太阳50次，揉耳后高骨50次。（3）胸腹部操作：揉膻中100次，振膻中1分钟。（4）下肢操作：按揉足三里100次。

2. 患儿取俯卧位：（1）背部操作：按揉肺俞200次，擦肺俞、脾俞、八髎（以热为度）；捏脊10次。

若小儿前额部出汗，可加开天门100次，推坎宫100次；若颈部出汗，可加掐揉耳后高骨30遍；若腰背部出汗，可加推天柱骨（以凉水为介质，局部潮红为度）；阴部出汗可加推箕门（凉水为介质，推1分钟）；手心脚心出汗可加水底捞明月20次，摩涌泉（凉水为介质，局部潮红为度）。

【预防与调护】

1. 不可盲目止汗。要分辨清出汗的原因，若是感冒等外感病症，邪气从外而入，出汗则有利于祛邪，此时不能盲目止汗。

2. 调护得当。注意气候变化，及时增添衣被，防寒保暖。特别是出汗时，毛孔开放，腠理不密，一定注意避风寒。

3. 及时补水。汗血同源，汗出太多，会耗伤津液，势必会使得营血受损。所以汗出之时，一定注意及时补充水分，多饮水。

4. 积极运动。鼓励、引导小儿适当进行体育锻炼，多参加户外活动，以增强体质，提高抗病能力。

三、小儿保肺日常保健推拿方法

【处方】

清补肺经各300次，清肝经200次，补脾经200次，揉外劳宫100次，推三关200次；开天门50次，推坎宫50次，揉太阳50次，囟门推拿法；揉膻中、乳根或乳旁50次，开璇玑；按揉足三里100次，擦涌泉（以热为度）；擦枕项部（以透热为度），拿肩井3次，按揉肺俞100次，捏脊5～10遍。

【操作方法】

1. 小儿取仰卧位

（1）手部操作

①补脾经：操作者以拇指指腹在小儿拇指螺纹面做顺时针旋推，约200次。

②清肺经：操作者以拇指指腹置于小儿无名指末节螺纹面，自指根方向推向指尖，约300次。

③补肺经：操作者以拇指指腹置于小儿无名指末节螺纹面，做顺时针旋转推动，约300次。

④清肝经：操作者以拇指指腹置于小儿食指末节螺纹面，自指根方向推向指尖，约200次。

⑤揉外劳宫：操作者以拇指或中指指端置于小儿手背第三、四掌骨歧缝间，做环旋揉动，约100次。

⑥推三关：操作者以拇指或食、中二指沿小儿前臂桡侧自下而上直

推，约 200 次。

（2）头面部操作

①开天门：操作者以两拇指指腹从两眉正中向前发际交替直推，约 50 次。

②推坎宫：操作者以两拇指指腹自眉心同时向眉梢分推，约 50 次。

③揉太阳：操作者以两拇指或中指指腹置于太阳穴处做环形揉动，约 50 次。

④囟门推拿法：操作者以右手掌置于小儿前额，食、中、无名三指并拢置于囟门，缓缓摩动约 1 分钟；以指腹或掌根高频率振动囟门约 1 分钟。

（3）胸腹部操作

①揉膻中、乳根或乳旁：操作者以中指指腹置于小儿膻中穴上，食指和无名指分别置于两乳旁或两乳根处，同时揉动三个穴位，约 50 次。

②开璇玑：操作者先用两手拇指自小儿璇玑穴处，沿胸胁自上而下，分推至季肋部，约 50 次；再从胸骨下端鸠尾穴，向下直推至脐，约 50 次；然后由脐向左、右推摩小儿腹部，约 50 次；最后从脐直推至小腹部，约 50 次。

（4）下肢部操作

① 按揉足三里：操作者以双手拇指指腹同时按揉小儿双侧足三里 100 次。

②擦涌泉：操作者以手掌小鱼际纵擦小儿足底涌泉穴，擦至足底透热即可。

2. 小儿取俯卧位

（1）项肩部操作

①横擦枕项部：操作者一手扶患儿前额，一手小鱼际横置于风池、风府穴处，快速来回擦动，边擦边移动至擦遍整个头颈之交，透热为度。

②拿肩井：操作者用拇指与食中二指相对用力拿捏小儿肩井穴，可双手同时或交替拿，约 3 次。

（2）背部操作

①按揉肺俞：操作者以双手拇指指腹同时按揉小儿双侧肺俞各 100 次。

②捏脊：操作者以拇指在前、其余手指在后的二指捏法，或食、中二指在前、拇指在后的三指捏法均可，由下至上，操作 5～10 遍。为加强刺

激，在最后两遍时，每捏 3 次向上提拿 1 次，即捏三提一。

若小儿出现鼻塞，呼吸不畅的症状时，可加用鼻局部的推拿手法：黄蜂入洞 30 秒，按揉迎香穴 100 次，按揉山根穴 100 次，按揉鼻通穴（鼻软骨与鼻翼交界处）100 次，熨鼻（双手搓热，覆盖于鼻上）5 ~ 8 次。

【保健作用】

可补益肺气，增强肺脏能力，提高人体的抗病能力，适应气候能力和抗过敏能力。尤其适宜肺气虚弱致机体抗病能力较弱、反复呼吸道感染的小儿。

【注意事项】

1. 保肺保健推拿多在清晨进行，一日一次。

2. 注意日常调护，根据气候变化，及时增添衣被，保暖防寒。

3. 注意合理饮食。平时饮食有节制，少吃辛辣刺激及肥甘油腻的食物。

4. 积极锻炼身体。平时注意多引导小儿参加体育运动，户外活动或游戏等，锻炼身体，增强体质，提高机体抵抗力。

第四节　小儿安神保健推拿

一、心、肝的生理功能

心位于胸中，与小肠、脉、面、舌等构成心系统。心在五行中属火，与四时之夏相应。心主血脉，主神志，为脏腑之大主，生命之主宰，因此被称为"君主之官"。

心的一大生理功能为主神志，又称心藏神。神有广义和狭义之分，广义的神为整个人体生命活动的外在表现，包括面色表情、目光眼神、言语应答、肢体活动等；狭义的神指人的精神活动，包括意识、思维和情志活动，它们均为心所主宰，也就是说，心关乎人的生命和思维意识状态。心主神志的生理功能正常，则精神振奋，睡眠安稳，意识清醒，思维敏捷，对外界信息反应灵敏而正常。如心主神志的生理功能异常，则可能出现癫痫、厥证、狂躁、惊叫、秽语等神失所主的症状，或睡中突然惊醒、夜啼、注意力不集中等神不守舍的症状。

　　心的另外一大生理功能为主血脉，即心具有推动血液在脉管中运行的作用，从而促使血液周流全身，以濡养五脏六腑、四肢百骸。心主神志和心主血脉两种功能密切相关。心主血脉，输送血液营养全身，也包括濡养心脏，为心脏本身提供生命活动必要的物质，即心血能养心神。因此，心主血脉功能异常则会影响到心神，可出现心悸、怔忡、夜啼、头昏、注意力不集中、烦躁难眠等症状。总之，心主神志，心藏神，小儿安神保健推拿主要从心入手，再结合其他脏腑，以达到养心、宁心安神的目的。

　　人的精神情志虽然主要由心主宰，但与肝也有着密不可分的联系。肝位于腹部，与胆、目、筋、爪等构成肝系统。肝在五行中属木，与四时之春相应。肝主疏泄，主藏血，喜条达而恶抑郁，因此被称为"将军之官"。

　　肝的一大生理功能是主疏泄，是指肝具有维持全身气机疏通畅达，通而不滞，散而不郁的作用。正常生理情况下，肝气升发、柔和、条达、舒畅，既不抑郁，也不亢奋，其疏泄功能正常，则气机调畅，经脉通利，气血调和，脏腑组织功能正常。肝主疏泄的生理作用可体现为调节精神情志，正常的情绪活动依赖于气机调畅，而肝能调畅气机，所以，肝能调节精神情志。肝的疏泄功能正常，肝气条达舒畅，则人体气血调和，表现为精神愉快，心情舒畅，思维敏捷。反之，若肝失疏泄，气机不调，就会引起精神情志活动异常：一是肝气升发不足，气机不畅，可见郁郁寡欢、多愁善感；二是肝气升发太过，肝气上逆，可见烦躁易怒、面红目赤、头胀头痛等。可见于小儿多动症、抽动秽语综合征、自闭症等。

　　肝的另外一大生理功能是肝藏血。对于肝脏本身而言，肝所贮藏的血液可以濡养自身，以防治肝的阳气过亢，从而使肝的疏泄功能正常。若肝藏血不足，肝体失于血养，则会导致肝阳上亢，可见急躁易怒等症。筋也有赖于肝血滋润濡养，因为"肝主筋"，肝的气血濡养诸筋。肝血充足，筋得其养，则筋力强健，运动灵活有力，耐疲劳；若肝血不足，筋失所养，则筋脉拘急，可表现为多动、肢体屈伸不利、麻木、手足震颤、抽搐，甚则角弓反张，如小儿惊风、癫痫、多动症等。因此，小儿安神保健推拿除了从心着手，宁心安神外，还应根据实际情况疏肝解郁、平肝熄风或滋补肝血以达安神的目的。

二、小儿常见心神相关病症及推拿疗法

1. 夜啼；2. 惊风；3. 癫痫；4. 儿童多动综合征；5. 抽动秽语综合征。

夜 啼

夜啼是指小儿经常夜晚啼哭，白天却如常态的一种病症。夜间啼哭间歇发作或持续不已，甚至通宵达旦，民间俗称"夜哭郎"。本病多见于6月以内婴幼儿，多由于脾胃虚寒，心经积热，受到惊吓，饮食积滞等原因引起。3个月以内的婴儿多数每天啼哭2小时；6个月以内小儿经常因为饥饿、冷暖、衣着不舒适等原因啼哭，采取一定措施即可停止，此为生理性啼哭，不属病态。

西医学无相关病名，但认为婴儿夜间啼哭与神经功能发育不良，生物钟机制未能建立，以及体内外存在影响小儿安宁的因素或疾病。

【发病原因】

1. 脾寒。因孕妇脾阳不足，阴寒内盛，或贪凉，喜食生冷食品，导致胎儿出生后禀赋不足；或生产过程遭受风寒；或护理小儿不当，腹部受寒等，均可导致脾胃虚寒，气机不畅，不通则痛而啼哭。

2. 心热。孕妇素体阳盛，急躁易怒，或多食辛辣香燥食物，或孕期过服温热补阳之品，遗热于胎儿，导致心火炽盛，扰乱心神，烦躁不安，睡眠不宁。

3. 惊恐。小儿心气怯弱，若见到异常之物或听到特异声响，容易惊恐，导致心神不安，故在睡眠中发生啼哭。

【临床表现】晚上啼哭不止，白天正常。脾寒小儿睡眠喜欢俯卧，下半夜啼哭加重，声音较低弱。心热小儿喜欢仰卧，看见灯火则啼哭加重，烦躁不安，或便秘。

【基本治法】调和气血，宁心安神。

【推拿处方】

1. 患儿取仰卧位：（1）手部操作：补脾经300次，清心经200次，清肝经100次，掐揉五指节（每指节揉3掐1，依次掐揉五个指节为1遍，操作5遍），掐揉内劳宫（揉3掐1，5遍），捣小天心100次，分推手阴

阳 50 次，推三关 100 次，清天河水 100 次。（2）头面颈肩部：开天门 50 次，推坎宫 50 次，揉太阳 100 次，揉耳后高骨 50 次；推拿囟门（先在囟门 2 分钟，再揉囟门 2 分钟，最后振囟门 1 分钟。如囟门已闭则百会代之）。（3）胸腹部操作：摩腹 100 次，揉中脘 100 次，拿肚角 5 次。（4）下肢部操作：按揉足三里 50 次，擦涌泉（先揉 50 次，后用擦法，透热为度）。

2. 患儿取俯卧位：（1）后枕及颈肩部操作：拿肩井 10 次。（2）背部操作：摩脊柱（掌摩或指摩，自上而下，5 遍），横擦腰骶（以热为度），捏脊 10 遍。

若小儿因惊恐导致啼哭，表现为惊惕不安，神色慌张，山根发青等，可加掐精灵、威宁、老龙，人中、承浆、合谷等穴，每穴掐 10 次。

【预防与调护】

1. 注意冷暖适宜。根据气候调节室温，及时增减小儿衣被，不可过冷过热，脾寒夜啼小儿一定注意保暖。

2. 保持环境安静。居室内环境应安静舒适，避免小儿接触异声异物，不要用语言惊吓小儿。

3. 培养良好睡眠习惯。不宜养成怀抱婴儿睡觉的习惯，不宜通宵开灯照明。

4. 孕妇及乳母不可过食寒凉及辛辣燥热食物，并保持心情舒畅。

惊　风

惊风俗称"抽风"，是指以四肢抽搐、神志不清为主要特征的一种儿科常见病症。惊风任何季节均可发生，多见于 6 个月到 5 岁小儿，年龄越小，发病率越高。惊厥频繁发作或呈持续状态可使患儿遗留严重的后遗症，影响小儿的智力发育，甚至危及生命。由于惊风的发病有急有缓，所以常将惊风分为急惊风和慢惊风。

西医学的小儿惊厥与惊风相似，被认为是中枢神经功能紊乱的表现。

【发病原因】

1. 急惊风主要因为感受外邪、痰热内蕴、暴受惊恐所致。邪气疫毒侵袭，由表入里，郁而化热化火，热极生痰生风；或饮食不节，乳食积滞胃肠，痰热内伏，气机不利，心包蒙蔽，神志无主，肝风内动；或小儿神气怯弱，元气未充，看到异物，听到巨响，暴受惊恐，难以自持，则惊叫惊跳。

2. 慢惊风多由久病而来，也可由急惊风转变而来，常由于禀赋不足、久病正虚而致。慢惊风患儿多体质羸弱，脾胃虚弱或脾肾阳虚，加之暴吐暴泻，久吐久泻，损伤元气，或因急惊风反复发作，或误用苦寒、发汗的药物，损伤脾胃，耗伤气血，血虚而风动。

【临床表现】

急惊风：高热，四肢抽搐，神志昏迷为主要表现。初起常有发热面红，烦躁不宁，摇头弄舌，睡中惊醒，继而可有神昏，牙关紧闭，两目上视，颈项强直，角弓反张，四肢抽搐，呼吸急促等症。

慢惊风：抽搐无力，时作时止，反复难愈。起病缓慢，病程较长，常见面黄肌瘦，呼吸微弱，四肢不温，囟门低陷等。

【基本治法】定惊止痉，开窍醒神。

急惊风

1. 患儿取仰卧位：（1）掐人中、掐十王、掐老龙、掐端正、掐合谷、掐委中、掐昆仑与太溪（可从中选择2～3个穴位，每穴掐3～10次，醒后即止）。（2）手及前臂部操作：清心经、清肝经各500次（可同时推），捣小天心（至前臂麻木），揉板门300次，分推手阴阳50次，清天河水200次，拿曲池10次。（3）头面部操作：摩囟门（如囟门已闭则百会代之，1分钟）。（4）胸腹部操作：推膻中10次，搓摩胁肋10次。（5）下肢部操作：按揉丰隆50次，掐揉太冲（揉3掐1）8遍。

2. 患儿取俯卧位：（1）背部操作：按揉心俞、肝俞、胆俞各30秒，推脊。（2）下肢部操作：拿委中10次，拿承山10次。

若小儿之前有食积，呕吐、便秘，继而发热，惊风，咽喉有痰鸣，口臭的，可加清大肠300次，揉小横纹100次，掐揉五指节5遍。

慢惊风

1. 患儿取仰卧位：（1）掐人中、掐十王、掐老龙、掐端正、掐合谷、掐委中、掐昆仑与太溪（可从中选择2～3个穴位，每穴掐3～10次，醒后即止）。（2）手部操作：补脾经300次，补肾经，清肝经100次，运内八卦200次，揉外劳宫（揉3掐1，5遍），分推手阴阳100次，推三关100次。（2）头面颈肩部：按揉攒竹、鱼腰、丝竹空各10次，按揉太阳50次；摩囟门2分钟，振囟门1分钟。（3）胸腹部操作：揉中脘100次，摩腹200次。（4）下肢部操作：搓揉三阴交100次，揉、擦涌泉（先揉50次，后用擦法，透热为度）。

2. 患儿取俯卧位：（1）背部操作：摩脊柱（掌摩或指摩，自上而下，5遍），横擦腰骶（以热为度），捏脊10遍。

【预防与调护】

1. 重视预防。小儿发热病症，应注意观察体温变化。当有惊风先兆时，可先行采用急惊风发作期的部分穴位，如人中、合谷、十王等进行操作，并及时补足体液。

2. 及时正确护理。惊风发作时，使患儿在平板床上侧卧，以免气道阻塞，防止任何刺激，如有窒息，立即人工呼吸；可用毛巾包住筷子或勺柄，垫在上下牙齿间以防咬伤舌头。

3. 注意日常调护。平时加强锻炼，增强体质，提高抗病能力；避免时邪感染；注意饮食卫生，避免大惊猝恐。

4. 积极治疗原发病。很多疾病均能引起小儿惊风，惊风控制以后，应积极治疗原发病。

癫　痫

癫痫又称"痫证"，俗称羊角风、羊痫风等，以突然仆倒，昏不知人，口吐涎沫，两目上视，肢体抽搐，惊恐啼叫，喉中发出异声，片刻即醒，醒后一如常人为主要特征。小儿癫痫一般发生于四、五岁以上，男孩多于女孩。推拿疗法虽然难以治愈癫痫，但对于控制症状、减少发作次数和改善体质等有积极意义。

西医学认为，癫痫是以脑部神经元反复突然过度放电为特征，导致间歇性中枢神经系统功能失调的一种脑部疾病，小儿癫痫具有多样性、易变性、不典型性、短时性、易诱发性和周期性发作等特点。

【发病原因】

癫痫的原因较为复杂，先天因素如胎中受惊、元阴不足；后天因素包括难产手术、惊恐跌仆、脑部损伤、反复惊风等。外感发热、情绪紧张、过度疲劳、声光刺激等常可称为诱发因素。

归纳起来，主要有顽痰内伏、暴受惊恐、惊风频发、外伤血瘀等。

【临床表现】突然仆倒，肢体抽搐，两眼上翻，口吐白沫，惊叫如猪羊般。持续时间约 1～5 分钟，或更长。

【基本治法】发作期：醒脑开窍。发作间期：健脾化痰，柔肝缓急，益肾填精。

【推拿处方】

1. 患儿取仰卧位：（1）头面部操作：掐人中 10 次，掐合谷（同时掐两侧合谷）10 次，掐太冲（同时掐两侧太冲）10 次，按揉印堂 50 次，点按四神聪各 10 次。（2）手部操作：补脾经 200 次，补肾经，清肝经 200 次，运内八卦 100 次，推三关 100 次，清天河水 100 次。（3）胸腹部操作：揉膻中 100 次，分推腹阴阳 50 次，搓摩胁肋 8 遍，摩揉中脘（先在，再揉，后振之，共操作 2 分钟）。（4）下肢部操作：按揉足三里 50 次，揉丰隆 100 次。

2. 患儿取俯卧位：（1）后枕及颈肩部操作：点揉风府 100 次，拿五经 8 遍。（2）背部操作：摩脊柱（掌摩或指摩，自上而下，5 遍），横擦腰骶（以热为度），推脊 5 遍。

若便秘，加清大肠经 200 次；若汗多，加揉肾顶 100 次；若喉间痰鸣，加开璇玑 5 遍、点揉天突 3 次。

【预防与调护】

1. 早发现、早诊断、早治疗。家长应重视对小儿反复出现的无意识动作的观察和分析，考虑到癫痫小发作的可能，对可疑病例宜及早进行相关检查，以明确诊断。

2. 避免诱发因素。癫痫儿童对外界各种刺激敏感，较小刺激就易引起强烈反应，所以推拿环境宜安静，推拿手法不宜太重，如小儿哭闹不宜强行推拿。

3. 推拿注意事项。癫痫发作时宜急救之，待患儿清醒或抽搐停止后再依上法推拿施治。癫痫根治较难，即使治疗，周期也很长。但坚持推拿，对于增强体质，减少发作，控制症状有积极意义。

儿童多动综合征

儿童多动综合征又称注意力缺陷多动症，简称多动症，以注意力不集中、活动过多、情绪不稳、冲动任性、自控力差，并伴有不同程度的学习困难，但智力正常或基本正常为主要特征。本病多见于学龄期儿童，6～14岁尤为常见，男孩患病明显多于女孩，本病预后良好，绝大多数小儿至青春期后可逐渐缓解或自愈。

西医学认为该病是一种儿童时期常见的行为障碍性疾病，发病原因与遗传、颅脑病变、环境、产伤等有一定关系，也可因孕妇吸烟、饮酒、滥用药物等引起。近年来有研究表明，轻度铅中毒也是诱发该病的原因之一。

【发病原因】

1. 先天禀赋不足。父母体质较差，肾气不足，或妊娠期间孕妇调养不当，致使胎儿先天禀赋不足，肝肾亏虚，精血不充，脑髓失养。

2. 产伤产伤导致患儿气血瘀滞，经络不通，心肝失养而神魂不宁。

3. 调护不当。过食辛辣燥热食物，导致心肝火旺；过食肥甘厚味，滋生湿热痰浊；过食生冷，损伤脾胃；病后护理不当，损伤脏腑，均可导致心神失养，出现心神不宁、注意力涣散和多动。

【临床表现】坐立不安，喜欢小动作，注意力涣散，学习、做事注意力不集中，情绪不稳，冲动任性，学习成绩不稳定，但智力正常或接近正常。有的小儿可见遗尿，盗汗，五心烦热或偏食、睡眠不实或烦躁不宁，多动多语，胸中烦热，便秘。

【基本治法】调和阴阳

【推拿处方】

1. 患儿取仰卧位：（1）手部操作：补脾经200次，补肾经200次，清心经300次，清肝经300次，掐揉内劳宫（揉3掐1，5遍），捣小天心100次，分推手阴阳50次，推三关100次，清天河水100次。（2）头面颈肩部：开天门50次，推坎宫50次，揉太阳100次，揉耳后高骨50次；推拿百会（先在百会2分钟，再揉百会2分钟，最后振百会1分钟），点按四神聪各10次，指击头部（十指呈爪状，指腹快速击打头部，1分钟）。（3）胸腹部操作：揉膻中并乳根、乳旁（食、中、无名三指同时揉100

次）。（4）下肢部操作：点三阴交 10 次，擦涌泉（先揉 50 次，后用擦法，透热为度），掐太冲 10 次。

2. 患儿取俯卧位：（1）后枕及颈肩部操作：拿风池 20 次。（2）背部操作：摩脊柱（掌摩或指摩，自上而下，5 遍），捏脊 10 遍。

【预防与调护】

1. 注意孕期调护。孕妇应保持心情舒畅，合理膳食，营养均衡，禁烟酒，慎用药物，避免早产、难产。

2. 注意合理膳食。多食五谷杂粮及营养丰富的时令蔬菜和水果，少食煎炸、腌制、膨化等含铅及人工色素较多的食品，避免食用含兴奋剂和刺激性成分的饮料。

3. 注意调整生活作息。训练患儿有规律地生活，起床、吃饭、学习、睡觉等都要养成规律，培养患儿良好的生活习惯。

4. 注意心理调适。家长应关心体谅患儿，对其行为及学习进行耐心的帮助和训练，循序渐进，多给予表扬和鼓励，帮助患儿树立自信心。切忌采用粗暴批评、讽刺打骂等不良方式纠正患儿的行为。

5. 推拿注意事项。治疗环境宜安静，推拿过程可配合语言、儿歌、故事等形式以诱导其注意力集中与镇静。

抽动秽语综合征

小儿抽动秽语综合征是一种儿童时期，以慢性、波动性、多发性肌肉抽搐，或伴有不自主喉部异常发声与猥秽语为临床特征的常见心理、行为，及神经精神障碍性综合征。85% 的患儿有轻中度行为异常，约半数患儿可同时伴有多动症。抽动在精神紧张时加重，入睡后消失，患儿智力不受影响。男孩多见，男女之比约为 3 : 1，好发于 2 ~ 12 岁之间。少数至青春期自行缓解，部分逐渐加重延至成年。不及时治疗，易使记忆力下降，严重影响患儿的身心健康，故重在预防。

西医学认为，本病与遗传、中枢神经系统结构、功能异常和疾病（如癫痫），以及精神、代谢紊乱等有关。

【发病原因】

先天禀赋不足或后天调护不当，导致小儿肾精亏虚，肝肾同源，肾精不能滋养肝木，导致肝风内动，出现耸肩、摇头、扭颈等；脾为生痰之源，脾虚易酿生痰浊，痰浊上蒙清窍 ，则口出秽语；风火夹痰走窜经络，扰动心神，则肩不自主抽动。

【临床表现】频繁眨眼，挤眉，咧嘴，耸鼻，仰颈等面部抽动；摆臂，甩手，握拳，踢腿，跺脚等肢体抽动；喉响秽语等。有的可伴见烦躁易怒，大便秘结或面黄肌瘦，夜卧不宁等。

【基本治法】滋养肝肾，补益心脾，平肝熄风

【推拿处方】

1. 患儿取仰卧位：（1）手部操作：补脾经200次，补肾经200次，清心经300次，清肝经300次，揉内劳宫100次，揉二人上马200次，掐揉五指节（每指节揉3掐1，依次掐揉五个指节为1遍，操作5遍），推三关100次。（2）头面颈肩部：开天门50次，推坎宫50次，揉太阳100次，揉耳后高骨50次，拿风池10次，拿肩井10次。（3）胸腹部操作：按弦走搓摩5遍，摩腹，振揉腹部（3揉1振，约2分钟）。（4）下肢部操作：按揉三阴交（先按揉50次，再上下搓擦令热），掐太冲10次。

2. 患儿取俯卧位：（1）背部操作：按揉心俞、膈俞、肝俞、胆俞、脾俞、胃俞各半分钟，摩脊柱（掌摩或指摩，自上而下，5遍），横擦腰骶（透热为度），捏脊10遍。

若小儿频频眨眼，头摇摆不定，目斜视，听力下降，可加按攒竹10次，按四白10次，推桥弓5次；若小儿睡中磨牙，心烦易怒，夜啼不安，口舌生疮，可加打马过天河5遍，掐山根10次；若时时抽搐，神情恍惚，胸闷，干呕，可加运内八卦100次，揉掌小横纹50次。

【预防与调护】

1. 对于秽语或口吃小儿，可采用变换语言环境的方法进行调理。如让其学习另一种方言或外语，坚持每天高声朗读课文等。

2. 注意锻炼身体。坚持锻炼，增强体质，预防感冒。

3. 注意心理调适。家长应充分理解患儿，对其行为耐心的引导和帮助，循序渐进，对取得的进步多给予表扬和鼓励，帮助患儿树立自信心，消除小儿的心理与精神负担。

4. 推拿注意事项。治疗环境宜安静，推拿过程可配合语言、儿歌、故事等形式以诱导其注意力集中与镇静。

三、小儿安神日常保健推拿方法

14 岁以内小儿神经系统发育未全，对外界事物的刺激，易引起强烈的反应。所以小儿病理特点为心气有余，见闻易动，耳闻异声则易受惊恐，因此小儿的精神调摄保健极为重要。应用安神保健推拿法能养心安神、滋阴养血，是小儿常用的保健方法。

【处方】清心经 300 次，清肝经 300 次，调五经（左右手各 3～5 遍），掐揉五指节（左右手各 3～5 遍），掐揉内劳宫（5 遍），揉小天心 100 次，分推手阴阳 100 次，清天河水 300 次；开天门 50 次，推坎宫 50 次，揉太阳 50 次，揉耳后高骨 50 次，摩囟门 1 分钟；拍心俞、厥阴俞各 50 次，按揉心俞 100 次；推脊（从上至下，约 50 次），摩脊柱 3～5 遍，捏脊 5～10 遍。

【操作方法】

1. 小儿取仰卧位

（1）手部操作

①清心经：操作者以拇指指腹置于小儿中指末节螺纹面，自指根方向推向指尖，约 300 次。

②清肝经：操作者以拇指指腹置于小儿食指末节螺纹面，自指根方向推向指尖，约 300 次。（清心经和清肝经可同时操作）

③调五经：操作者以一手持小儿五指，用另一手拇指或中指从小儿拇指运或掐揉至小指，运 50 次，掐揉 3～5 次，称运五经和掐揉五经。

④掐揉五指节：小儿掌心向下，操作者一手持小儿手掌，用另一手拇指指腹自小儿掌背拇指中节横纹处依次掐揉至小指，每指节揉 3 掐 1，依次掐揉五个指节为 1 遍，操作 3～5 遍。

⑤掐揉内劳宫：操作者以拇指指腹置于小儿掌心内劳宫穴处，做揉动，继而以指尖做掐法，揉 3 次，掐 1 次，共做 5 遍。

⑥揉小天心：操作者以拇指或中指指腹置于小儿手掌小天心穴处，做揉动，约 100 次。

⑦分推手阴阳：操作者两手拇指自小儿腕横纹中点向两端同时做直推，约 100 次。

⑧清天河水：操作者一手拇指按于小儿内劳宫穴，另一手拇指或食、

中二指从小儿腕横纹中点推至肘横纹中点，约300次。

（2）头面部操作

①开天门：操作者以两拇指指腹从两眉正中向前发际交替直推，约50次。

②推坎宫：操作者以两拇指指腹自眉心同时向眉梢分推，约50次。

③揉太阳：操作者以两拇指或中指指腹置于太阳穴处做环形揉动，约50次。

④揉耳后高骨：操作者以两中指指腹置于耳后高骨处做环形揉动，约50次。

⑤摩囟门：操作者以食、中、无名三指并拢置于囟门，缓缓摩动，约1分钟。

2. 患儿取俯卧位

背部操作

①拍心俞、厥阴俞：操作者以空掌叩击拍打小儿两侧心俞及厥阴俞，各50次

②按揉心俞：操作者以双手拇指指腹同时按揉小儿双侧心俞各100次。

③推脊：操作者以大小鱼际间的凹陷正对脊柱，从上至下做直推，约50次。

④摩脊：操作者以手指或手掌沿小儿脊柱自上而下做顺时针摩动，约3～5遍。

⑤捏脊：操作者以拇指在前、其余手指在后的二指捏法，或食、中二指在前、拇指在后的三指捏法均可，由下至上，操作5～10遍。为加强刺激，在最后两遍时，每捏3次向上提拿1次，即捏三提一。

【保健作用】养心安神，清热除烦，利于心脑发育。安神保健推拿法可改善小儿睡眠，调节小儿的精神情志，增强自我控制与调节能力，使小儿能耐受和适应外界环境的变化。对心气不足，心虚胆怯、肝阳偏亢所致烦躁不安、易受惊吓、睡时易惊的小儿尤为适宜。

【注意事项】

1. 安神保健推拿适宜在小儿睡前或下午操作，可每日操作1次。

2. 此推拿手法偏重，注意观察小儿反应，及时采取相应措施。

3. 保持环境安静。居室内环境应安静舒适，避免小儿接触异声异物，

不要用语言惊吓小儿。

4. 注意调整生活作息。训练小儿有规律地生活，起床、吃饭、学习、睡觉等都要养成规律，培养患儿良好的生活习惯。

5. 培养小儿良好睡眠习惯。不宜养成怀抱婴儿睡觉的习惯，不宜通宵开灯照明。

第五节　小儿眼保健推拿

一、肝的生理功能

眼睛与五脏六腑均有关联，其中尤与肝的关系最为密切，因为"肝开窍于目"。肝之经络向上连于目系，目为肝之外窍。脏腑精微物质均通过肝经脉道上行以养眼目。因此，眼睛的病变或不适多与肝脏有关。

肝有两大生理功能，一是主疏泄，一是主藏血。肝主疏泄是指肝具有维持全身气机疏通畅达的作用，肝的疏泄功能正常，则气机调畅，经脉通利，气血和调。若肝失疏泄，肝火上炎，则见目赤疼痛；肝阳上亢，多见头晕目眩；肝风内动，常见两目斜视等。

肝藏血是指肝具有贮藏血液、防止出血和调节血量的作用。肝脏是人体贮藏血液的主要器官，对于肝脏本身而言，肝所藏血液可以濡养自身，以制约肝的阳气，防止其过亢。眼睛也需要在肝血的濡养下发挥其正常的生理功能。若肝脏血功能失常，肝血不足，眼睛得不到充分的濡养，便可出现双目干涩、夜盲、近视、弱视等症状。小儿眼部保健推拿可疏通经络，调和气血，改善眼部气血循环，同时，小儿眼部保健推拿除了眼周局部推拿操作外，还应考虑滋补肝肾，养血涵目。

二、小儿常见眼部病症及推拿疗法

近视

近视是指以视近物清楚、视远物不清楚或模糊的一种病症。引起近视的原因很多，可能与用眼习惯、遗传、发育、环境、疾病等因素有关，其中与用眼不当关系尤为密切。

　　近视包括假性近视和真性近视，若眼球大小长度没有变化，只是由于长时间近距离读书写字等引起眼睫状肌痉挛，看较远物体时调节不能放松，从而看不清远处而产生的近视现象，称为假性近视，及时治疗可恢复正常，如不能及时治疗，近视程度会逐渐加重，最终发展为真性近视。

【发病原因】

　　1. 肝肾不足：主要因先天禀赋不足和后天失养所致。先天如早产、父母近视等；后天如缺少母乳、饮食不当、热病久病之后、不正常用眼等，导致小儿肝肾亏虚，精血不足，眼睛得不到充分濡养，成像困难，影像不清。

　　2. 心胆气虚：可因孕母受到惊吓，恐惧，或出生后调护失宜等所致。怯而无主，近者目力所及，视物尚清，远则目力难全，视物模糊。

【临床表现】

　　1. 视力减退。视远物模糊不清，近视力正常，有时伴有眼前有黑影浮动。

　　2. 视力疲劳。出现眼胀、眼周痛、头痛、视物有双影虚边的症状。

　　3. 眼球突出。高度近视者外观上呈现眼球突出的状态。

【基本治法】舒筋通络，解痉明目

【推拿处方】

　　1. 患儿取仰卧位：（1）手部操作：补脾经 300 次，补肾经 300 次，揉肾顶 100 次，清补肝经（肝经先补后清）各 150 次，揉二人上马 100 次，推三关 300 次。（2）头面部（眼周）操作：开天门 50 次，推坎宫 50 次，运太阳 50 次；抹眼眶（由内向外）5 遍，拿睛明 10 次，点按攒竹、鱼腰、太阳、承泣、四白（每次点按逐渐加力，停留 3~5 秒钟，松开，再点按）各 10 次。（3）胸腹部操作：揉膻中 100 次，揉脐 100 次，摩丹田（透热为度）。

　　2. 患儿取俯卧位：（1）头及项部操作：按揉天柱骨 8 遍，拿项部 8 遍，拿五经 8 遍。（2）背部操作：点按心俞、肝俞、脾俞、肾俞各半分钟；擦脊柱两侧及腰骶部（以热为度）；捏脊 5~8 次。（3）下肢部操作：擦涌泉（令其发热）

【预防与调护】

　　1. 培养良好的用眼习惯阅读。书写保持正确姿势和适当距离；看书写字时间不宜过久，持续 1 小时休息 10 分钟，多向远处眺望，多看绿色植物，多做眼保健操；不要在太暗或太亮的光线下看书写字。

2. 合理膳食食物种类多样，做到营养均衡。可多食富含胡萝卜素的蔬菜、水果，如胡萝卜、菠菜、西兰花、芒果等，以及富含维生素 A 的猪肝、鸡蛋、鱼等食物。

3. 自我活动眼球。先尽力闭目，持续 5 秒钟，睁开，再闭目，做 6 遍；保持颈部不动，先朝左上角看，再朝右下角看，再朝右上角看，再朝左下角看，让眼球做"X"形运动。

4. 积极锻炼身体，坚持每天锻炼 1 小时。

三、小儿眼部日常保健推拿方法

眼睛是人体的视觉器官，眼部及其周围气血丰富，敏感性强。小儿用眼习惯正在形成，用眼时间相对较长。眼部保健推拿，可疏通经络，调和气血，加强眼肌调节，改善眼部气血循环。

【处方】

开天门 50 次，推坎宫 50 次，揉太阳 50 次；提拿印堂 5 次，振印堂 1 分钟；按揉攒竹 50 次，按揉鱼腰 50 次，按揉丝竹空 50 次，按揉四白 50 次，挤揉睛明 50 次，推抹上下眼眶 20 次，熨目 1 分钟；拿风池 10 次，拿项部 5 遍，按揉颈后三线（按揉颈后正中线及其旁开 1 寸许，从上至下为 1 遍，操作 3~5 遍），拿肩井 10 次。

【操作方法】

1. 小儿取坐位或仰卧位

（1）头面部操作

①开天门：操作者以两拇指指腹从两眉正中向前发际交替直推，约 50 次。

②推坎宫：操作者以两拇指指腹自眉心同时向眉梢分推，约 50 次。

③揉太阳：操作者以两拇指或中指指腹置于太阳穴处做环形揉动，约 50 次。

④提拿印堂：操作者以拇、食二指轻拿印堂处皮肤，上提 5 次。

⑤振印堂：操作者以食指叠于中指之上，再以中指指腹置于印堂穴处，前臂静止性发力，施以振法，约 1 分钟。

⑥按揉攒竹、鱼腰、丝竹空、四白：操作者以两手拇指指腹分别置于

小儿两侧攒竹穴、鱼腰穴、丝竹空穴、四白穴，施以按揉，各操作 50 次。

⑦挤揉睛明：操作者以拇、食二指指腹分别置于小儿两侧睛明穴处，边挤捏边做揉动，约 50 次。

⑧推抹上下眼眶：操作者以双手拇指置于小儿眉心处，沿上眼眶由内向外推抹，继而再由内向外推抹下眼眶，上下眼眶完成为 1 次，共操作约 20 次。

⑨熨目：操作者先将掌心擦热，趁热迅速下压眼球，继而抬起，再压，再抬起，反复操作约 1 分钟。

2. 小儿取坐位或俯卧位

枕部及项肩部

（1）拿风池：操作者以拇、食二指置于小儿双侧风池穴处，稍用力做提拿，约 10 次。

（2）拿项部：操作者以拇指与其他四指相对，自上而下提拿项部皮肤，约 5 遍。

（3）按揉颈后三线：操作者以拇指分别沿小儿项部正中线及旁开 1 寸两侧线，自上而下作按揉，从上到下为 1 遍，每条侧线按揉 3～5 遍。

（4）拿肩井：操作者以拇指与食、中二指相对，提拿小儿肩部两侧肩井穴，稍用力，约 10 次。

【保健作用】疏经活血，醒脑明目。可改善眼部血液循环及神经营养，加强眼部肌肉的调节能力，从而达到消除眼部疲劳、保护视力、预防近视的目的。

【注意事项】

1. 操作时让小儿务必放松，哭闹时不宜操作。

2. 操作后让小儿眺望远处或视绿色植物。

3. 督促小儿坚持每日做眼保健操，并养成良好的用眼习惯。

第六节　小儿全身保健推拿

一、小儿五脏的特点

小儿的生理特点表现为脏腑娇嫩，形气未充及生机蓬勃，发育迅速。

"脏腑娇嫩，形气未充"是指小儿五脏六腑及机体各器官的质地柔弱，形态未充实，机体的各种生理功能尚未成熟，随着小儿年龄的增长，才会不断充盛、完善和成熟。小儿时期五脏六腑的形和气都相对的不足，尤以肺、脾、肾三脏更为突出。肺本为"娇脏"，加之小儿出生后肺气始用，娇嫩尤甚，卫外功能未固，不耐寒热，若调护失宜，极易患感冒、咳喘等疾病。脾主运化功能尚未健全，加之小儿饮食不能自调，饮食稍有不当，易患呕吐、泄泻、食积、便秘等症。小儿肾常不足，肾为先天之本，藏精，可促进机体的生长发育，肾精亏损则会出现生长发育障碍，如五迟、五软等症。由于小儿肺、脾、肾常不足，所以在小儿推拿时，针对此三脏的手法，补法应用相对较多。尽管如此，小儿心、肝两脏同样未发育完善，小儿肝血亏虚，经筋失于濡养，便表现为多动，易发惊惕、抽风等症。小儿心脏娇弱，心主神志功能不足，表现为智力、语言未发育完善，易受惊吓，思维、行为的约束能力较差等。

由于小儿生长旺盛，发育迅速，但是脏腑娇嫩，气血未充，患病之后，易见高热、风动之症，如惊风，故一般认为"小儿肝常有余"。心在五行中属火，为火脏，小儿初生，知觉未开，见闻易动，自我控制力差，易喜、易怒、易惊，故传统儿科认为"小儿心常有余"。所以，小儿推拿针对心、肝相应病症时，多施用清法。

二、掌握内容

【处方】

补脾经 300 次，补肾经 300 次，清肺经 100 次，清肝经 100 次，推三关 200 次；开天门 50 次，推坎宫 50 次，揉太阳 50 次，囟门推拿法 2 分钟；摩腹（顺时针、逆时针各 2 分钟），振腹 1 分钟，揉脐 100 次，揉丹田 100 次；按揉足三里 100 次，擦涌泉（以热为度）；拿五经 3～5 遍，拿项部 3~5 遍，拿肩井 5 次；按揉脾俞、胃俞各 50 次，擦背部两侧膀胱经（以透热为度），横擦腰骶部（以透热为度），摩脊 3~5 遍，捏脊 5~10 遍。

【操作方法】

1. 小儿取坐位或仰卧位

（1）手部操作

①补脾经：操作者以拇指指腹在小儿拇指螺纹面做顺时针旋推，约 300 次。

②清肺经：以拇指指腹置于小儿无名指末节螺纹面，自指根方向推向指尖，约 100 次。

③补肾经：以拇指指腹置于小儿小指末节螺纹面，做顺时针旋转推动，约 300 次。

④清肝经：以拇指指腹置于小儿食指末节螺纹面，自指根方向推向指尖，约 100 次。

⑤推三关：操作者以拇指或食、中二指沿小儿前臂桡侧自下而上直推，约 200 次。

（2）头面部操作

①开天门：以两拇指指腹从两眉正中向前发际交替直推，约 50 次。

②推坎宫：以两拇指指腹自眉心同时向眉梢分推，约 50 次。

③揉太阳：以两拇指或中指指腹置于太阳穴处做环形揉动，约 50 次。

④囟门推拿法：以右手掌置于小儿前额，食、中、无名三指并拢置于囟门，缓缓摩动约 1 分钟；以指腹或掌根高频率振动囟门约 1 分钟。

（3）胸腹部操作

①摩腹：操作者用手掌轻放在小儿腹部，作环形有节律的摩动，顺时针、逆时针各摩 2 分钟。

②振腹：操作者以单掌或双掌置于小儿腹部，前臂强直性收缩，施以高频率振颤，约 1 分钟。

③揉脐：操作者以中指、无名指指腹置于小儿肚脐处，揉动约 100 次。

④揉丹田：操作者以中指、无名指指腹置于小儿丹田处，揉动约 100 次。

（4）下肢部操作

①按揉足三里：操作者以双手拇指指腹同时按揉小儿双侧足三里100次。

②擦涌泉：操作者以手掌小鱼际纵擦小儿足底涌泉穴，擦至足底透热即可。

2. 小儿取俯卧位

（1）头部及项肩部操作（小儿可坐位）

①拿五经：五指自然分开，中指指腹置于小儿督脉前发际处，五指指腹用力，由前向后依次拿捏，约3~5遍。

②拿项部：用拇指与食中二指相对用力自上而下拿捏小儿项部，约3~5遍。

③拿肩井：用拇指与食中二指相对用力拿捏小儿肩井穴，可双手同时或交替拿，约5次。

（2）背部操作

①按揉脾俞、胃俞：以双手拇指指腹同时按揉小儿双侧脾俞、胃俞各50次。

②擦背部膀胱经：操作者以手掌小鱼际分别在小儿背部膀胱经纵向来回擦动数次，透热即止。

③横擦腰骶部：操作者以手掌小鱼际在小儿腰骶部横向来回擦动数次，透热即止。

④摩脊：操作者以手指或手掌沿小儿脊柱自上而下做顺时针摩动，约3~5遍。

⑤捏脊：操作者以拇指在前、其余手指在后的二指捏法，或食、中二指在前、拇指在后的三指捏法均可，由下至上，操作5~10遍。为加强刺激，在最后两遍时，每捏3次向上提拿1次，即捏三提一。

【保健作用】调阴阳，理气血，和脏腑，通经络，培元气。可调节全身各脏腑器官的功能状态，增强机体的抗病能力。

【注意事项】

1. 小儿保健推拿一般宜在清晨或饭前进行，每天操作1次，每7次为一疗程，休息3天后，可继续进行第二个疗程。

2. 小儿患急性传染病期间可暂停，待愈后再继续进行。

3. 操作者一定要态度和蔼，耐心细心，并设法让小儿以愉悦的心情和舒适自然地坐卧姿势接受推拿，这样才能保证较好的效果。

4. 操作者要将指甲剪平，手法操作轻重适宜，用力均匀。

5. 操作时保证室内空气流通，安静整洁，并注意小儿局部保暖。

6. 注意日常调护。合理指导小儿饮食，不暴饮暴食，少吃辛辣刺激及肥甘油腻的食物；注意气候变化，及时增添衣被，保暖防寒；鼓励小儿多参加体育运动，户外活动，锻炼身体，增强体质，提高机体抵抗力。